KB139079

성경과 의학의 만남

신재용 지음

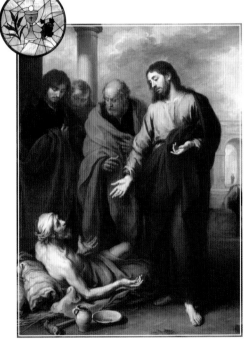

도서출판
이유

성경과 의학의 만남

ⓒ 신재용, 2015

지은이 | 신재용
펴낸이 | 김래수

1판 1쇄 인쇄 | 2015년 4월 5일
1판 1쇄 발행 | 2015년 4월 10일

기획 · 편집 책임 | 정숙미
에디터 | 김태영
디자인 | 이애정
마케팅 | 김남용

펴낸 곳 | 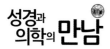 도서출판 이유

주소 | 서울특별시 동작구 상도1동 497번지 서우빌딩 207호
전화 | 02-812-7217 **팩스** | 02-812-7218
E-mail | verna21@chol.com
출판등록 | 2000. 1. 4 제20-358호

ISBN | 979-11-86127-05-6 (03510)

이 도서의 국립중앙도서관 출판예정도서목록(CIP)은 서지정보유통지원시스
템 홈페이지(http://seoji.nl.go.kr)와 국가자료공동목록시스템(http://www.nl.go.
kr/kolisnet)에서 이용하실 수 있습니다.(CIP제어번호: CIP2015009470)

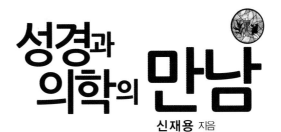

성경과 의학의 만남

신재용 지음

마음을 다스리고,
행동으로 실천하는 것이 건강의 비결!

"너희는 썩어 없어질 양식을 얻으려고 힘쓰지 말고,
길이 남아 영원한 생명을
누리게 하는 양식을 얻으려고 힘써라.
그 양식은 사람의 아들이 너희에게 줄 것이다."

(요한 6:27)

아브라함이 하느님의 말씀에 따라 사랑하는 외아들 이사악을 번 제물로 바치려고 제단 장작더미 위에 올려놓고 칼로 찔러 죽이려 할 때, 하느님께서 아브라함이 하느님을 경외하는 줄 아시고는 후손 이 하늘의 별처럼, 바닷가의 모래처럼 한껏 번성하게 해 주겠다 하 시며 한껏 복을 내려주셨듯이, 실천으로 아브라함의 믿음이 완전하 게 된 것입니다. 훗날 하느님과 주 예수 그리스도의 종 야고보가 이 렇게 우리에게 일깨워주고 있습니다. "사람은 믿음만으로 의롭게 되는 것이 아니라 실천으로 의롭게 됩니다."(야고 2:24) 라고.

건강 장수 역시 의학적 지식을 얼마나 많이 아느냐 하는 데 따르 는 것이 아니라 의학적 지식을 얼마나 잘 실천하느냐에 따르는 것 입니다. 구슬이 서 말이라도 꿰어야 보배요, 부뚜막의 소금도 집어

넣어야 짜고, 가마 속의 콩도 삶아야 먹듯이 건강 장수의 첫걸음은 실천입니다.

예수님께서 말씀하신 '가장 큰 계명'도 실천에 있습니다.

율법 교사가 예수님께 "스승님, 제가 무엇을 해야 영원한 생명을 받을 수 있습니까?" 라고 물었답니다. 그러자 예수님께서 오히려 되물으셨답니다. "율법에 무엇이라고 쓰여 있으며" 그리고 또 적혀 있는 그것을 "너는 어떻게 읽었느냐?"고. 그러자 율법 교사가 "네 마음을 다하고 네 목숨을 다하고 네 힘을 다하고 네 정신을 다하여 주 너의 하느님을 사랑하라."고 대답했답니다. 또 "네 이웃을 너 자신처럼 사랑해야 한다."고. 그래서 율법 교사의 말을 다 들으신 예수님께서는 세 가지를 말씀하셨답니다. 첫째, "옳게 대답하였다." 라고. 둘째, "그렇게 하여라."고. 셋째, "그러면 네가 살 것이다." 라고. (루카 10:25-28 참조) 이것이 '가장 큰 계명'입니다.

「참 소중한 당신」, 「레지오 마리애」, 「한국기독공보」 등에 연재했던 글을 다소 손질하여 엮었습니다. 건강에 도움이 되는 책이기를 바랍니다.

평화를 빕니다

2015년 4월, 부활절을 맞으며

신재원 프란치스코 올립니다.

| 차 례 |

04   펴내는 글
       마음을 다스리고, 행동으로 실천하는 것이 건강의 비결!
12   성경 속 인물 관계도

제1장 예수님과 예수님을 만난 사람들

16   예수님 밥상과 뿔고둥
       예수님의 생애 첫 밥상 / 예수님의 생애 마지막 밥상 /
       예수님의 지상에서의 마지막 밥상 / 뿔고둥의 약용
24   리디아와 달팽이
       리디아와 페니키아 / 자색 염료와 동물성 염료 / 달팽이의 식용과 약용
31   막달레나 마리아와 금기 음식
       막달레나 마리아와 등푸른생선 / 물고기와 금기 / 돼지고기와 금기
39   바오로와 관상
       바오로의 눈썹, 그리고 눈썹 건강 / 바오로의 코, 그리고 코 건강 /
       바오로의 대머리, 그리고 대머리의 건강 상태 / 바오로의 다리, 그리고 다리 건강
47   바오로와 뱀, 그리고 산타클로스
       바오로의 역경 / 뱀독의 해독법 / 바오로와 산타클로스의 체형
54   베드로와 중풍
       중풍 전조증 / 중풍과 목욕 / 중풍의 예방
62   요한 사도와 음식의 색깔
       〈요한묵시록〉의 상징 / 컬러푸드와 오방색의 식품 / 색깔 식품의 약효 /
       음식의 색이 식욕과 소화를 촉진한다
70   요한 세례자와 메뚜기
       요한의 탄생 / 요한의 죽음 / 요한의 식사, 메뚜기
78   자캐오와 뽕
       구원 받은 자캐오 / 돌무화과나무 / 뽕, 뽕, 뽕

제2장 아담과 그의 후손들

88   아담과 땀
       감사의 땀, 아담의 땀 / 고통의 땀, 예수님의 땀 / 좋은 땀, 안 좋은 땀
95   기드온과 약이 되는 물
       개처럼 물을 핥는 자 / 학처럼, 거북이처럼 물 먹기 / 샘물과 우물물
102   노아와 그 자손의 피와 말[馬]
       노아의 홍수와 무지개 표징 / 피의 약효 / 말고기와 마보(馬寶)

110 드보라와 예로보암의 은과 금
타보르의 전투와 타보르의 변모 / 여판관 드보라의 타보르 승리 /
'드보라의 노래' 속의 은(銀) / 예로보암과 금(金)

118 롯과 에제키엘, 소금과 부정한 음식
롯과 소금 / 에제키엘과 부정한 음식 / 부정한 음식과 식중독

126 모세와 파피루스 의학
왕자가 된 모세 / 왕골, 갈대, 그리고 파피루스 / 파피루스 의학문서

134 모압과 체질의학
모압의 탄생 비밀과 모압의 멸망 원인 / 체질의 단점 / 체질의 장점

141 삼손과 태교
삼손, 그의 어머니 / 태교, 어미와 아비의 의무 / 태교 운동을 아시나요?

149 삼손과 힘의 머리카락
삼손, 그의 첫사랑, 그리고 배신과 복수 / 삼손, 그가 만난 창녀 /
삼손, 그의 마지막 사랑, 그리고 배신과 복수

156 아브라함과 할례(割禮)
할례, 영원한 계약 / 히타이트 족의 통곡 / 거세(去勢)와 할례(割脯)

164 아비멜렉과 골상(骨相) 그리고 두통
여자의 맷돌에 죽은 아비멜렉 / 두개골의 생김과 성격 / 곤륜 건강법과 두통

172 야곱과 신비로운 베개
야곱의 돌베개 / 다양한 베개와 건강 베개 / 약이 되는 신비로운 베개

179 야곱과 환도뼈와 장수 비결
꾀쟁이 야곱과 털북숭이 에사우 / 야뽁 강의 결투 / 장수의 비결

187 야엘과 유딧, 지압과 술독
여인 야엘, 장수 시스라를 죽이다 / 여인 유딧, 장수 홀로페르네스를 죽이다 /
술, 장점과 단점

194 오난과 설정(泄精) 그리고 보정(補精)
오나니즘 / 희한한 피임 방법 / 기막힌 보정 비결

201 요나와 마음의 병
니네베의 핏줄 / 성격의 유형과 마음의 병을 푸는 방법 / 마음부터 다스리기

209 요셉과 꿈의 해몽
요셉의 해몽과 예언 / 꿈의 정체 / 몽마(夢魔)와 태몽(胎夢)

216 욥과 종기와 암
욥과 종기 / 바오로와 암의 자연퇴축 비밀 / 바오로와 항암식품, 브로콜리

224 이사악과 이스마엘, 구리와 염소
이사악과 구리 / 이스마엘과 석회 / 케다르와 염소고기

231 타마르와 양
예수님의 족보 / 시아버지와 며느리의 사연 / 매춘의 역사와 해웃값 / 양고기의 약효

제3장 다윗과 왕조의 사람들

240 다윗과 처녀회춘술
유부녀(有夫女) 밧세바와 동녀(童女) 아비삭 / 처녀회춘술의 정체 /
택정(擇鼎)과 숫처녀 감별법

247 골리앗과 돌
거인 골리앗 / 필리스티아, 영원한 반목 / 약이 되는 돌, 반석(磐石)

254 므나헴과 임신한 여인과 미라
임신한 여인의 배를 가른 므나헴 / 임신한 여인의 뱃속 / 티르차와 미라

261 사울과 음악치료
사울, 다윗을 시기하며 죽이려 하다 / 사울, 악령에 시달리다 / 음악치료와 비파

269 솔로몬과 상아와 청동
상아의 사치 / 솔로몬과 청동 / 미네랄, 필수적인 영양소

277 솔로몬과 생식기 숭배
솔로몬의 여자들 / 솔로몬의 지혜와 주님의 진노 /
솔로몬의 아들 르하브암 / 우상 숭배, 생식기 숭배

285 아사 왕과 발의 건강
남창(男娼)의 유구한 역사 / 발이 썩는 병 / 발과 내장의 기능

292 압살롬과 멋의 머리카락
모발의 영화, 모발의 몰락 / 병적인 모발의 모양 / 두한족열(頭寒足熱)

299 엘리야와 까마귀, 엘리사의 인공호흡
까마귀 고기의 약효 / 엘리야의 기적 / 엘리사의 인공호흡

306 예레미야와 눈물과 눈약
눈물의 선지자 / 눈물의 맛 / 유명한 눈약과 눈을 밝게 하는 법

313 요나탄과 유익한 꿀
요나탄의 꿀 / 사랑의 꿀과자 / 꿀과 어울리는 식품 궁합

제4장 성경의 꽃

322 갈대, 갈꽃과 갈대뿌리
예수님의 갈대, 노아 손자의 갈대 / 왕골의 정체, 갈대의 효능

327 겨자, 작디작은 씨와 생명력
알렉산더의 겨자씨, 예수님의 겨자씨 / 겨자씨의 식용, 겨자씨의 약용

331 나리꽃, 100개의 비늘이 합쳐진 '백합'
그 어느 누구도 창조할 수 없는 나리꽃의 아름다움 /
그 어느 약초도 따라올 수 없는 나리꽃의 효능

335 밀, 약이 되는 쭉정이
밀더미 같은 환희의 여인 / 밀의 효능과 건강한 여인

341 박하, 멘톨의 산뜻함
박하사탕 같은 예수님 말씀 / 박하차 같은 산뜻한 효능

346 보리, 소양체질 식품
저주의 보리, 영광의 보리 / 가축의 사료 보리, 빈자의 식량 보리 /
보리가 좋은 체질, 좋지 않은 체질

353 사프란, 진정제인 요리 재료
연인의 정원에 피는 향초 / 음식 재료로 쓰는 약용식물

357 수박, 영과 육을 모두 시원하게 하는 식품
목 타는 광야에서 생각나는 수박 / 목 타는 질병에 생각나는 수박

361 아주까리, 고운 꽃과 독성 종자
요나와 아주까리 / 피마자의 약효

366 양파, 회회아비의 스태미나 식품
사랑과 불평의 속성 / 사랑과 불평의 약효

370 엉겅퀴와 패랭이꽃
골고타 해골, 갈보리 해골 / 신의 꽃·상놈의 꽃, 패랭이 /
축복의 꽃·저주의 꽃, 엉겅퀴 / 귀신의 꽃, 신령의 꽃

378 우슬(牛膝), 소의 무릎을 닮은 풀
히솝 풀대와 십자가의 예수님 / 신경통, 관절통에 소의 무릎을 닮은 명약

383 창포, 머리 기름부음과 머리의 총명함
기름부음 받음의 신성한 의식 / 창포와 [총명탕]

386 콩, 렌즈콩과 팥과 완두
에사우, 불콩죽에 장자권을 팔다 / 렌즈콩, 다이어트 콩 / 누에콩, 망자의 콩 /
팥, 귀신 쫓는 벽사 / 콩, 마사다의 저력 / 완두, 얼어 죽지 않는 내한성

395 회향, 검정풀씨와 회향초씨
예수님과 이사야 / 검정풀씨와 회향초씨

제 5 장 성경의 나무

402 가시나무와 매괴화
예수님의 십자가 수난과 채찍질 / 가시면류관과 매괴화차(玫瑰花茶)의 효능

407 고페르와 측백
나클나무의 정체는 무엇인가? / 고페르의 정체는 무엇인가? / 측백나무 잎과 씨의 약효

413 로뎀나무와 싸리나무
광야의 그늘나무 / 금작화와 싸리나무

417 몰약과 발삼나무
성탄의 꽃과 별, 그리고 몰약 /
성스러움과 사랑, 그리고 몰약 / 진통과 청혈, 그리고 몰약

424 무화과나무 잎과 열매

꽃이 어여쁜 무화(無花) 열매 / 약효가 뚜렷한 무화(無火) 열매 /
나무들의 우화, 맛있는 무화과

430 비자(榧子)와 파단행(巴旦杏)

기근에서 살아남는 예물, 비자와 파단행 / 비자, 기생충에서 살아남는 선물 /
모양은 복숭아, 효능은 살구인 파단행

437 사과와 시트론

사과나무 같은 당신, 아름다운 여인 / 사과조청, 사과식초 / 시트론, 구연산의 덩어리

443 석류와 에셀나무

풍요와 생명력 / 석류의 약효와 응용 / 에셀나무와 사울, 그리고 아브라함 /
에셀나무와 소금언약 / 정류(檉柳)의 효능

452 소나무와 잣나무

《성경》에서의 소나무 쓰임새 / 《동의보감》에서의 소나무 쓰임새 / 잣의 효능

459 시팀나무와 아다나무

시팀나무와 아카시아의 정체 / 압조수와 아다나무의 약효

464 올리브와 감람(橄欖)

페르시아 감람과 중국 올리브 / 감람, 하늘이 준 해독제 / 올리브, 신이 준 최고의 선물

471 유향과 참나무

유향, 실로 귀한 향료 / 유향, 실로 귀한 약재 /
유향의 특산지이며, 상수리가 숲을 이룬 곳 / 안식처와 이정표로서의 참나무 /
수렴작용이 강한 참나무

481 자귀나무와 황양목

불임의 묘약 / 합환(合歡)의 묘약 / 월경불순의 묘약 / 난산의 묘약

489 종려나무와 대추야자

히브리어 '타마르(tamar)'의 정체 / 기막힌 약효의 정체

493 쥐엄나무와 향백나무

통회하는 탕자, 용서하는 아버지 / 종기의 명약, 쥐엄나무 가시 /
솔로몬의 영화와 향백의 특징 / 피부병의 명약, 향백

500 포도나무와 호두나무

포도, 평화와 하늘나라의 상징 / 포도, 기혈보양과 해갈의 묘약 / 포도주의 약용 /
호두, 삼위일체와 사랑의 점쟁이 / 호두, 부럼 그리고 기막힌 약효

509 풍자향과 아위(阿魏)

향료의 재료는 무엇이었을까? / 풍자향은 어떤 향료일까?

Plus Tip

뿔고둥의 활용	23	대머리의 묘약	298
정력쇠약일 때	30	인공호흡의 방법	305
돼지고기와 식품 궁합	38	눈 건강을 돕는 식품	312
다리에 힘이 없을 때의 처방	46	티눈을 효과적으로 제거하려면……	319
중풍 전조증	53	노근의 활용	326
중풍 예방 약재	61	겨자씨와 겨자줄기의 활용	330
음식의 색과 오장	69	백합의 활용	334
메뚜기의 활용	77	밀가루와 부소맥의 활용	340
오디술 담그는 법	85	박하의 활용	345
저절로 흐르는 땀	94	보리의 활용	352
광천수도 약이 된다	101	사프란의 활용	356
임포텐스(Impotence) 비방	109	수박껍질의 활용	360
귀에서 진물이 날 때	117	피마자의 활용	365
여름철 생선요리 요령	125	양파의 활용	369
술을 많이 마시는 비법	133	엉겅퀴의 활용	377
체질에 좋은 차와 음식	138	우슬의 활용	382
임신중 심호흡 운동	148	팥과 완두의 활용	394
모발을 윤택하게 하는 비방 '오마환'	155	소회향과 대회향의 활용	399
클리토리스 할례(割禮)	163	매괴화의 활용	406
두통의 가정요법	171	측백 잎과 측백 씨의 활용	412
간이 약베개	178	싸리나무의 활용	416
장수식품	186	몰약의 활용	423
술을 이겨내는 약	193	무화과의 활용	429
오미자고	200	비자와 파단행의 활용	436
마음을 진정시키는 식품	208	사과와 시트론의 활용	442
태몽의 상징	215	석류의 활용	451
브로콜리 배합 요령	223	송화와 잣의 활용	458
염소고기와 남성불임증	230	해아다의 활용	463
양을 이용한 치료	237	올리브의 활용	470
만성기관지염의 치료	246	유향의 활용	480
축농증과 고백반의 활용	253	합환피와 황양목의 활용	488
젖 먹기	260	종려와 야자의 활용	492
암의 통증 완화와 비파의 활용	268	조각자와 향백나무의 활용	499
편도선염과 미역의 활용	276	포도와 호두의 활용	508
참새요리	284	아위의 활용	512
발의 건강법	291		

성경 속 인물 관계도

하느님

아담 + 하와

카인, 아벨, 셋

카인의 후손

에녹

이랏

므후야엘

므두사엘

라멕+아다,   라멕 +실라

야발, 유발   두발가인

셋의 후손

에노스

케난

마할랄렐

야렛

에녹

므두셀라

라멕

노아

야벳의 후손

야벳 (7명)

고메르, 마곡, 마다이, 야완, 투발, 메섹, 티라스

아스크나즈, 리팟,   엘리사아, 타르시스,

토가르마   키팀, 도다님

노아의 후손

노아

셈, 함, 야벳

함의 후손

함 (4명)

구스(에티오피아)	미스라임(이집트)	풋	가나안
스바,	루드인,		시돈, 히타이트,
하윌라,	아남인, 르합인,		여부스족,
삽타,	납투인, 파트로		아모리족,
라아마,(세바, 드단),	스인, 카슬루인		기르가스족,
삽트카,	(블레셋족),		히위족,
니므롯	캅토르인		아르케족,
			신족, 아르왓족,
			체메르족,
			하맛족

셈의 후손

셈 (5명)

엘람, 앗수르, 아르박삿, 룻, 아람

셀라

에벨

벨렉

르우

스룩

나홀

데라

아브라함, 나홀, 하란

아브라함의 후손

아브라함+하갈	아브라함+사라	아브라함+그두라
▼	▼	▼
이스마엘	**이삭**	시므란과 욕산과 므단
아랍 민족 (이슬람교)	이스라엘 민족 (유대교)	과 미디안과 이스박과 수아

이스마엘의 후손

이스마엘

느바욧, 케다르, 앗브엘,
밉삼, 미스다, 두마, 마싸,
하닷, 테마, 여투르,
나피스, 케드마

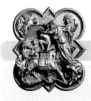

이삭의 후손

이삭
▼
야곱

르우벤, 시메온, 레위, **유다**, 이사카르, 즈불룬,

요셉, 베냐민, 단, 납탈리, 가드, 아세르

유다 + 타마르
▼
페레츠, 제라
▼
헤츠론
▼
람
▼
암미나답
▼
나흐손
▼
살몬+라합
▼
보아즈+룻
▼
오벳
▼
이새
▼
다윗

나홀의 후손

나홀 + 밀가
▼
우츠, 부즈, 크무엘, 케셋,

하조, 필다스, 이들랍,

브투엘

라반, 리브가(레베카)

나홀+르우마
▼
테바, 가함,

나하스, 마아카

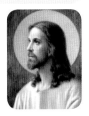

다윗의 후손

다윗+밧세바
▼
솔로몬
▼
르호보암
▼
아비암
▼
아사
▼
여호사밧
▼
여호람
▼
웃시야
▼
요담
▼
아하스
▼
히스기야
▼
므낫세
▼
아몬
▼
요시야
▼
여호야긴과 그의 동생들
▼
스알티엘
▼
즈루빠벨
▼
아비훗
▼
엘야킴
▼
아조르
▼
차독
▼
아킴
▼
엘리웃
▼
엘아자르
▼
마탄
▼
야곱
▼
요셉+마리아
▼
예수 그리스도

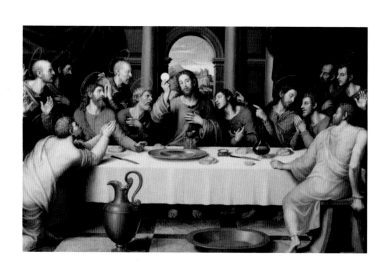

제 **1** 장

예수님과
예수님을 만난 사람들

예수님 밥상과 뿔고둥

리디아와 달팽이

막달레나 마리아와 금기 음식

바오로와 관상

바오로와 뱀, 그리고 산타클로스

베드로와 중풍

요한 사도와 음식의 색깔

요한 세례자와 메뚜기

자캐오와 뽕

예수님 밥상과 뿔고둥

 예수님의 생애 첫 밥상

예수님께서는 기도하실 때
는 홀로, 밤새도록 홀로, 간절히 하
셨다. 겟세마니에서는 무릎을 꿇
으시고 어찌나 힘쓰고 애써 더욱
간절히 기도하시는지 "땀이 핏방
울처럼 되어 땅에 떨어졌다.(루카
22:44)"고 하였다.

그러나 예수님께서는 기도하실
때와는 달리 음식을 드실 때는
우리와 더불어 같이, 우리가 먹
는 것과 똑같이, 즐기며 드셨다.
세리와도 함께 음식을 드셨다.
레위(마태오)의 초청으로 많은 세

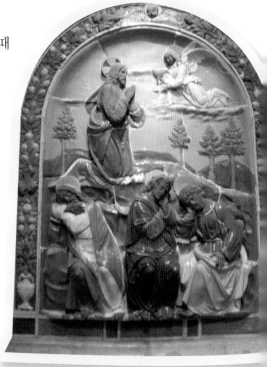

「감람산의 그리스도」
(루카 델라 로비아 2세, 조각, 루브르 박물관)

리들과 그밖에 여러 사람과 '함께 먹고 마시는 것'을 마다하지 않으

섰고, 예리코에서는 자캐오라는 세관장 집에 머물며 스스로 잔치에 함께 하셨다. 물론 바리사이의 집에서 음식을 잡수시기도 하셨다. 천한 여인이 예수님 발치에 서서 울며, 눈물로 발을 적시고, 자기의 머리카락으로 닦고, 발에 입을 맞추고, 향유를 부어 발랐던 곳에서 손을 씻지 않고 드시기도 했다. 세례자 요한은 빵도 먹지 않고 포도주도 마시지 않았지만 예수님께서는 이처럼 빵도 드시고 포도주도 마셨다. 그것도 즐겁게 음식을 드셨다. 마치 혼인잔치처럼 흥겹게 음식을 드셨다.

그러나 베다니아의 마르타 집에서는 마리아와 이야기를 나누시며, 음식보다 더 중요한 것이 무엇인지 가르쳐 주셨다.

그렇다면 예수님의 생애 첫 식사는 무엇이었을까?

당연히 모유였다. 인간의 몸에서 인간의 몸으로 태어나셨기에 당연히 인간의 몸에서 나는 것을 드시며 자라셨던 것이다.

그러나 "선생님을 뱄던 모태와 선생님께 젖을 먹인 가슴은 행복합니다." 하고 어떤 여자의 찬양하는 외침 소리를 들으신 예수님께서는 "나를 낳아서 젖을 먹인

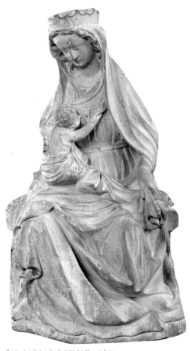

「아기 예수에게 젖먹이는 성모」
(조각, 클뤼니 중세 박물관)

내 어머니는 행복하시다. 그러나 하느님의 말씀을 듣고 지키는 이
들이 오히려 행복하다." 라고 하셨다.

예수님의 생애 마지막 밥상

그렇다면 예수님의 생애 마지막 식사는 무엇이었을까?

파스카 음식이며, 포도주다. 파스카 음식은 정해진 법도대로 양을
잡고 무교병과 쓴나물을 준비한다. 니산 달(즉 아빕 달 - 유다 월력
1월, 태양력 4월) 14일 해질 무렵, 예수님께서 '사도들과 함께 자리에
앉으셨다.' 최후의 만찬이다. 이 자리에서 예수님께서는 정해진 법
도대로 양과 무교병, 쓴나물을 잡수시고 포도주를 드셨다.

최후의 만찬 때 '잔을 받아 감사를 드리시고' 그리고 나서 제자들
에게 '이것을 받아 나누어 마셔라.' 라고 하시며 잔을 돌리셨다. 포도
주를 마신 후 '빵을 들고 감사를 드리신 다음', 제자들에게 빵을 떼어

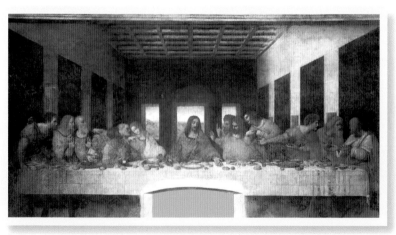

「최후의 만찬」 (레오나르도 다 빈치, 회벽에 유채와 템페라, 산타마리아 델라 그라치에 성당)

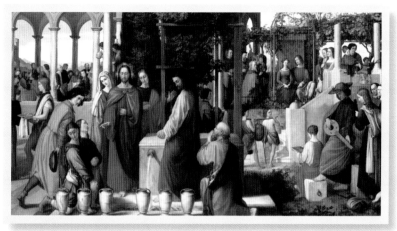

「가나의 결혼식」 (율리우스 바이트 한스 슈노어 폰 카롤스펠트, 캔버스에 유채, 함부르크 아트센터)

나누어 주시며 먹으라고 하셨다. 즉 파스카 식사용 무교병이다. 또 만찬을 드신 뒤에 같은 방식으로 잔을 들어 말씀하셨다. '나의 피' 라고. 파스카 식사 때는 포도주를 모두 4잔 마시게 되어 있는데, 이 잔이 네 번째 잔이다.

예수님의 첫 기적이 갈릴래아 카나(가나)의 혼인잔치에서 물로 포도주를 만든 기적(요한 2:1-12)이었으며, 최후의 만찬 때 포도주를 드셨고, 그리고 예수님의 마지막 순간, 즉 십자가에 매달리셨을 때도 포도주로 마감하셨다. 물론 이때는 '신포도주'로, 죽어 가시는 예수님을 조롱하기 위해 사람들이 주었던 것이다.

무교병은 누룩 없이 밀가루를 반죽하여 만든 빵이나 과자다. 이집트를 탈출할 때 얼마나 황급했던지 "이스라엘 백성은 빵 반죽이 부풀기도 전에, 반죽을 통째로 옷에 싸서 어깨에 둘러메었다…… 그들은 이집트에서 가지고 나온 반죽으로 누룩 없는 과자를 구웠다.

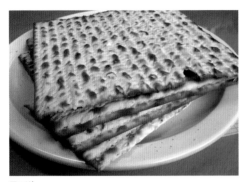
무교병

반죽이 부풀지 않았기 때문이다. 그들은 이집트에서 쫓겨 나오느라 머뭇거릴 수가 없어서, 여행 양식도 장만하지 못하였던 것이다.(탈출 12:34, 12:39)" 그래서 "너희는 아빕 달을 지켜, 주 너희 하느님을 위하여 파스카 축제를 지켜야 한다. 그것은 아빕 달에, 주 너희 하느님께서 너희를 밤에 이집트에서 이끌어 내오셨기 때문이다……. 이레 동안은 누룩 없는 빵, 곧 고난의 빵을 그 제물과 함께 먹어야 한다. 그것은 너희가 이집트 땅에서 나온 날을 평생토록 기억하게 하려는 것이다.(신명 16:1, 16:3)" 라고 하였다. 다시 말해서 무교병은 이집트에서의 고난을 생각하며 하느님 앞에서 겸손하게 하는 의미가 있다. 후일 무교병은 '그리스도의 몸'으로 예표하는 것이 되었다.

아담이 낙원에서 쫓겨날 때 '3가지 왕'을 갖고 갈 수 있도록 허락받았는데, 과일의 왕인 대추야자, 향료의 왕인 은매화, 그리고 음식의 왕인 밀을 선택했다는 말이 있다. 그만큼 밀은 유목민들의 주요 곡물로, 없어서는 안 될 필수품이 되었다는 말이다.

한편 예수님께서는 "밀알 하나가 땅에 떨어져 죽지 않으면 한 알 그대로 남고, 죽으면 많은 열매를 맺는다."고 하시어 사람들이 어떻게 살아야 할 것인가를 함축적으로 가르쳐 주셨다.

예수님의 지상에서의 마지막 밥상

예수님께서 돌아가셨다. 그리고 부활하셨고 하늘로 올라가셨다. 그렇다면 부활 후 승천까지 지상에 머무신 동안 마지막 드신 음식은 무엇일까? 물고기다.

부활하신 예수님께서 "평화가 너희와 함께!" 라고 하시며 제자들에게 나

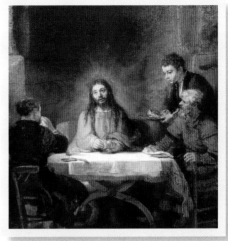

「엠마우스의 순례자들」
(하르먼스 판 레인 렘브란트, 패널에 유채, 루브르 박물관)

타나셨다. 제자들은 너무 기쁜 나머지 믿지 못하고 놀라워하였다고 한다. 이때, 예수님께서 그들에게 "여기에 먹을 것이 좀 있느냐?" 라고 하셨고, 제자들이 예수님께 구운 물고기 한 토막을 드렸더니 예수님께서는 제자들이 주는 구운 물고기를 받아 그들 앞에서 잡수셨다고 한다. 이로써 예수님께서는 제자들에게 예수님 자신이 유령이나 환상이 아님을 최종적으로 확인시켜 주신다.

 ## 뿔고둥의 약용

가빠타는 예수님께서 빌라도에게 재판을 받으신 장소다. "빌라도가 이 말을 듣고 예수님을 밖으로 데리고 나가 리토스트로토스라고 하는 곳에 있는 재판석에 앉았다.(요한 19:13)" 라는 성구

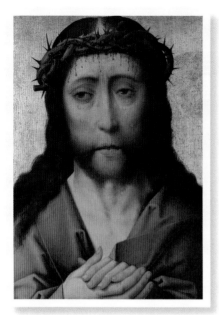

「가시면류관을 쓴 그리스도」
(디르크 바우츠, 오크 패널에 유채, 런던 내셔널 갤러리)

의 '리토스트로토스(Lithostró tos)'를 히브리어로 '가빠타 (Gabbatha)' 라고 한다. 한 마디로 '돌을 깔아놓은 자리 (박석)' 라는 뜻인데, 넓고 얇게 뜬 돌을 모자이크 모양이나 바둑판 모양으로 다듬어 깔아 놓았기 때문에 헬라어로 '리토스트로토스' 라고 한단다. 여하간 여기에서 빌라도는 예수님이 십자가에 못 박히게 유대인들에게 넘겨주었다. 이때 예수님은 가시면류관을 쓰고 자색 옷을 입으신 모습이었다. 로마 병정들이 예수님을 '거짓 왕'으로 희롱하려고 면류관을 씌우고 자색 옷을 용포처럼 걸치게 한 것이었다.

자색 옷은 용포처럼 정말 귀한 옷이다. 자색 물감이 귀하기 때문이다. 붉은색은 떡갈나무 등에 살고 있는 미세한 곤충을 말려서 얻는 비교적 값싼 색소이지만 자색은 뿔고둥의 분비물에서 얻어내는 매우 귀한 색소이기 때문에 가장 비싼 염료였으며, 따라서 자색은 왕

뿔고둥

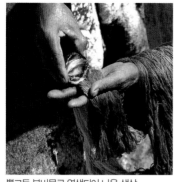
뿔고둥 분비물로 염색되어 나온 색상

족의 색깔이었고 최고위 관리들이 입는 옷의 색깔이었다고 한다.

뿔고둥은 '뼈고둥'이라고도 하고 '뿔소라' 라고도 한다. 그 뚜껑 입구의 막껍질을 '갑향(甲香)'이라 하여 약용한다. 둥글납작한 모양으로 직경이 1~4cm, 두께는 0.2~1cm로 질은 단단하다. 바깥 쪽은 보다 두껍게 융기되어 있고 안쪽은 조금 평탄하고 얇으며 나선무늬가 선명하다. 약간 비릿하지만 향은 약하고 맛은 조금 짜다. 독은 없다. 약으로 쓰는 뿔고둥의 갑향은 여러 가지 아미노산으로 구성된 교원단백(膠元蛋白) 물질을 함유하고 있으며, 소량의 칼륨과 알루미늄규산염도 함유하고 있다.

Plus *Tip* 뿔고둥의 활용

뿔고둥의 갑향은 대변이 묽거나 설사하거나 소변을 찔끔거리는 것을 다스리며, 명치 밑이 그득하고 만지면 고무판을 누르는 것 같은 저항감이 있으며, 때로 통증이 있을 때, 그리고 위산과다나 소화성궤양에도 효과가 좋다. 4~12g을 달여서 마신다.

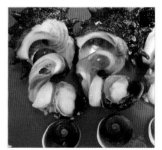
뿔고둥의 갑향

벌에 쏘인 상처에는 이것을 태워 가루로 만들어 뿌리면 쉽게 가라앉는다고 알려져 있다.

리디아와 달팽이

리디아와 페니키아

바오로가 필리피에 갔을 때의 일이다. "티아티라 시 출신의 자색 옷감 장수로 이미 하느님을 섬기는 이었던 리디아라는 여자도 듣고 있었는데, 바오로가 하는 말에 귀 기울이도록 하느님께서 그의 마음을 열어 주셨다.(사도 16:14)"고 한다.

여기에 나오는 리디아가 여인의 이름인지, 아니면 고대 리디아 왕국의 영토였던 지방의 출신 여자인지, 혹은 그녀의 본명이 에우오디아 또는 신티케인지, 아니면 회심한 간수 클레멘스의 부인이었는지(필리 4:2-3 참조)에 대해서는 여러 가지 설이 있

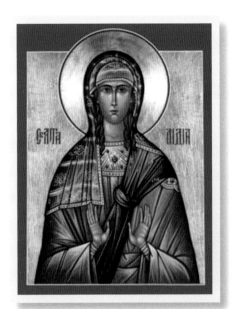

「성녀 리디아」(회화, 그리스 정교회)

어 확실치 않지만, 직조 공업과 염색 산업이 크게 성행했던 티아티라 시 출신의 '자색 옷감장수'로 매우 부유하고 대단한 영향력을 지니고 있었던 여인이었음은 분명하다.

자색 염료는 티아티라는 물론 페니키아 산도 유명했다. 페니키아의 티로 등이 유명한 산지였는데, 이곳은 예수님께서 페니키아 출신의 한 부인의 딸이 마귀에 들린 것을 고쳐주셨던 곳이기도 하다.(마르 7:24-31 참조) 여하간 페니키아는 자주색 염료로 유명했던 곳이며, 그래서 페니키아라는 지명도 '자주색'이라는 뜻을 가진 헬라어 '포이니케(phoeníce)'에서 유래되었다고 한다.

자색 염료와 동물성 염료

페니키아, 특히 티로 도시의 자색 염료는 햇빛에 노출되면 하늘빛 자주색으로 변한다고 한다. 그래서 페니키아 산 자색 염료는 귀했으며 비쌌고, 그래서 귀하고 부유한 자들만이 이 염료로 물들인 옷을 입을 수 있었다고 한다.

"어떤 부자가 있었는데, 그는 자주색 옷과 고운 아마포 옷을 입고 날마다 즐겁고 호화롭게 살았다. (루카 16:19)" 라는 표현이나 "고운 아마포 옷, 자주색과 진홍색 옷

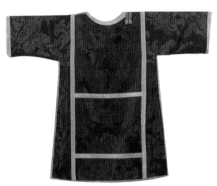

진홍색 다마스커스 직물로 만든 달마티카 옷
(공예품, 페슈 미술관)

을 입고 금과 보석과 진주로 치장했었는데(묵시 18:16)"라는 표현대로 자색 옷을 입는 자들은 혈통이나 지위가 남달랐던 것이다.

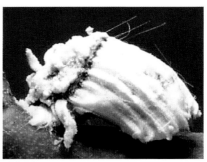
연지벌레

최상품 자색 염료는 뿔고둥의 분비물 또는 달팽이로부터 얻었던 것으로 보인다. 예로부터 지역에 따라 여러 종류의 동물성 염료를 이용했는데, 예를 들어 어느 곳에서는 붉나무에 기생하는

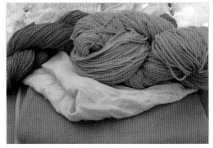
연지벌레로 염색된 색상.

오배자벌레의 자갈색 혹처럼 생긴 집을 이용해 얻기도 했고, 또 어느 곳에서는 선인장 따위에 기생하는 연지벌레 암컷을 끓는 물로 죽여, 말려서 가루 내어 염료로 쓰기도 했다. 그러나 페니키아에서 널리 이용된 것은 역시 패류였으며, 뿔고둥과 달팽이가 많이 쓰였던

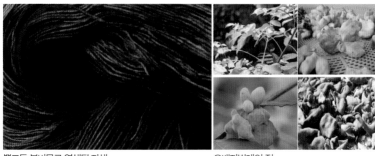
뿔고둥 분비물로 염색된 자색   오배자벌레의 집

것 같다. 뿔고둥이나 달팽이
는 연체동물 복족류이며, 나사
조개류에 속한다.

　달팽이를 히브리어로 '솨블
룰(shabbelul)'이라 하는데, 이
말은 '흐르다'는 동사인 '쇼벨'
에서 비롯되었다고 한다. 달팽
이가 기어다니면 끈적끈적한
점액이 흐르기 때문이란다. 성
경에도 달팽이는 잘 녹아내린
다고 했다(시편 58:8 참조).

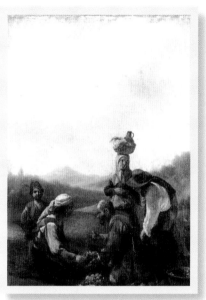

「달팽이 상인」(안 미엘, 캔버스에 유채, 릴 미술관)

　달팽이를 한자로는 '와우(蝸牛)' 라고 하며, 소라를 닮았다 하여
'와라(蝸螺)' 라고도 한다. 세계적으로 18,000여 종이 있는데, 빨간색
을 띤 빨강달팽이가 있는가 하면 껍데기는 물론 살마저 고동색을
띤 것도 있다.

달팽이의 식용과 약용

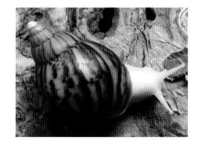

　달팽이는 구석기시대부
터 식용해왔고 고대 로마에서도
꽤나 성행했다고 하지만 중세 가
톨릭 사원에서 달팽이의 식용을
공식 허락하자 카라코레스, 에스

카르고 같은 달팽이 요리가 더욱 발달하고 크게 성행하게 되었다. 현재는 프랑스에서만 하루에 10만 마리 이상을 식용하고, 남유럽에서만도 1년에 2억 5,000만 마리가 식용되고 있다고 한다.

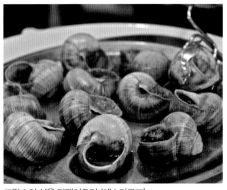

프랑스의 식용 달팽이요리, '에스카르고'

보통 패각의 높이와 폭이 각각 4cm 정도인 것을 식용하는데, 포도나무 잎으로 사육한 것이 맛이 좋고, 2살짜리 달팽이로 겨울잠을 자기 전의 것이 맛이 있다고 한다.

씻은 후 딱지를 떼고 소금을 넣은 식초에 약 2시간 담그고, 다시 꺼내 씻은 후 끓는 물에 데쳐, 나사 모양의 껍데기에서 살을 빼내고,

여기에 양파·마늘·버섯 등을 짓찧어 섞은 뒤 이를 버터로 볶아 먹는다. 이때 백포도주를 곁들이면 좋다.

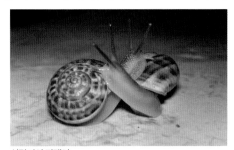

신란기의 달팽이

한방에서 달팽이를 약용한 것은 중국 수나라 이전으로 거슬러 올라가는데, 약용할 때는 여름잠을 자기 전의 것이 좋다. 즉 교미와 산란기에 해당하는 시기의 것이 좋다는 것이다.

《본초도경》이라는 의서에는 "무릇 달팽이를 약용할 때는 모습이 둥글고 큰 것이 좋다. 지루한 비가 그쳐 맑은 날 대숲과 못 사이에 수없이 기어다니는 것이나 또는 담벼락 그늘진 후미에 봉긋하지도 못한 작은 것이 웅크리고 있는 것들은 모두 무력한 것이다. 약용에 적합하지 않다."고 했다.

달팽이를 끓는 물에 넣어 탕사(湯死)시킨 후 볕에 말리면, 그 패각 직경에서 약 1mm 정도 빗나간 외면이 유달리 회갈색이며 광택이 나는데, 이 부위는 매우 취약해서 쉽게 부서진다. 내부의 달팽이 몸체가 손상되지 않게 조심스럽게 이 부위를 부수어서, 유백색의 몸체를 끄집어낸다. 이것을 깨끗이 씻어서 다시 햇볕에 말리거나 프라이팬에 볶아 약용한다. 물론 산 것을 짓찧어 즙을 짜내어 약용하기도 한다.

청열 및 해독작용을 한다. 그래서 열성 질환이나 염증성 질환에 쓰인다. 특히 인후염이나 유방염에 좋다. 유즙 분비를 촉진하기 때문에 산후에 모유가 부족할 때 먹으면 아주 효과가 크다. 또 응어리를 풀어주는 작용을 한다. 그래서 종양 질환에 쓰인다. 물론 스태미나를 강화하며, 어린이 발육을 돕기도 하며, 혈당을 떨어뜨리고 소변을 시원하게 보게 해준다. 그래서 중년의 허약증이나 성장이 더딘 어린아나 당뇨병 환자나, 간과 신장 및 비뇨기 기능이 약한 사람이 자주 먹으면 더욱 좋다.

달팽이 살을 짓찧어 약간의 사향을 혼합하거나 혹은 달팽이 패각 속에 사향을 조금 넣어두면 녹아도 너무 금방 녹아 물이 흥건히

고인다. 이 물을 거즈에 적셔 배꼽 밑에 붙이면 어떤 병으로 소변을 제대로 보지 못할 때 좋다. 치질에 외용해도 좋다. 단, 사향은 고가이면서 구하기도 어려우니 약국에서 '박하뇌' 라는 약재를 구입하여 위와 같은 요령으로 해도 된다.

그러나 주의할 점이 있다.

달팽이는 성질이 차기 때문에 열성 체질과 궁합이 맞지만, 몸이 차고 설사가 잦은 냉한 체질에는 잘 안 맞는다. 특히 어린이가 지나치게 쇠약한데 설사마저 오랫동안 할 경우에는 금한다.

Plus Tip 정력쇠약일 때

달팽이와 연꽃잎을 배합하면 대단한 정력제가 된다. 연꽃잎을 깨끗이 씻어 말려서 가루 낸 것을 불린 쌀과 함께 죽을 쑤면 태평천국의 황제 홍수전이 즐겼다는 '하비죽'이 되는데, 이것만으로도 훌륭한 정력제가 된다. 그런데 이때 달팽이 살을 함께 배합해서 죽을 쑤면 더없이 좋다. 달팽이는 그 자체만으로도 대단한 강정제이기 때문이다.

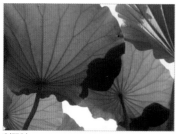

연꽃잎

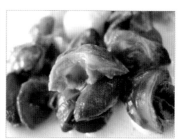

달팽이 살

막달레나 마리아와
금기 음식

막달레나 마리아와 등푸른생선

티베리아스는 로마의 제2대 황제 티베리우스의 이름을 따서 지명으로 삼은 곳이다. 갈릴래아 호수 서안에 위치한 이곳은 해면보다 203m나 낮은데, 경관이 뛰어나 예로부터 피한지(避寒地)로 유명했다고 한다.

"예수님께서 갈릴래아 호수 곧 티베리아스 호수 건너편으로 가셨는데, 많은 군중들이 그분을 따라갔다. 그분께서 병자들에게 일으키신 표징들을 보았기 때문이다.(요한 6:1)" 하였고, 예수님께서 오병

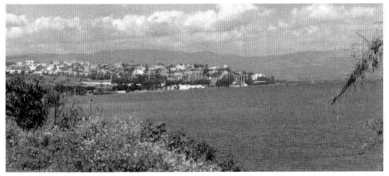

갈릴리 지역의 행정 수도 티베리아스와 갈릴리 호수

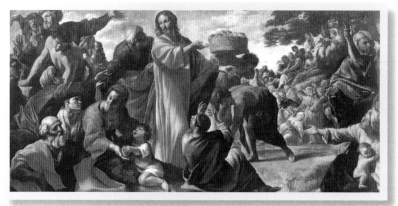

「오병이어의 기적」(지오반니 란프란코, 1623년, 아일랜드 국립미술관)

이어의 기적을 보이시고 카파르나움으로 가시자 "티베리아스에서 배 몇 척이, 주님께서 감사를 드리신 다음 빵을 나누어 먹이신 곳에 가까이 와 닿았다. 군중들은 거기에 예수님도 계시지 않고 제자들도 없는 것을 알고서, 그 배들에 나누어 타고 예수님을 찾아 카파르나움으로 갔다.(요한 6:23-24)"고 한다. 여기에 나오는 티베리아스나 카파르나움은 갈릴래아 호숫가의 이름난 어장이다. 야곱의 열두 아들 중 납탈리 부족이 자리잡았던 곳이다.

그러나 이곳만 이름난 어장이 아니었다. 야곱의 열두 아들 중 즈불룬 부족이 자리잡았던 지중해 연안의 티로도 이름난 어장이었다. 그러니까 티로와 갈릴래아 호수가 물고기의 주된 공급처였다.

물고기는 굽거나 지지거나 말리거나 절여 먹었다. 또 절일 때 나오는 기름을 '가룸'이라 하여 생선이나 알의 맛을 내는 양념으로 썼다고 한다. 막달레나 마리아의 고향이었던 막달레나는 티베리아스 북쪽에 있는 성읍이다. '막달레나'라는 이름의 그리스어 '타리케에'

는 '저장하다'는 말에서
유래한 것이라니까, 이
곳은 물고기를 절여 저
장하는 등 물고기 가공
으로 유명했던 곳이었
다고 한다.

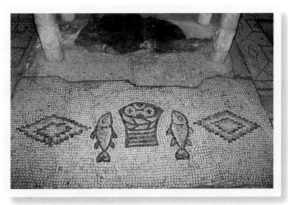

오병이어의 기적을
묘사한 유명한 타브가의

「다섯 개의 빵과 두 마리의 물고기」
(모자이크, 타브가의 오병이어 교회)

모자이크에 그려진 물고기는 지느러미가 2개인데 갈릴래아 호수에
서 나오는 물고기는 모두 지느러미가 하나밖에 없다고 한다. 그러
니까 모자이크가 잘못되었다는 이야기이다.

그렇다면 티베리아스가 위치한 갈릴래아 호수에서는 어떤 물고
기가 많이 잡혔을까? 갈릴래아 호수에서 잡히는 물고기는 18가지인
데, 그 중에는 등푸른생선이 많았던 모양이다.

등푸른생선에는 DHA가
풍부하다. 뇌의 정보전달을
원활하게 해주는 성분으로
알려져 있지만 동맥경화·협
심증·심근경색·천식·아토피

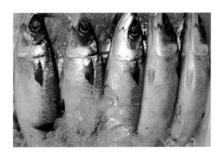

피부염·암 예방에도 효과가 있다고 알려진 성분이다. EPA라는 지
방산도 다량 함유하고 있다. 이 성분 역시 암 예방에 효과가 있다고
알려져 있다. 이런 성분을 효과적으로 섭취하려면 날로 먹는 것이

제일 좋으며, 그렇지 않으면 식초나 생강, 또는 된장으로 요리해 먹는다.

물고기와 금기

달마누타는 예수님께서 떡 7개와 물고기 2마리로 4,000명의 무리를 먹이신 뒤, 배를 타고 가셨던 곳이다.(마르 8:10) 떡 5개와 물고기 2마리로 5,000명의 무리를 먹이고도 남은 조각을 거두니 12바구니나 되었다는 '오병이어'의 기적이 이루어진 곳이 벳사이다라면 '칠병이어'의 기적을 이루시고 배를 타고 가셨던 곳이 달마누타라는 곳이다. 아마 달마누타는 갈릴래아 서쪽에 있는 마가단이거나 막달레나 근처였을 것이라고 한다.

이스라엘에서는 물고기를 티론(오늘날 레바논) 항구에서 수입해 오기도 했지만 갈릴래아와 티로에서 주로 공급했다. 사해는 생물이

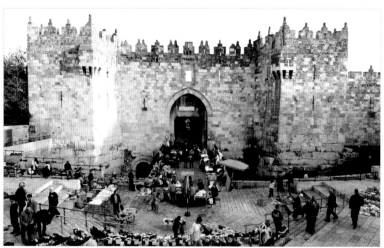

예루살렘 성벽 북쪽의 '어문(fish gate)'. 오늘날의 '다메섹 문'에 해당한다.

살 수 없기 때문이었다. 예수살렘 성의 북쪽에는 '물고기 문(漁門)'이라는 성문이 있었는데, 티로에서 오는 어상들이 드나들었다고 한다. 이 '물고기 문' 가까이에 물고기 시장이 있어 여기서 거래되었다고 한다.

갈릴래아에서 가장 많이 잡히는 물고기는 정어리였다고 한다. 이른 봄에는 하룻밤에 10t까지도 잡힐 정도였다고 한다.

절여서 먹을 때는 거기에서 나오는 국물도 먹었다. 이를 '가룸'이라고 했다. 가룸은 생선이나 알의 맛을 내는 양념으로 썼고 육류를 요리할 때도 썼다. 물론 생선은 소금을 발라 굽기도 했다. 올리브가 흔했으니 올리브기름을 골고루 바르고 생선의 겉과 속에 소금을 뿌리고, 생선 속에는 우슬초 등을 넣고 포도 잎으로 생선을 싸서 굽기도 했을 것이라고 한다.

여하간 모든 생선을 어떤 요리로든 해서 식용했겠지만 "금욕생활을 하는 사람은 작든 크든 소금을 치든 치지 않았든, 날것이든 익힌 것이든 생선을 먹으면 안 된다."는 금욕 규칙을 지켜야 했으며, 이스라엘 사람들은 누구든 물에 사는 모든 것 가운데에서 지느러미와 비늘이 있는 것은 무엇이든 먹을 수 있지만 "지느러미와 비늘이 없는 것은 너희에게 부정한 것이므로 먹어서는 안 된다.(신명 14:10)"고 하였다.

여담으로 《동의보감》에서 밝힌 금기를 알아보기로 하자.

우선 물고기 중에 눈이 붉은 것이나 눈을 감은 것은 먹지 말라고 했다. 물고기 중에 쓸개나 장이 없는 것도 먹어서는 안 된다고 했

〈함께 먹으면 안 되는 식품들〉

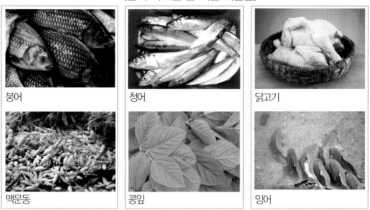

붕어 청어 닭고기

맥문동 콩잎 잉어

다. 붕어와 맥문동을 함께 먹어서는 안 되며, 청어와 콩 또는 콩잎을 함께 먹으면 안 되고, 잉어와 닭고기를 배합하지 말라고 했다.

돼지고기와 금기

성경에 물고기에 대한 금기 조항이 있는 것처럼 동물성 식품에 대한 여러 개의 금기 조항도 있다. "땅 위에 사는 모든 짐승 가운데 너희가 먹을 수 있는 동물은 이런 것들이다. 짐승 가운데 굽이 갈라지고 그 틈이 벌어져 있으며 새김질하는 것은 모두 너희가 먹을 수 있다. 그러나 새김질하거나 굽이 갈라졌더라도 이런 것들은 먹어서는 안 된다.(레위 11:2-4)"고 하였다. 예를 들어 낙타, 오소리, 토끼 등이다. 왜 안 될까? 새김질은 하지만 굽이 갈라지지 않았기 때문이다.

그렇다면 돼지고기는 어떨까? 가나안 사람들은 돼지를 키웠다. 그러나 유다인들은 돼지를 먹는 것을 금기시했다. 모세의 율법에

"돼지는 굽이 갈라지고 그 틈이 벌어져 있지만 새김질을 하지 않으므로 너희에게 부정한 것이다.(레위 11:7)"라고 하였다. 따라서 "너희는 이런 짐승의 고기를 먹어서도 안 되고, 그 주검에 몸이 닿아서도 안 된다(신명 14:8)"고 했기 때문이다. 그래서 이사야 선지자는 돼지를 먹는 것을 책망했으며, 예수님

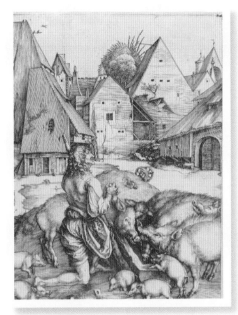

「탕아」(알브레히트 뒤러, 판화, 렌 미술관)

의 탕자의 비유에 나오는 둘째아들이 돼지 치는 일을 했던 것을 유대인들은 수치로 여겼을 정도였다.

그러나 돼지고기는 인체에 유익한 점이 많다. 맛이 달고 성질은 차서 음성체질보다는 양성체질에 좋으며, 특히 사상체질 중에는 소양인에게 더없이 좋은 식품이다. 양질의 단백질, 맛 좋은 지방질, 철, 비타민 A·B₁ 등이 함유되어 있다. 인체를 구성하는 구조적 물질을 보충, 자양하며 소화기나 피부 등 인체 조직이 건조, 쇠퇴해 가는 것을 자윤, 원활하게 한다. 당뇨병 및 체내 수분 결핍에 의해 야기된 해수에 좋다. 피로하고 근육통·심계항진·식욕부진·변비 등이 있을 때 좋다. 수은 중독이나 황사·매연 등의 위험으로부터 지켜준다.

돼지고기와 식품 궁합

돼지고기와 표고버섯을 배합하면 콜레스테롤의 체내 흡수가 억제되고 냄새도 억제된다. 새우젓은 돼지고기의 단백질과 지방 분해를 촉진한다.

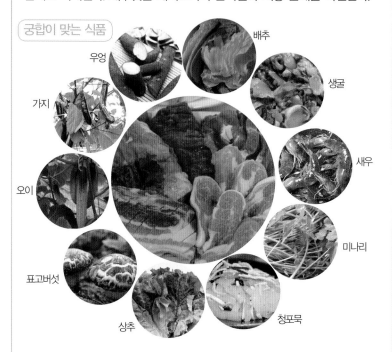

궁합이 맞는 식품

우엉 / 배추 / 생굴 / 가지 / 새우 / 오이 / 미나리 / 표고버섯 / 상추 / 청포묵

반면에 돼지고기는 도라지를 비롯해서 매실·생선회·메밀·쇠고기 등과 궁합이 안 맞는다. 참고로 참외를 먹고 체했을 때에는 돼지고기 태운 가루가 좋다.

궁합이 맞지 않는 식품

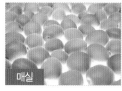
매실

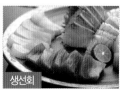
생선회

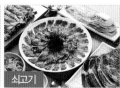
쇠고기

바오로와 관상

바오로의 눈썹, 그리고 눈썹 건강

코린토스는 그리스의 항구도시다. 로마-그리스-소아시
아를 잇는 지중해상의 항구도시이기 때문에 일찍부터 상업도시이
면서 동서의 문화와 종교의 혼합을 이루었던 도시였다고 한다. 이
곳에는 적어도 12개의 신전이 있었는데, 도시 중앙에 있던 아폴로

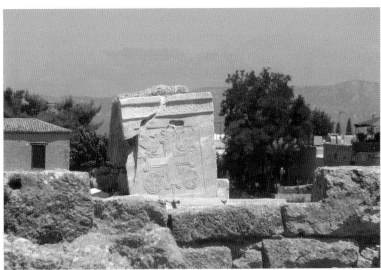

코린토스의 교회 유적

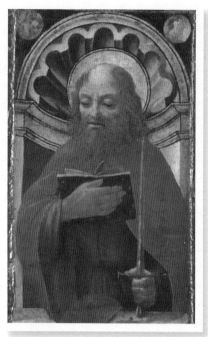

「성 바오로」
(호두나무 패널에 유채, 런던 내셔널 갤러리)

신전을 비롯해서 죽은 사람도 살렸다는 의술의 신 아스클레피우스 신전과 사랑의 신 아프로디테 신전 등이 유명했다고 한다.

바로 이렇게 번창하면서도 타락한 도시, 신전이 즐비한 도시인 코린토스에 바오로(바울)는 교회를 세우고, 이곳에서 〈로마 신자들에게 보낸 서간〉, 〈갈라티아 신자들에게 보낸 서간〉, 〈테살로니카 신자들에게 보낸 서간〉을 썼다. '예수님의 인격과 사역의 의미를 해석하는 데 있어서 가장 큰 공헌을 한 인물로 평가되는 바오로! 이 위인의 모습은 어떠했을까?

비록 작은 키였으나 체구가 다부졌다고 한다. 그러나 얼굴 생김새는 그렇지 못했다고 한다. 한 외경에는 바오로의 모습을 "대머리와 흰 다리에 눈썹은 서로 맞닿고 코는 매부리코" 라고 그리고 있다.

이 외경에는 "호감에 찬 사나이, 그는 인간의 모습에 천사의 얼굴을 가진 자이다" 라고 평했다지만, 그로테스크(grotesque)한 그의 외형은 결코 호감을 갖게 하지 않으며 절대로 천사의 얼굴일 수 없다.

우선 바오로의 눈썹을 보자.

바오로의 눈썹은 서로 맞닿아 있다고 했다. 이것은 좋은 형상이 아니다. 바오로처럼 눈썹이 서로 맞닿아 있으면 대개는 다혈질의 경향이 있다. 저돌적이며 잔혹하고 음험하며 매서운 성격이다.

눈썹의 숱이 많고 짙어야 정기가 충만한 것인데, 그렇지 못하여 숱이 적고 색이 옅으면 정기가 부족하여 무기력하다. 폐장의 기가 허약할 때는 눈썹이 누렇게 되고 메마른다. 눈썹이 거칠고 뻣뻣하거나 숱이 적어 듬성듬성하면 안 좋다. 폐결핵일 때

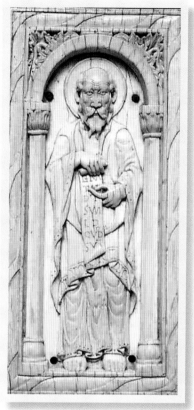

「제본 판 : 성 바울」(공예품. 클뤼니 중세 박물관)

이런 눈썹을 많이 볼 수 있다. 신장 기능이 약해도 눈썹이 이렇게 옅고 드문드문 빠져 성글다.

 바오로의 코, 그리고 코 건강

이제 바오로의 코를 보자.

바오로의 코는 매부리코였다고 한다. 바오로처럼 매부리코일 때는 척추가 휜 경우가 많다.

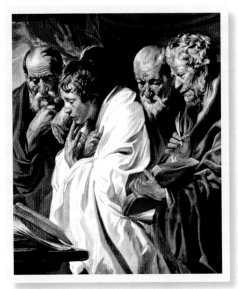
「네 명의 사도」
(야콥 요르단스, 캔버스에 유채, 루브르 박물관)

외경에 의하면 바오로의 다리가 휘어 있었다고 묘사되어 있는데, 그렇다면 척추도 휘어 있었을 가능성이 높다. 심장병일 때는 콧대가 휠 수 있는데, 이때는 콧대 중간에 세로주름이 잡히는 경우가 많다. 요르단스의 그림 「네 명의 사도」를 보면 마르코의 콧등에 가로주름이 뚜렷이 그려져 있는데, 세로주름과 달리 마르코처럼 가로주름이 잡히면 비위가 약하다는 징조다. 동맥경화증이나 고콜레스테롤혈증일 때는 코가 단단하다. 코에 살집이 없으면 호흡기가 약해 폐결핵에 잘 걸릴 수 있다.

한편 코의 색이 좋아야 하는데, 콧대에 흑갈색 반점이 나타나거나 모세혈관이 확장되어 있으면 간이 안 좋은 경우일 수 있다. 코끝이 누런색이면 소변불리이며, 코끝이 검거나 자홍색을 띠면서 우툴두툴하면 어혈의 징조일 수 있다. 코끝이 푸르면 복통이 잦을 수 있고, 코끝이 붉

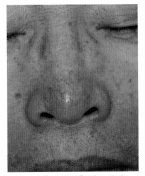
비장·폐에 열이 있을 때 코끝이 붉어진다.

으면 비장이나 폐에 열이 있는 경우일 수 있다. 폐경일 때도 콧방울
이 붉어질 수 있으며, 콧등에 붉은 점이 있는 여성은 자궁암을 조심
해야 한다.

바오로의 대머리, 그리고 대머리의 건강 상태

타르수스는 소아시아의 남동쪽 해안에 있던 유서 깊으면
서도 교통의 요충지로 일
찍이 부유를 누린 곳이다.
동방의 사상이나 종교, 그
리고 헬라 문명이 활발히
발달했던 번화한 도시였
으며 이상적인 교육도시
로 킬리키아의 수도 역할
을 했다.

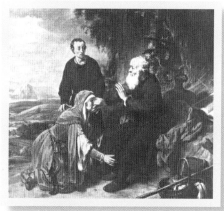

「선지자 엘리사와 수넴 여인」(헤르브란트 반 덴
데크하우트, 캔버스에 유채, 부다페스트 미술관)

이토록 완벽한 도시 타
르수스에서 바오로는 태어났고 자랐다. 유다교의 전통을 자랑스럽
게 이어오는 집안, 그러면서도 부유한 집안에서 바오로는 엄한 유다
교 관습에 따라 자라났으며, 로마 시민권까지 갖고 있었다. 더구나
바오로는 킬리키움(cilicium)이라는 산양의 털로 짠 직물을 이용하여
천막을 만드는 일까지 했다. 그러니 바오로의 집안은 부족할 것이
없는 생활을 했을 것이다.

외경의 묘사에 의하면 바오로는 대머리였다고 한다. 선지자 엘

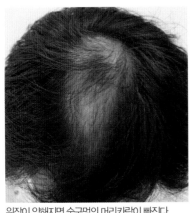

리사가 대머리였기 때문에 그가 베텔로 가는 도중 어린아이들이 성읍에서 나와 "대머리야, 올라가라! 대머리야, 올라가라! (2열왕 2:23)" 하며 그를 놀려댔다고 하듯이 구약 때나 신약 때나, 그리고 요즘에도 대머리는 그리 탐탁한 모습일 수는 없다.

위장이 약해지면 숫구멍의 머리카락이 빠진다.

갑상선호르몬이 부족할 때, 또는 고지혈증일 때 대머리가 될 가능성이 커진다. 이마가 벗겨지면 호흡기 계통이 약하고, 숫구멍의 머리카락이 빠지면 위장이 약하고, 두정부의 머리카락이 빠지면 심장이 약하고, 두정부 옆쪽 머리카락이 빠지면 간이 약한 경우가 많다. 그리고 대머리는 위암은 잘 안 걸리지만 전립선암에 걸릴 확률이 높다.

 ### 바오로의 다리, 그리고 다리 건강

이제 바오로의 다리를 보자.

바오로의 다리는 휘어 있었다고 한다. 비록 몸은 다부지게 생겼지만 키가 작고 다리까지 휘어 있었다니 정말 볼품이 없었을 것이다.

그런 바오로가 세 차례에 걸쳐 전도여행을 감행했다. 제1차 전도여행은 성령께서 이르신 대로 안티오키아를 떠나면서 시작된다. 이제1차 전도여행 중 들렀다는 리스트라는 갈라티아 남쪽에 위치했던

도시였다. 로마의 아우구
스투스 황제에 의해 식민
지가 된 곳으로 로마의
국도가 지나갔기 때문에
주요 요새지였던 곳이다.
바로 이곳에서 바오로와
바르나바가 앉은뱅이를
고치는 기적을 행했다.

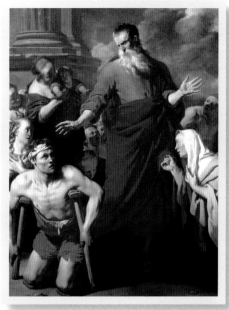

두 발을 쓰지 못하는
이 사람은 태어나면서부
터 걷지 못하게 되어 걸
어본 적이 없는 자였다.

「리스트라에서 앉은뱅이를 치유하는 성 바오로」
(카렐 뒤자르댕, 캔버스에 유채, 암스테르담 국립미술관)

바오로가 그를 보니 구원받을 만한 믿음이 있는 자였기에 큰 소리
로 "두 발로 똑바로 일어서시오(사도 14:10)" 라고 하였다. 그러자 그
자가 벌떡 일어나 걷기 시작했다. 깜짝 놀랄 이 기적을 본 리스트라
의 군중들이 방언(리카오니아 말)으로 소리 지르기를 "신들이 사람
의 모습을 하고 우리에게 내려오셨다(사도 14:11)"고 하였다.

이들이 말한 신이란 제우스와 헤르메스를 가리킨다. 당시 리스트
라에는 전해 내려오는 전설이 있었는데, '허메'와 '쓰스' 라는 신이 사
람의 모습을 하고 나그네의 행색으로 리스트라를 찾아왔을 때 두
신을 냉대했기 때문에 분노한 신들이 리스트라를 홍수로 멸망시킨
적이 있었다는 것이다. '허메'는 헤르메스요, '쓰스'는 제우스인데, 바

오로와 바르나바가 나그네 행색으로 찾아와 앉은뱅이를 고치는 기적을 보자 그들은 말 잘하는 바오로가 곧 헤르메스이고, 풍채 좋은 바르나바가 곧 제우스라고 믿었던 것이었다.

그래서 "도시 앞에 있는 제우스 신전의 사제는 황소 몇 마리와 화환을 문으로 가지고 와서, 군중과 함께 제물을 바치려고 하였다.(사도 14:13)"고 한다. 여하간 앉은뱅이는 앉기는 해도 서지 못하는 장애자를 가리키는 비속어이다. 앉은뱅이는 아니지만 어떤 이유로 앉은뱅이처럼 되는 경우가 있다. 예를 들어 위증(痿證)일 때 팔다리가 늘어지고 약해져 움직일 힘이 없어진다.

Plus Tip 다리에 힘이 없을 때의 처방

《동의보감》에는 "기름기가 있고 맛좋은 음식은 열이 나게 하고, 위증(痿證)이 생기게 한다."고 하였다. 그러므로 다리가 여위고 허해져서 걷지 못할 때는 반드시 심심하고 기름기가 없는 음식을 먹어야 한다. 그리고 오가피나 송절(소나무 마디),

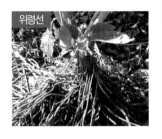
위령선

우슬(쇠무릎지기) 등이 다리가 약해져 걷지 못할 때 좋다. 차로 끓여 마신다. 위령선이라는 약재를 가루 내어 복용해도 좋다.

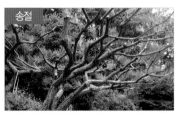
송절

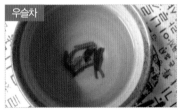
우슬차

바오로와 뱀,
그리고 산타클로스

바오로의 역경

〈사도행전〉은 '사도들의 행적'이며 '선교의 행적'이고, 이 모든 것이 성령에 의해 이루어졌기 때문에 '성령행전'이기도 한 신약성경의 다섯 번째 성경이며, 신약성경 중 유일하게 역사서로 분류되는 초대교회사의 기록서이다. 전통적으로 저자는 바오로와 함께 동역

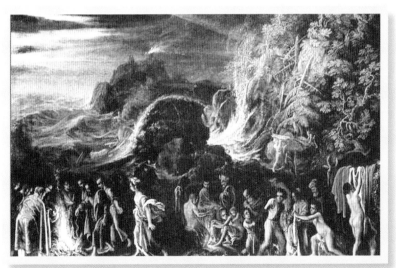

「몰타 섬의 성 바오로」(아담 엘스하이머, 동판에 유채, 런던 내셔널 갤러리)

한 의사 루카라고 보며, 바오로가 로마 감옥에서 석방되기 직전이나 석방된 이후에 로마에서 쓰여진 것으로 보는 견해가 가장 일반적이라고 한다.

바오로의 세 차례에 걸친 전도여행도 역경의 길이었지만 바오로가 로마로 끌려가는 바닷길 역시 역경의 길이었다.

바오로는 아드라미티움 배를 타고 로마로 호송되어 시돈을 거쳐 키프로스 섬을 돌아 리키아의 남쪽에 위치한 무역항 미라에 이른다. 거기에서 알렉산드리아 배를 만나, 그 배에 태워진다. 그러나 에우라킬론이라는 폭풍을 만나 배가 부서진다. 다행히 바오로를 포함한 276명은 헤엄치거나 널빤지나 부서진 배 조각을 타고 모두 무사히 뭍에 오른다.

그 섬이 멜리데, 즉 '몰타' 라고 하는 섬이다. 지중해 시칠리 섬에서 남쪽에 위치한 이 섬은 교통의 요충지였기 때문에 페니키아, 카르타고, 로마가 각각 점령했다고 하는 곳이다. 바오로가 로마로 후송되던 중 배가 파선하여 도착한 섬이 바로 이 섬이다.

뱀독의 해독법

바오로는 이 섬에서 독사에 손이 물린다. "원주민들은 우리에게 각별한 인정을 베풀었다. 비가 내리기 시작한 데다 날씨까지 추웠으므로, 그들은 불을 피워 놓고 우리를 모두 맞아 주었다. 그런데 바오로가 땔감 한 다발을 모아 불 속에 넣자, 독사 한 마리가 열기 때문에 튀어나와 바오로의 손에 달라붙었다."고 한다. 그러자 뱀

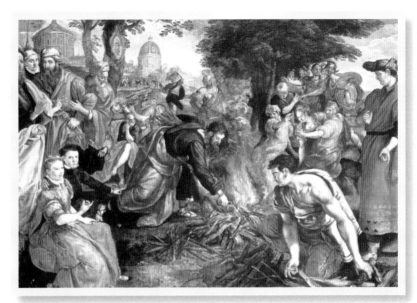

「몰타 섬에서 독사에게 물린 성 바오로」(마르텐 데 보스, 목판에 유채, 루브르 박물관)

이 바오로의 손에 매달린 것을 보고 원주민들은 "저 사람은 틀림없이 살인자다. 바다에서 살아났지만 정의의 여신이 그대로 살려 두지 않는 것이다." 하고 서로 말하였다. 바오로는 아무런 해도 입지 않고 뱀을 불 속에 떨어 버렸다. 원주민들은 바오로의 몸이 부어오르거나 당장 쓰러져 죽을 것이라 생각하며 기다렸다.

그렇게 오래 기다리며 지켜보았지만 그에게 별다른 일이 일어나지 않았다. 그리하여 그들은 생각을 바꾸어 바오로를 신이라고 여겼다. 바오로는 이 섬에서 석 달을 보냈는데, 그동안 열병과 이질에 걸려 누워 있는 환자는 물론 섬 가운데 다른 병든 사람들도 고쳐주었다.(사도 28:1-9 참조)

여하간 뱀은 성경의 여러 곳에서 언급되어 있는데, 특히 "독사는 말굽을 물어 말을 탄 자를 뒤로 떨어뜨릴 수 있다(창세 49:17)"고 하였으며, 몰타 섬의 바오로 이야기처럼 사람을 즉사시킬 수도 있다고 하였다.

독사 중에 북살모사는 신경성·출혈성 맹독을 지니고 있으며, 벽비(碧飛)라는 독사는 도끼머리에 눈이 튀어나와 있는데 사람을 보면 화살처럼 빨리 덤벼 볼 수 없을 정도요, 살인할 만큼 독이 강하다고 한다. 살모사 중 토훼사(土虺蛇)는 자기가 상처를 입으면 암컷으로 하여금 상처에 소변을 보게 해서 치료한다는 독사인데, 사람을 보면 머리를 곧추세우고 덤빈다고 한다. 오보사(五步蛇)는, 이 뱀에게 물리면 다섯 걸음도 못 가 죽는다는 독사다. 건비사(塞鼻蛇)는 여느 뱀과는 달리 코가 위로 향해 뚫려 있는 뱀인데, 출혈성·용혈성 맹독을 갖고 있다.

평화의 나라, 즉 천년왕국 때에는 "젖 먹는 아이가 독사의 구멍에서 장난하며 젖 뗀 어린아이가 독사의 굴에 손을 넣을 것이라(이사 11:8)"고 했듯이 독사에게서 독이 없어진다고 했다.

독사에 물렸을 때 뱀독을 해독시키는 방법이 의서에 나와 있는데, '사석(蛇石)'을 물린 환부에 붙인다고 하였다. 사석은 뱀의 머리에 있다는 결석이다. 한때 충청도의 한 수도사가 뱀에 물린 환자를 신통하게 고친다 하여 신문에 기사가 실린 적이 있는데, 돌멩이를 환부에 올려놓기만 해도 해독이 된다는 기사였다. 이 돌멩이를 한번 쓴 후 물에 담갔다가 또 쓴다고 했다. 아마 이 신비한 돌멩이가 사석이 아닐까 싶다.

바오로와 산타클로스의 체형

바오로는 다른 죄수 몇 명과 함께 '황제 부대'의 율리우스라는 백인대장에게 넘겨져 아드라미티움 배에 태워져서 로마로 후송될 때 미라라는 곳에서 알렉산드리아 배로 갈아 태워졌다.(사도 27:1-6 참조)

미라는 로마제국 시대에 리키아의 수도였다. 삼림이 무성한 산악 지대인 리키아의 숨통이 바다로 터진 곳이 바로 미라였기에 이곳은 무역항으로 꽤나 번성했다고 한다. 콘스탄티누스 대제 때 미라 성의 감독은, 우리에게 산타클로스로 알려진 성 니콜라우스였다고 한다.

성 니콜라우스의 모습이 어떠했는지 모르겠지만 산타클로스는 얼굴이 붉고 번들거리며, 목이 짧고, 몸의 균형에 비해 상체가

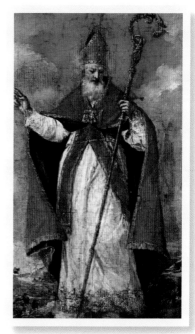

「축복을 내리는 성 니콜라우스」(프란체스코 구아르디, 캔버스에 유채, 미라마레 성)

비대하고, 특히 배에 살이 많이 쪄 있다. 한마디로 중풍 체형이다.

그러니까 중풍에 잘 걸리는 체형은 산타클로스처럼 생겼다. 여기에다 뒷머리가 살 쪄 있거나 한쪽 관자놀이에 주름이 져 있고, 눈꺼풀이 파르르 떨리거나 안구가 아래로 처져 있거나, 혹은 눈동자의

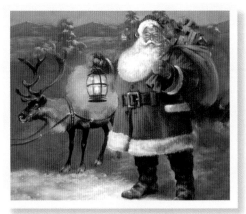

산타클로스

크기가 다르거나 눈동자가 안으로 몰리는 경향이 있거나, 혹은 까만 눈동자의 둘레가 뿌옇게 달무리가 진 것처럼 보일 때는 중풍에 걸릴 확률이 높다. 코끝이 휘어 있거나 콧방울에서 입가로 주름이 진 비순구가 깊어 있는 경우, 또는 왼쪽 어깨가 처져 있거나 앞으로 기울어진 경우에도 중풍에 걸리기 쉽다.

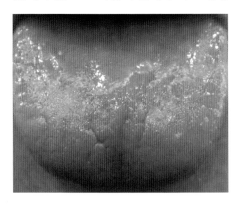

중풍 체질은 혀의 가장자리가 붉고 혀 밑에 짧으면서 굵으며 불룩 튀어나와 구불거리는, 푸르면서도 검은 혈맥이 두드러지게 보이는 경우가 많다. 혀에 가는 금이 있으면서 번들거리고 부어 있는 경우도 많다. 특히 설태가 갑자기 두꺼워지거나, 갑자기 얇아지거나 없어지면 위험한 징조다. 또 손톱의 반달이 엄청 크거나 혹은 반달이 자색인 경우도 많다.

여하간 이럴 때는 중풍을 조심해야 한다. 중풍은 '풍에 적중'된 질병이다. 외국에서는 '벼락 맞아 졸지에 쓰러지는 병'이라 했듯이 폭풍처럼 돌변하며 11월에서 3월 사이 추운 겨울에 주로 발병하는 것이 특징이다.

《동의보감》에는 "대체로 사람이 40세가 넘어서 기운이 쇠약할 때에 지나치게 근심하거나 기뻐하거나 성을 내어 기를 상할 때에 온다."고 했다. 그러니까 기운이 쇠약할 때, 정신적 스트레스를 받았을 때, 비만할 때 잘 오며 빈혈·탈수·비만 등은 중풍의 주요 원인이다. 가족력을 갖고 있으면 발생 빈도가 높고 피임약을 먹을 때는 발병률이 9배 높고, 담배를 피우면 3배 위험하다. 심장 질환일 때 안좋고, 고혈압의 48%에서 중풍이 오며, 고지혈증이나 당뇨병일 때는 15%에서 중풍이 올 수 있다.

Plus Tip 중풍 전조증

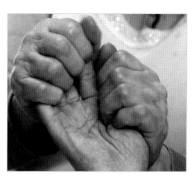

《동의보감》에는 "엄지손가락과 집게손가락에 감각이 둔하여 쓰기 불편하거나 손발에 힘이 약하거나 또한 힘줄이 약간 켕기는 것이 전조증인데, 이런 전조증이 있으면 3년 안에 반드시 중풍이 생길 수 있다."고 했다.

언어와 지각장애, 안면근육이 저절로 바들바들 떨리거나 돌연한 경련, 심장박동의 이상, 급격한 두통, 시력장애나 눈의 이상, 어지럼증, 귀울림증, 또는 아랫혈압이 상승할 때 중풍을 예고하는 것이며 실제로 이런 증세를 느낀 환자 중 2/3가 5년 이내에 중풍을 일으킨다.

베드로와 중풍

중풍 전조증

카파르나움은 '나훔의 마을'이라는 뜻의 이름을 지닌 곳이지만 예수님께서 공생애 초기에 이곳을 근거지로 전도를 했기에 '당신께서 사시는 고을'(마태 9:1)이라고 불리던 곳이다. 예수님은 이곳에서 오병이어의 기적을 보여주셨고, 생명의 빵에 관한 가르치심을 베풀어 주셨으며, 아울러 많은 병자를 고쳐주셨다. 백부장의 하인,

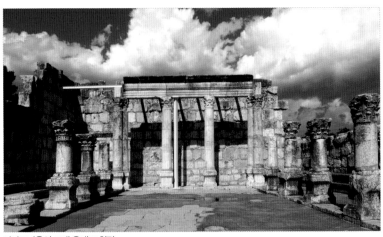

카파르나움의 고대 유대교 회당

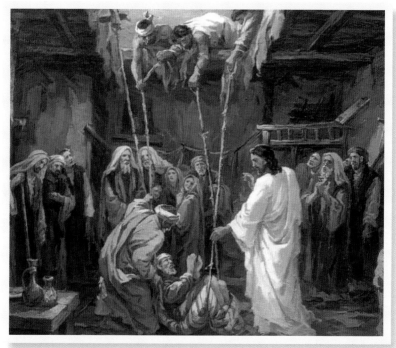

「중풍병자를 고치신 예수님」

열병을 앓던 베드로의 장모, 귀신 들린 병자, 그리고 중풍병자 등 많은 병자들을 돌봐주셨다.

　예수님께서 집에 계시다는 말이 퍼지자 많은 사람들이 모여들어 마침내 문 앞까지 빈틈없이 들어설 지경이었다고 한다. 그때 네 사람이 어떤 중풍병자를 들고 왔다고 한다. 그러나 사람들이 너무 많아 예수님께 가까이 데려갈 수가 없자 예수님이 계신 바로 위의 지붕을 벗겨 구멍을 내고 중풍병자가 누워 있는 들것을 달아 내려보냈다고 한다. 그러자 예수님께서 그들의 믿음을 보시고 중풍병자에게 말씀하셨다. "얘야, 너는 죄를 용서받았다." 그리고 나서 중풍병자에게 말씀하셨다. "내가 너에게 말한다. 일어나 들것을 들고 집으로 돌아가거라." 그러자 그는 일어나 곧바로 들것을 가지고, 모든 사람이 보는 앞에서 밖으로 걸어 나갔다.(마르 2:1-12 참조)

중풍은 오랜 역사를 지닌 질병이다. 중풍을 일명 '졸중(卒中)'이라고 한다. 졸지에 발병하기 때문에 붙인 이름이다. 하지만 미리 예견할 수 있는 것이 또한 중풍의 특징이다. 중풍은 반드시 전조증이 있기 때문이다. p.47의 〈바오로와 뱀, 그리고 산타클로스〉 내용에서 밝혔듯이, 중풍의 전조증은 여러 형태로 나타난다. 여하간 이런 여러 전조증들을 만약 50세 이상의 중년이 최근 돌발적으로 경험했거나 가끔 또는 반복적으로 경험하고 있다면 중풍을 일으킬 가능성이 상당히 높다. 특히 당뇨병·고혈압·고지혈증 등을 앓고 있거나 심장판막증이 있는 경우, 비만하거나 가족력이 있는 경우는 중풍의 위험이 더욱 높아진다.

중풍과 목욕

룻이 목욕 후 보아즈와의 사이에서 다윗의 할아버지 되는 오벳을 낳았다고 하고, 밧세바가 목욕 후 다윗과의 사이에서 솔로몬을 낳았다고 하듯이 필리스티아인은 물이 귀하지만 덥고 먼지가 많은 지역에서 살기 때문에 목욕이 필요했다. 목욕은 〈레위기〉의 규정처럼 질병으로부터의 정결이나 부정한 것으로부터의 정결 의례로 필요한 것이다. 그리고 건강증진과 질병 치료에도 필요한 것이다. 특히 중풍의 예방과 치료에도 목욕은 중요하다.

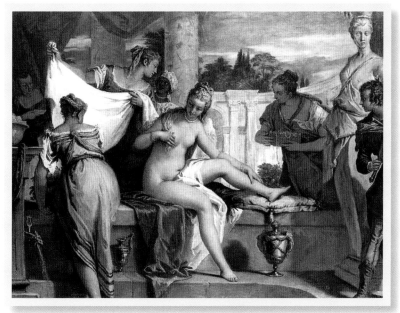

「밧세바의 목욕」(세바스티아노 리치, 캔버스에 유채, 베를린 국립 회화관)

그러나 올바른 목욕법을 따라야 하는 것이 중요하다. 예를 들어
보자.

첫째, 고온욕(39~45℃)과 미온욕(36~38℃) 중 중풍의 예방과 치료
및 고혈압·동맥경화·심장병이 있을 때는 미온욕이 좋고, 10~20분이
적당하다.

둘째, 냉온교대욕은 혈관의 탄
성을 증가시키고 혈액순환을 원
활하게 하는 효과가 있어서 좋지
만 중풍 예방과 치료에는 피하는
것이 좋다. 노약자나 고혈압, 당뇨

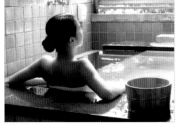

반신욕

병일 때도 피해야 한다.

셋째, 반신욕은 미온에서 반신을 20분 정도 담그는데, 혈액순환에 좋고 체내의 노폐물 배출에도 좋다.

넷째, 족욕은 42℃ 정도에 적어도 양발의 발목 위까지 15~20분 정도 담그는데, 혈액순환에 좋고 인체 상부로 기가 치솟은 것을 내려주기 때문에 중풍의 예방과 치료에 좋다. 두통·어깨통증·불면증 등에도 좋으며 소화장애나 변비에도 도움이 된다. 족욕할 때는 쑥·솔잎·모과·생강·귤껍질 등을 우려낸 물에 하면 효과가 더 좋다. 향이 있어 심신이완의 효과도 있다.

참고로 반신욕이나 전신욕을 할 때도 약초를 우려낸 물을 이용하면 더 좋다. 피로하면 청주를 타고, 비만하거나 어혈체질이면 죽염을 타고, 피부가 건조하면 귤껍질을 우려낸 물에 목욕한다. 녹차·솔잎·쑥 등도 약용 욕재로 좋다.

중풍의 예방

로드는 벤야민 지파의 성읍이었다. 벤야민 지파는 야곱의 축복대로 '물어뜯는 이리'처럼 용맹했다. 이 지파의 "엘파알의 아들들은 에베르와 미스암과 세멧인데, 이 세멧이 오노와, 로드와 거기에 딸린 마을들을 세웠다.(1역대 8:12)"고 한다. 이 도시는 야포(텔아비브)에서 멀지않았다고 한다. "리따가 야포에서 가까운 곳이므로(사도 9:38)" 리따에 있던 베드로를 제자들이 야포로 불렀을 정도였다. 리따가 곧 로드라는 도시였다.

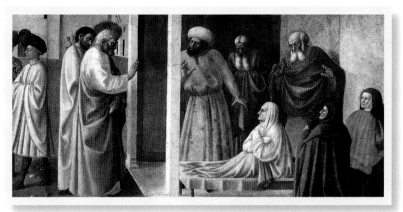

「타비타의 부활」(마솔리노 다 파니칼레, 프레스코화, 피렌체 브란카치 경당)

베드로가 선행과 자선을 많이 한 타비타(즉 도르카스) 라는 병이
든 여자가 죽어 옥상 방에 눕혀져 있는 야포에 가서, 무릎을 꿇고 기
도를 드린 다음 시신 쪽으로 돌아서서, "타비타, 일어나시오." 라고
하자 시체가 눈을 뜨고 일어나 앉았다고 했듯이, 리따에서는 중풍으
로 8년 동안이나 침상에 누워 있던 애네아스라는 환자에게 "애네아
스, 예수 그리스도께서 당신을 고쳐주십니다. 일어나 침상을 정돈하
십시오" 라고 하는 말 한 마디로 곧 일어나 완쾌하도록 했다고 한다.
그래서 야포의 많은 사람이 주님을 믿게 되었으며, 리따와 사론의
모든 주민이 주님께 돌아섰다고 한다.(사도 9:32-42 참조)

한의학에서는 뇌졸중을 '바람을 안쪽에서 맞아 흔들리는 증후' 라
고 해서 '중풍'이라고 한다. 신진대사가 정상적으로 이루어지지 않아
신체 내의 체액이 담을 만들고, 이 담에 의해 열이 생성되는데, 이
열이 성해지면 마치 태양열에 의해 기압이 생기고 기압에 의해 바
람이 일어나는 자연현상처럼 신체 내에서도 바람이 일어나고, 이 바

람이 뇌의 혈액순환을 방해하여 졸지에 쓰러지게 된다. 이것이 중풍이다.

기를 고르게 조화시켜 순환을 순조롭게 하는 것이 중풍을 예방하는 최상의 방책이다. 이것을 '조기(調氣)'라고 한다.

중풍 예방에 도움이 되는 '베스트 식품 3'을 소개한다.

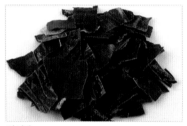
다시마

다시마는 알칼리성 미네랄이 많아 고혈압의 발생을 억제하는 효과가 있는데, 알칼리성 아미노산인 라미닌 성분이 혈압을 내려주는 역할을 한다. 푸코이단 성분은 혈전의 형성을 막아준다. 성질이 차서 열을 떨어뜨리고 이뇨작용도 크다. 한마디로 뇌졸중 예방에 최적의 조건을 두루 갖춘 식품이다. 검은콩과 함께 끓여 마시면 콜레스테롤을 떨어뜨리고 혈전을 예방한다. 결명자와 함께 끓여 마셔도 좋다.

유자는 한마디로 혈관을 튼튼하게 하고 혈액순환을 촉진시켜 뇌혈관에 이상이 생겨 발생하는 뇌졸중 예방에 효과가 큰 식품이다. 껍질이 울퉁불퉁하고 진한 오렌지색을 띤 유자를 깨끗이 씻고 물기를 닦은 다음 껍질째 얇게 썰어 유자 한 켜에 설탕이나 꿀 한 켜 순으로 켜켜이 재워 밀봉해서 서늘한 곳에 15일 정도 두었다가 완성된 유자청 1작은술을 커피 잔으로 한 잔 되는 더운물에 타서 먹는다.

양파는 모세혈관을 튼튼하게 해서 피의 흐름을 부드럽게 해준다. 양질의 콜레스테롤을 늘리고 나쁜 콜레스테롤을 줄이며, 혈압도 떨

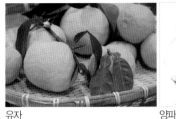
유자

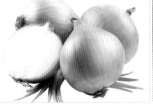
양파

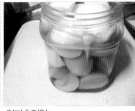
양파초절임

어뜨린다. 혈전을 예방하고, 이미 발생된 혈전은 녹여준다. 양파를 식초에 절여 먹으면 혈액순환을 촉진하고 피를 맑게 하며 뇌에 충분한 산소를 공급해 주는 효과가 있다. 사과를 배합하여 먹으면 혈전을 예방하고 콜레스테롤을 떨어뜨리며, 잉여 나트륨을 배출한다. 양파의 갈색 껍질에는 루틴 성분과 유사한 물질이 함유되어 있어 모세혈관의 저항성을 강화하고, 항산화작용이 강한 프로토카테큐산도 함유되어 있어 차로 끓여 마시면 뇌졸중 예방에 좋다.

중풍 예방 약재

첫째, 갯방풍이 좋다.

'풍을 막는다' 하여 '방풍(防風)'이라 이름 붙여진 약재다. 꽃·줄기·잎 등 전초를 캐어 끓여 마시거나, 뿌리를 채취해서 된장절임으로 만들어 먹는다.

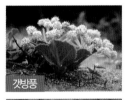
갯방풍

둘째, 천마도 좋다.

천마의 싹을 '정풍초(定風草)'라고 한다. 바람이 불어도 흔들리지 않기 때문에 붙여진 이름인데, 이름 그대로 중풍을 예방할 수 있다.

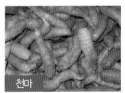
천마

천마의 싹도 좋지만 뿌리를 1일 8g씩 물 500cc로 끓여 마신다.

요한 사도와 음식의 색깔

 ### 〈요한묵시록〉의 상징

파트모스 섬은 에게 해의 여러 섬 중 하나로 바위와 화산으로 뒤덮인 건조한 불모의 작은 섬인데, 로마 때 정치범의 유배지였던 이 섬에 사도 요한도 약 18개월 동안 유배된 적이 있었다.

최후의 만찬 때 예수님의 품에 기대어 앉을 정도로 사도 요한은 예수님의 사랑을 듬뿍 받던 제

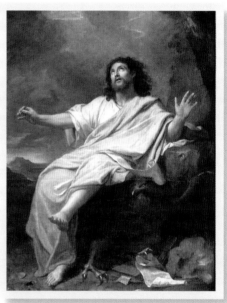

「파트모스의 사도 요한」
(샤를 르 브룅, 캔버스에 유채, 베르사이유와 트리아농 궁)

자였으며, 또 그만큼 예수님을 사랑했고 순종했던 제자였다. 비록 어부 가정에서 태어났지만 풍족했던 그가 모든 것을 버린 채 예수님을

따랐고, 예수님 무덤에 제일 먼저 달려갔으며, "이분이 네 어머니시다" 라고 하신 예수님 말씀에 따라 마리아를 자기 집에 모셔 어머니처럼 섬겼던 이가 그였다. 그래서 결국 "하느님의 말씀과 예수님에 대한 증언(묵시 1:9)"때문에 파트모스 섬에 유배되기까지 했다. 그리고 이 섬의 한 동굴에서 "그리스도께서 당

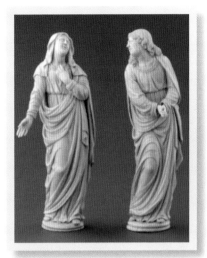

「골고다 언덕의 성모와 성 요한」
(공예품, 17세기경, 루브르 박물관)

신 천사를 보내시어 당신 종 요한에게 알려주신 계시(묵시 1:1)"를 기록으로 남겼다. 즉 〈요한묵시록〉이다.

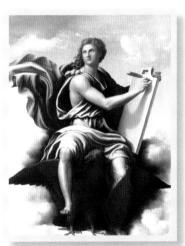

「파트모스에서 〈요한묵시록〉을 쓰고 있는 성 요한 사도」 (인노센초 프란쿠치, 캔버스에 유채, 베르사이유와 트리아농 궁)

그리스도의 재림이라는 주제로 신약성경을 마감하고 있는 〈요한묵시록〉의 특징 중 하나는 상징이 많다는 것이다. 그래서 상징을 이러쿵저러쿵 나름대로 해석하느라고 의견이 분분한 것이 특징이며, 그래서 되잖은 공포를 조장하려는 불순한 경향이 많은 것 또한 특징이다. 요한이 〈요한묵시록〉 말미에 "나는 이 책에 기록된 예언의 말

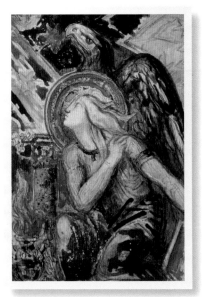

「요한묵시록의 성 요한」
(귀스타브 모로, 소묘, 귀스타브 모로 미술관)

〈요한묵시록〉의 색의 상징적 의미

색깔	상징적 의미
흰색	정결, 무죄, 승리
붉은색	피, 죽음, 전쟁, 사탄
청황색	시신의 색, 죽음
검은색	재앙, 땅의 기근

씀을 듣는 모든 이에게 증언합니다. 누구든지 여기에 무엇을 보태면, 하느님께서 이 책에 기록된 재앙들을 그에게 보태실 것입니다. 또 누구든지 이 예언의 책에 기록된 말씀 가운데에서 무엇을 빼면, 하느님께서 이 책에 기록된 생명 나무와 거룩한 도성에서 얻을 그의 몫을 빼어 버리실 것입니다.(묵시 22:18-19)" 라고 밝혔는데도, 워낙 상징이 많다 보니 이런 현상이 벌어지고 있는 것이다.

〈요한묵시록〉에는 상징이 많은 것이 특징이라 했는데, 숫자적 상징이 나오고, 동물이나 자연환경이 상징하는 것도 있고, 색도 상징적인 의미가 있다.

특히 색의 상징적 의미는 "흰색은 정결과 무죄와 승리를 말하고, 붉은색은 피를 의미하며 죽음과 악과 전쟁과 사탄을 말한다. 청황색은 시체의 색으로 죽음을 의미하고, 검은색은 재앙과 땅의 기근을 의미한다."고 한다.

컬러푸드와 오방색의 식품

색은 시각을 통해서 보이는 것이지만 감각을 통해 충동을 일으키는 까닭에 음식도 후각·미각·시각, 즉 기(氣)·미(味)·색(色)이 삼위일체가 되어야 할 정도로 색이 맛을 좌우할 수 있으며, 색이 건강을 좌우할 수 있다.

최근 컬러푸드(color food)가 조화로운 식생활과 건강한 삶을 위한 건강식품이라 하여 회자되고 있지만 한의학에서는 이미 오래 전부터 음식의 색을 중요시해 왔다. 색과 맛과 오장을 연계시키고 있을 정도다.

한의학적으로 청색 식품은 간장 기능을 도우며 신진대사를 원활하게 하고 피로독소를 해독시켜 간 기능을 맑게 한다. 적색 식품은 심장 기능을 돋우며 독소를 제거하여 심 기능을 기른다. 황색 식품은 비장 기능을 돋우며 비위를 강하게 하여 식욕을 증진시키고 소화력을 강화한다. 비장은 후천적 기운의 근원이므로 황색 식품은 기운이 나게 하는 익기작용이 크다. 백색 식품은 폐 기능을 돋우며 호흡기를 맑고 윤택하게 한다. 흑색 식품은 신장 기능을 돋우며 비뇨생식기 기능을 강하게 한다. 신장은 음(陰)을 간직하고 정(精)을 저장하므로 흑색 식품은 보음, 강정한다.

색깔 식품의 약효

간은 눈과 근막을 주관하므로 청색식품은 눈을 밝게 하고 세포의 재생을 돕고 근막을 부드럽게 하며 근막의 통증을 없앤다.

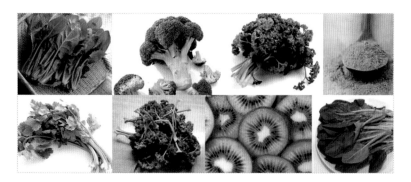

분노의 감정은 간에 속하므로 청색식품은 분노를 가라앉힌다. 간은 혈액을 저장하는 장기이므로 청색식품은 혈액을 활성화시키고 혈관을 깨끗하게 한다. 녹차·시금치·브로콜리·올리브·매실·부추·고춧잎 등이 이런 역할을 한다.

심은 혈맥을 주관하므로 적색식품은 혈액의 생성과 순환을 촉진하고 혈액 조성을 고르게 하며 혈관을 튼튼하게 한다. 심은 정신을 주관하므로 적색식품은 신경을 안정시킨다. 면역력을 증가시키고 항산화작용도 한다. 토마토·사과·딸기·파프리카·석류·블루베리·포도·복분자·팥 등이 이런 역할을 한다.

비위는 영양의 섭취, 혈액의 조성과 배포 등에 관여하고 근육을

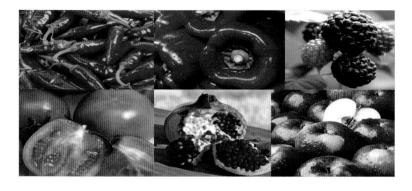

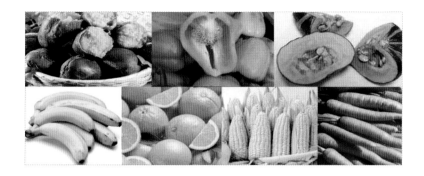

주관하므로 황색식품은 살이 찌게 하고 면역력을 증강시킨다. 소염·소종·해독작용에도 관여한다. 당근·호박·생강·고구마·감·밤·잣·꿀 등이 이런 역할을 한다.

백색식품은 호흡기가 탁하고 건조해서 야기되는 여러 병증을 미연에 막거나 완화시킨다. 가래를 없애고 기침을 가라앉히며 천식을 안정시킨다. 폐기능이 약하면 우수에 젖어들고 비탄에 빠지기를 잘한다. 백색식품은 이런 감정적 침체를 개선한다. 폐는 피부, 모발을 주관하므로 백색식품은 피부와 모발을 부드럽고 윤택하게 한다. 유해물질을 방출하며 저항력도 키운다. 마늘·양파·무·양배추·도라

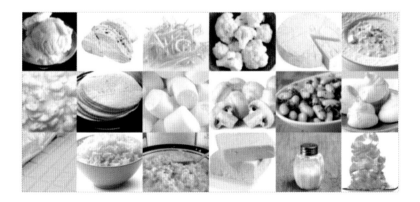

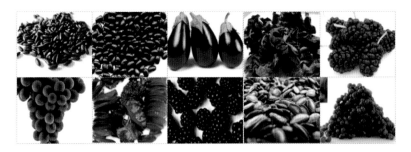

지·인삼·콩 등이 이런 역할을 한다.

흑색식품은 신장을 강화하여 스태미나를 증진시키고 눈과 귀를 밝고 맑게 한다. 면역력을 증가시키며 노화도 예방한다. 신장은 골격을 주관하므로 흑색식품은 뼈를 튼튼하게 하고 골수를 충실하게 한다. 골수가 충실해지면 뇌수까지 충실해져 기억력도 좋아진다. 검은콩·검은깨·메밀·다시마·오골계 등이 이런 역할을 한다.

음식의 색이 식욕과 소화를 촉진한다

자연계의 모든 색상이 우리에게 생리적으로는 건강을 지배하고, 심리적으로는 감정을 좌우하여 나아가 질병을 예방하는 역할까지 한다. 우리 옛 선조가 빨간 색의 벽사작용을 이용하여 질병을 예방하고자 했던 것이나, 고대 동양을 비롯해서 로마시대에 천연두 환자에게 붉은 옷을 입히고 병실을 짙은 빨강으로 칠해서 치료의 효과를 높이려 했던 것도 색상의 역할을 잘 활용한 예라고 할 수 있다. 그런데 이런 것이 전혀 근거가 없는 것이 아니다. "천연두에는 자외선이 해로우므로 이를 차단하기 위하여 적색 의복과 광선을 사용해 왔다."는 발표처럼 무척 과학적인 면도 있었던 것이 사실이다.

실제로 적색이나 녹색 등은 환자의 쾌유를 빠르게 하는 반면, 광도가 높은 백색이나 황색 등은 환자의 치유력을 떨어뜨리며, 의사의 경우 역시 백색의 실내에서보다 녹색의 실내에서의 수술이 집중력을 높이고 피로를 덜 느끼게 해서 더 효율적이라는 것이 미국 샌프란시스코의 한 병원 발표로 밝혀진 바도 있다.

음식의 경우도 다를 바 없다. 값비싸고 희귀한 재료로 요리한 것이 아니더라도 조화롭게 배색이 이루어져 있다면 그 하나로도 비로소 시각을 충동시키고 식욕을 늘리며 소화를 촉진시킬 수 있으니 살이 되고 피가 되는 귀한 음식이 될 수 있는 것이다.

Plus Tip 음식의 색과 오장

청색은 오행으로 목(木)에 해당하고, 오장 중 간장에 속하므로 간장과 힘줄과 손톱에 영향을 미친다. 적색은 화(火)에 해당하고, 심장에 속하므로 심장과 맥과 혀에 영향을 미친다. 황색은 토(土)에 해당하고, 비장에 속하므로 비위와 살과 입술에 영향을 미친다. 백색은 금(金)에 해당하며, 폐장에 속하므로 폐장과 피부와 털에 영향을 미친다. 흑색은 수(水)에 해당하고, 신장에 속하므로 신장과 뼈와 머리카락에 영향을 미친다.

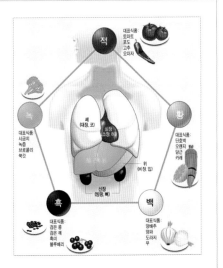

요한 세례자와 메뚜기

요한의 탄생

요한의 탄생은 극적이다. 요한이 태어난 때는 유다 임금 헤로데 시대다.

사제 즈카리야와 그의 아내 엘리사벳 사이에는 아이가 없었다. 왜 그랬을까? 엘리사벳이 아이를 못 낳는 원발성 불임증 여자였기 때문이었다. 그래서 젊었을 때부터

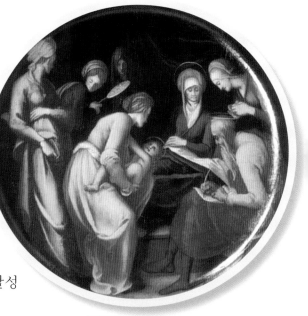

「세례 요한의 탄생」
(야코포 다 카루치, 목판에 유채, 우피치 미술관)

아이를 갖지 못했다. 그러다가 나이가 들었다. 둘 다 나이가 많아졌다. 그러니 아이를 가질 가능성은 절대 없었다. 아니, 아이를 가질 생각조차 하지 않았다.

그런데 어느 날 가브리엘 천사가 즈카리야에게 나타나 말하였다. "네 아내 엘라사벳이 너에게 아들을 낳아줄 터이니, 그 이름을 요한이라 하여라.(루카 1:13)" 누가 이를 믿을까? 즈카리야도 마찬가지였다. "저는 늙은이고 제 아내도 나이가 많습니다." 그러니 꿈도 꿀 일이 아니고 믿지도 못하겠다는 것이다.

가브리엘 천사로부터 예수님의 탄생 예고를 들은 마리아가 "저는 주님의 종입니다. 말씀하신 대로 저에게 이루어지기를 바랍니다.(루카 1:38)" 라고 순종한 것처럼 했다면 괜찮았을 것을 '될

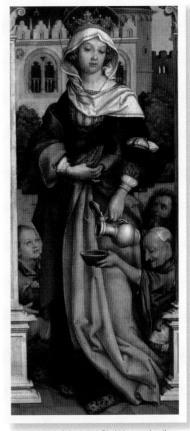

「성 엘리사벳」(맥 팔레인 윌리엄 노트만 2세, 목판에 유채, 뮌헨 알테 피나코텍)

말이냐는 투로 믿지 못하겠다 했으니 가브리엘 천사로부터 말을 들었다. "때가 되면 이루어질 내 말을 믿지 않았으니, 이 일이 일어나는 날까지 너는 벙어리가 되어 말을 못하게 될 것이다.(루카 1:20)" 정말로 즈카리야는 아기가 태어날 때까지 벙어리가 되어 말을 하지 못했다. 드디어 엘리사벳은 해산달이 차서 아들을 낳았다. 세례자 요한의 탄생이다.

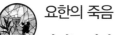

요한의 죽음

아기는 자라면서 정신도 굳세어졌다. 그리고 그는 이스라엘 백성 앞에 나타날 때까지 광야에서 살았다.(루카 1:80)

요한의 탄생에는 의미가 있었다. 가브리엘이 요한의 출생을 예고할 때부터 주어진 것이었다. 가브리엘 천사가 즈카리야에게 이렇게 말했다. "너도 기뻐하고 즐거워할 터이지만 많은 이가 그의 출생을 기뻐할 것이다. 그가 주님 앞에서 큰 인물이 될 것이기 때문이다. 그는 포도주도, 독주도 마시지 않고 어머니 태중에서부터 성령으로 가득 찰 것이다. 그리고 이스라엘 자손들 가운데에서 많은 사람을 그들의 하느님이신 주님께 돌아오게 할 것이다. 그는 또 엘리야의 영과 힘을 지니고 그분보다 먼저 와서, 부모의 마음을 자녀에게 돌리고, 순종하지 않는 자들은 의인들의 생각을 받아들이게 하여, 백성이 주님을 맞이할 준비를 갖추게 할 것이다.(루카 1:14-17)"

이 말처럼 요한은 태중에서도 이렇게 지냈고, 광야에서도 이렇게 지냈고, 이스라엘 백성 앞에

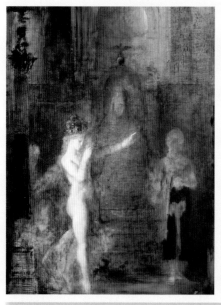

「헤롯 앞에서 춤추는 살로메」
(귀스타브 모로, 패널에 유채, 귀스타브 모로 미술관)

나섰을 때도 이렇게 지냈다. 그러다 헤로데 임금과 그의 아내 헤로디아의 눈 밖에 났다. 결국 죽임을 당했다.

그 사연은 이렇다.

헤로데는 자기의 동생 필리포스의 아내 헤로디아의 일로, 요한을 붙잡아 묶어 감옥에 가둔 일이 있었다. 제수와의 부부

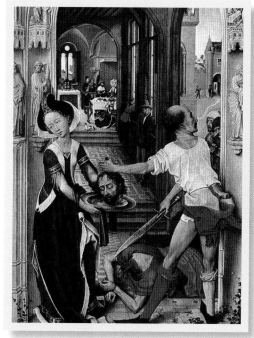

「세례 요한의 참수」(로지에 반 데르 바이덴, 목판에 유채, 베를린 국립 회화관)

맺음은 그릇되기에 요한이 헤로데에게 "그 여자를 차지하는 것은 옳지 않습니다." 하고 여러 차례 말하였기 때문이다. 이런 말을 한 번도 아니고 여러 차례 듣다 보면 심사가 편할 리 없기 마련이다. 그래서 헤로데는 요한을 죽이려고 하였다. 그러나 군중이 두려웠다. 그들이 요한을 예언자로 여기고 있었기 때문이다.

그런데 마침 헤로데가 생일을 맞이하자, 헤로디아의 딸이 손님들 앞에서 춤을 추어 그를 즐겁게 해 주었다. 그래서 헤로데는 그 소녀에게, 무엇이든 청하는 대로 해 주겠다고 맹세하며 약속하였다. 그러자 소녀는 자기 어머니 헤로디아가 부추기는 대로, "세례자 요한의

머리를 쟁반에 담아 이리 가져다주십시오.(마태 14:3-9)" 하고 말하였다. 헤로데뿐 아니라 헤로디아까지 요한을 죽이고 싶었던 것이다.

소녀의 이름은 성경에 나오지 않는다. 그러나 우리는 소녀의 이름을 살로메라고 부른다. 결국 헤로디아의 부추김과 살로메의 요망함으로 요한의 목이 잘려 쟁반에 담겼다. 예수님으로부터 "여자에게서 태어난 이들 가운데 세례자 요한보다 더 큰 인물은 나오지 않았다.(마태 11:11)"는 말을 들었던 요한, 그는 이렇게 죽었다.

요한의 식사, 메뚜기

"회개하여라. 하늘나라가 가까이 왔다.(마태 3:2)"

광야에서 지내던 요한이 드디어 이스라엘 백성 앞에 나타나 요르단 강 건너편 베타니아에서 외치기 시작했다. 하느님의 말씀이 요한에게 내렸던 것이다. 그리하여 요한은 요르단 부근의 모든 지방을 다니며,

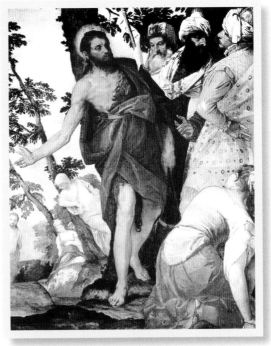

「세례 요한의 설교」(칼리아리 파올로 베로네세, 캔버스에 유채, 보르게세 미술관)

죄의 용서를 위한 회개의 세례를 선포하였다.

요한은 자기에게 세례를 받으러 오는 군중에게 말하였다.

"회개에 합당한 열매를 맺어라……. 도끼가 이미 나무뿌리에 닿아 있다. 좋은 열매를 맺지 않는 나무는 모두 찍혀서 불 속에 던져진다……. 또 손에 키를 드시고 당신의 타작마당을 깨끗이 치우시어, 알곡은 당신의 곳간에 모아들이시고 쭉정이는 꺼지지 않는 불에 태워 버리실 것이다.(루카 3:8-9, 3:17)"

"옷을 두 벌 가진 사람은 못 가진 이에게 나누어 주어라. 먹을 것을 가진 사람도 그렇게 하여라.(루카 3:11)"

그러면서 요한은 말하였다.

"나는 너희에게 물로 세례를 준다. 그러나 나보다 더 큰 능력을 지니신 분이 오신다. 나는 그분의 신발 끈을 풀어 드릴 자격조차 없다. 그분께서는 너희에게 성령과 불로 세례를 주실 것이다.(루카 3:16)"

그 큰 능력을 지니신 분이 누구일까? 바로 예수님이시다. 요한과 예수님

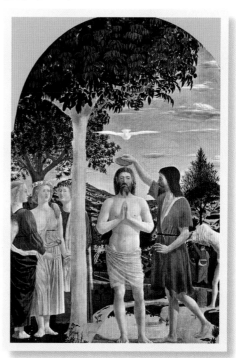

「그리스도의 세례」(피에로 델라 프란체스코, 패널에 유채, 런던 내셔널 갤러리)

은 대비된다.

물세례를 주는 요한은 불세례를 주실 예수님의 앞길을 닦는다. 세례자 요한은 빵을 먹지도 않고 포도주를 마시지도 않는다. 그런데 사람의 아들이신 예수님께서는 아주 흥겹게 먹고 마신다. 그래서 사람들은 예수님을 보고 수군거린다. "저자는 먹보요 술꾼(루카 7:33-34)"이라고.

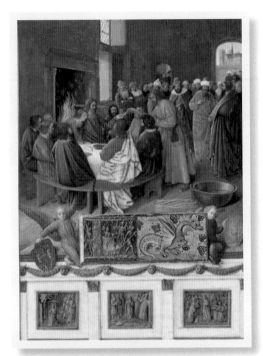

「에티엔 슈발리에 기도서 : 성인들의 대도 (代禱), 최후의 만찬을 하는 성 요한」
(장 푸케, 미니어쳐 및 채색장식품, 콩데 미술관)

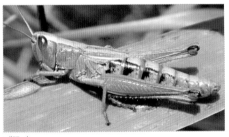

메뚜기

요한이 예수님처럼 먹보도 아니요, 술꾼도 아니라면 뭘 먹고 살았을까? 요한은 "낙타 털로 된 옷을 입고 허리에 가죽 띠를 둘렀다. 그의 음식은 메뚜기와 들꿀이었다.(마태 3:4)" 요한은 성경에 나타난 최후의 나실인(나지르인 : 자발적으로 특정한 종교의 계율을 지키겠다고 서약한 사람)이었다.

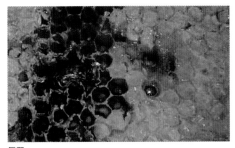
들꿀

메뚜기는 벼 등 화분과 작물을 해치는 곤충이다. 몸통이 황록색이며 뒷다리 마디가 특별히 커서 잘 뛴다. 그래서 '도황(稻黃)'이라 부르며, 약명은 '책맹(蚱蜢)'이다. 맛이 맵고 달며 성질은 따뜻하다. 위장을 따뜻하게 하여 소화 기능을 높인다. 성 기능을 강하게 한다고 알려져 있다. 해수·천식에 도움이 되고, 특히 소아의 급·만성 경련에 효과가 있는 것으로 알려져 있다. 흔히 볶아 먹는다. 혹은 달여 먹거나 약성이 남을 정도로 센불에 태워 갈아서 가루 내어 복용하기도 한다.

Plus Tip 메뚜기의 활용

기침이 멎지 않고 계속 나는데 천식 같으면서도 천식이 아닌 경우에 메뚜기 말린 것을 달여 먹는다.

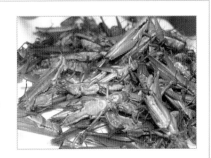

소아의 경풍에는 메뚜기를 약성이 남을 정도로 센불에 태워 설탕과 함께 혼합해서 먹인다.

혹은 메뚜기와 조구등, 박하잎을 배합해서 달여 먹인다.

한편 동상에 걸렸을 때는 메뚜기를 센불로 태워 가루 내어 참기름에 개어 환부에 바른다.

자캐오와 뽕

자캐오(삭개오)는 어떤 인물이었을까?

　세관장이었단다. 그런데 부자였단다. 꽤나 치부했던 게 빤한 인물이었던 것 같다. 그때는 세리라면 으레 그랬다는데, 세관장이라면 보나마나였을 것이다. 그래서 사람들은 치사찬란하게 살고 있는 그의 집을 '죄인의 집'이라고 불렀다. 그런데 본인의 입장은 그렇지 않았던 것 같다. 자캐오가 예수님께 "제가 다른 사람 것을 횡령하였다면 네 곱절로 갚겠습니

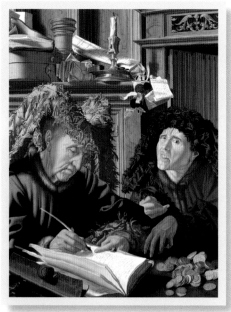

「두 명의 세리」
(마리우스 반 레이메르발, 목판에 유채, 런던 내셔널 갤러리)

다."고 말한 것을 보면, 횡령은 하지 않은 정직한 사람이었던 것 같다.

그렇다면 자캐오는 날 씬하고 잘 생겼을까? 아 닐 것이다. 살도 피둥피 둥 쪘을 것이다. 더구나 짝달막했단다. 권력과 부 귀를 거머쥐었을 뿐 그의 외양은 정말 볼품없었던 것 같다. 군중 속에 파묻 히면 보이지도 않을 인물

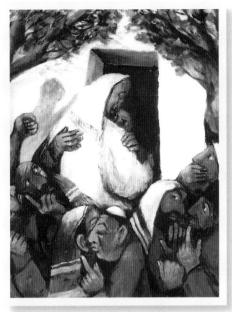

「자캐오의 집에 들어가시는 죄인의 친구 예수」
(지거 쾨더, 20세기 중반, 유채, 작가 소장, 독일)

이었다. 보고 싶은 것이 있어도 군중 속에 파묻히면 보지 못할 만큼 키가 작았던 인물이다.

예수님께서 예리코에 들어가시어 거리를 지나가고 계셨을 때, 자 캐오는 예수님께서 어떠한 분이신지 보려고 애썼지만 군중에 가려 볼 수 없었다고 한다. 그만큼 키가 작았다고 한다. 그런데 본인의 심 성은 외양과는 달리 참으로 아름다웠던 것 같다. 참으로 선했던 것 같다.

자캐오의 심성이 정말 아름답고, 정말 선했을까? 이제 자캐오와 예수님의 만남의 순간을 읽어보기로 하자.

예수님을 보고 싶어도 볼 수 없던 자캐오는 어떻게 했을까?

"그래서 앞질러 달려가 돌무화과나무로 올라갔다."고 한다. 어떻게 나무로 올라갔을까? '달려가' 올라갔단다. 어떻게 달려갔을까? '앞질러' 달려갔다고 한다. 왜 '앞질러 달려가' 높은 나뭇가지에 올라가려고 했을까? 그토록 열정을 보인 것은 "그곳을 지나시는 예수님을 보려는 것이었다."

돌무화과나무에 올라 나뭇가지에 걸터앉으니 자캐오 뜻대로 지나가시는 예수님이 잘 보였다. 자캐오의 눈에만 예수님이 잘 보인 것이 아니다. 예수님 눈에도 자캐오가 잘 보였다. 그래서 예수님께서 거기에 이르러 위를 쳐다보시며 자캐오에게 이르셨다. "자캐오야, 얼른 내려오너라. 오늘은 내가 네 집에 머물러야 하겠다."

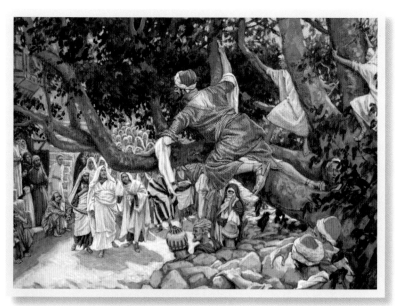

「돌무화과나무 위에서 예수님이 지나가시기를 기다리는 자캐오」
(제임스 티소, 수채, 뉴욕 브루클린 박물관)

나뭇가지에 걸터앉은 자캐오가 예수님 눈에 띄었고, 그의 이름마저 알아채신 터이니 자캐오의 열정을 모르실 리 없을 터, 그래서 "오늘은 내가 네 집에 머물러야 하겠다."고 하셨다. 그러니 "얼른 내려오너라."고 하셨다.

예수님의 이 말씀에 자캐오는 어떻게 반응했을까?

"자캐오는 얼른 내려와 예수님을 기쁘게 맞아들였다."고 한다. 자캐오는 예수님께서 "얼른 내려오너라" 하시니 정말 '얼른' 내려왔단다. 돌무화과나무에 올라갈 때도 '앞질러 달려' 갔듯이 내려올 때도 '얼른' 내려왔다. 나무에 올라갈 때의 열정 그대로 내려올 때도 그 열정을 보였다. 예수님을 보려고 '앞질러 달려' 나무에 올랐듯이 예수님을 모시려고 나무에서 '얼른' 내려왔다. 그리고는 예수님을 "기쁘게 맞아들였다."

자캐오의 이런 모습을 보시고 예수님께서도 기쁘셨던 모양이다. 그래서 예수님께서는 자캐오에게 이렇게 이르셨다.

"오늘 이 집에 구원이 내렸다.(루카 19:1-7 참조)"

돌무화과나무

"평원지대의 돌무화과나무(1열왕 10:27)" 라는 말처럼, 이 나무는 서리가 내리지 않는 평원 등 낮은 지역에서 재배되는 나무다. "나는 그저 가축을 키우고 돌무화과나무를 가꾸는 사람이다.(아모 7:14)" 라고 했던 선지자 아모스의 고향이 트코아인데, 이곳이 평원으로 샘과 우물이 많은 지역이었다.

돌무화과나무는 밑둥까지 잘려도 그루터기에서 새순이 올라오고, 뿌리가 드러나도 뿌리는 땅속 깊이 물길을 찾아 뻗는다고 한다. 그래서 예수님께서 "너희가 겨자씨 한 알만한 믿음이라도 있으면, 이 돌무화과나무더러 '뽑혀서 바다에 심겨라.' 하더라도, 그것이 너희에게 복종할 것이다.(루카 17:6)" 라고 하실 정도로 뿌리가 깊고 생명력이 강한 나무다. 그래서 '장수 나무'로 불린다.

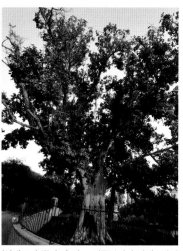

'삭개오의 뽕나무' 라고 이름붙여진 팔레스타인 지역 여리고에 있는 돌무화과나무

이 나무는 내구성이 강하고 열이나 습기에 강하여 오랜 세월이 지나도 잘 상하지 않기 때문에 이집트에서 미라의 관을 만드는

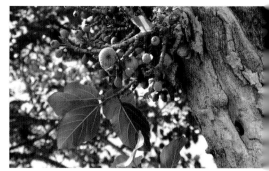

돌무화과나무의 새순에 돋아난 잎

데에 썼다고 한다. 이 나무는 잎과 껍질이 뽕나무를 닮았고, 열매는 무화과를 닮았다 하여 '이집트 무화과'로 불린다. 일 년 내내 어린 가지든 묵은 가지든 가리지 않고 열리기 때문에 '생명

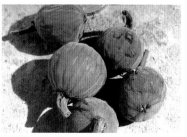

돌무화과나무 열매

나무'로 불리며, 다산과 풍요를 위해 제사 지내던 '기원나무'였단다. 열매는 맛이 무화과에도 못 미치고 크기도 작아 주로 짐승의 사료로 쓴다지만 가난한 자들이 먹던 과일이었다.

뽕, 뽕, 뽕

돌무화과나무는 무화과나 꾸지뽕 등과 더불어 뽕나무과에 속한다. 뽕나무를 '상(桑)'이라고 한다. 이것은 '手手手'와 '木'이 합해져 이루어진 글자다. 즉 여러 사람의 손을 거쳐 채집한 잎으로 누에를 기르기 때문에 붙여진 글자다. 뽕나무는 '뽕뽕뽕'이라 불릴 만큼 버릴 것이 전혀 없는, 실로 유익한 약용 나무다.

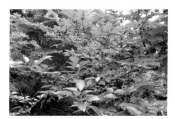
뽕나무

첫째, 뿌리껍질을 채취하여 겉껍질을 벗기고 흰 속살을 약으로 쓴다. '상백피'라고 한다. 기침과 부종에 효과가 있다. 또 쇠붙이에 다친 것을 빨리 아물게 해 주며, 소염작용이 뚜렷하고, 혈압을 떨어뜨린다.

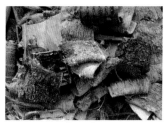
뽕나무 뿌리껍질 (상백피)

둘째, 뽕나무가지를 약으로 쓴다. '상지'라고 한다. 봄에 잎이 돋지 않은 어린 가지를 베어서 건조한 후

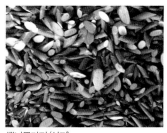
뽕나무가지 (상지)

볶아 물에 달여 먹는다. 열을 떨어뜨리며, 특히 류머티즘, 풍기와 습기에 의한 근육질환 및 각종 관절통이나 운동장애가 있을 때 쓰인다.

셋째, 뽕나무에 생긴 결절을 약으로 쓴다.

'상영(桑癭)'이라고 한다. 풍기와 습기로 저림증과 통증이 있을 때 쓰며, 위통에도 쓰인다. 위암에 활용할 가치가 있을 것으로 보인다.

넷째, 뽕나무 뿌리도 약으로 쓴다.

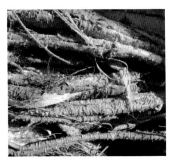

뽕나무 뿌리 (상근)

'상근'이라 한다. 풍기를 없애며 경락을 소통시킨다. 혈압을 떨어뜨리며 눈을 밝게 하며 타박상을 다스린다.

다섯째, 뽕잎도 약으로 쓴다.

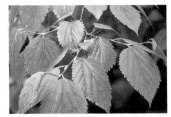

뽕잎 (상엽)

'상엽'이다. 잎이 갈라진 것을 '닭발 같은 뽕잎'이라고 해서 '계상'이라고 부르는데, 뽕잎 중에 제일 좋다고 한다. 여름과 가을에 재차 난 잎이 좋은데, 10~11월 사이 서리 내린 이후에 따서 쓴다. 그래서 '겨울 뽕잎'이라는 뜻으로 '동상엽'이라 하며, '서리 뽕잎'이라는 뜻으로 '상상엽'이라고도 한다. 열을 떨어뜨린다. 또 가래를 삭이며 기침을 진정시킨다.

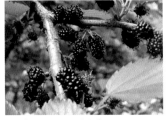

오디 (뽕나무 열매 ; 상심자)

특히 식은땀을 잘 멎게 한다.

여섯째, 오디를 약으로 쓴다.

뽕나무 열매다. '상심자(桑椹子)'라 한다. 대단한 자양강장제로 피를 보하고 진액을 생성시키기 때문에 갈증을 없애고 모발을 검게 한다. 오래 먹으면 배고픈 줄 모르게 한다는 것이 오디다. 늙지 않게 해 주는 작용마저 있는 것이 오디다. 간장과 신장의 기능을 강화하여 관절을 부드럽게 하고 귀와 눈을 밝게 한다. 특히 눈병에 좋다고 알려져 있다. 또 정신을 안정시키고 맑게 해 주며, 기억력을 좋게 해 준다. 몸을 가볍게 하며 얼굴색도 좋아지게 한다고 했다. 소변을 잘 나가게 하여 부기를 가라앉히는 작용까지 있다. 빈혈이나 정력쇠약에도 효과가 있다.

Plus Tip 오디술 담그는 법

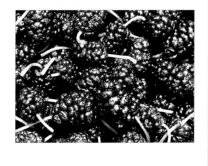

오디 600g을 씻어 물기를 뺀 후 소주 1.8ℓ를 붓고 밀봉해서 어둡고 서늘한 곳에 2개월 정도 보관해 두고 숙성시킨 후 여과해서 술만 받아 적당량의 꿀을 섞어 냉장고에 차게 보관하고, 소주잔으로 한 잔씩 공복에 마신다.

한편 오디와 번데기 각 200g을 소주 1.8ℓ를 붓고 1개월 숙성시킨 술은 정력감퇴나 노인성 위축증에 효과가 뛰어난 가양주. 번데기는 일명 '잠용(蠶蛹)'인데, 정력강화 작용이 뛰어나다.

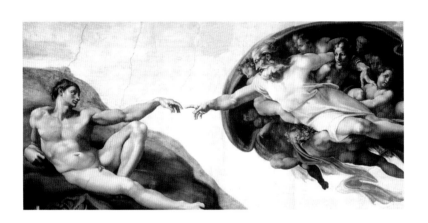

제 **2** 장

아담과 그의 후손들

아담과 땀

기드온과 약이 되는 물

노아와 그 자손의 피와 말[馬]

드보라와 예로보암의 은과 금

롯과 에제키엘, 소금과 부정한 음식

모세와 파피루스 의학

모압과 체질의학

삼손과 태교

삼손과 힘의 머리카락

아브라함과 할례(割禮)

아비멜렉과 골상(骨相) 그리고 두통

야곱과 신비로운 베개

야곱과 환도뼈와 장수비결

야엘과 유딧, 지압과 술독

오난과 설정(泄精) 그리고 보정(補精)

요나와 마음의 병

요셉과 꿈의 해몽

욥과 종기와 암

이사악과 이스마엘, 구리와 염소

타마르와 양

아담과 땀

감사의 땀, 아담의 땀

인류 역사상 최초로 질식사의 공포를 경험한 자는 누구일까?

그는 아담이다. 아담은 그의 배우자 이브의 꾀에 넘어가 금단의 과실을 먹다가 여호와께 들통이 나서 엉겁결에 통째로 삼키다가 그만 목에 걸려서 질식사할 뻔했던 것이다. 이때 만일 후두부 폐색이

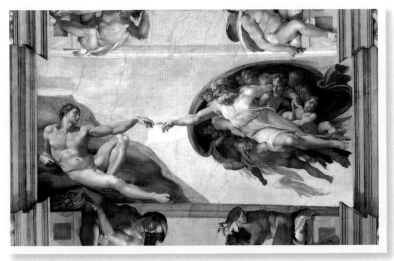

「아담의 창조」(미켈란젤로 부오나로티, 프레스코화, 바티칸 미술관)

야기됐다면 여호와는 어떻게 했을까? 그 치료법이 궁금하지만 다행히 아담은 질식사를 모면했다.

그 대신 그의 아들, 손자, 그리고 오늘의 모든 남자들에게까지 턱 아래 목에 금단의 과실이 걸렸던 흔적을 유전으로 물려주었다.

이것을 '아담의 사과'라고 한다. 해부학적으로는 '후두융기'라고 부른다.

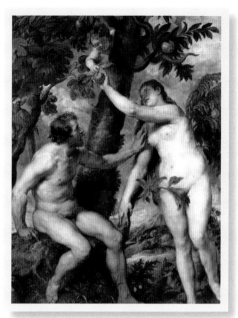

「아담과 이브」
(페테르 파울 루벤스, 캔버스에 유채, 프라도 미술관)

하느님께서 아담에게 "너는 흙에서 나왔으니 흙으로 돌아갈 때까지 얼굴에 땀을 흘려야 양식을 먹을 수 있으리라(창세 3:19)"라고 이르셨듯이 땀을 흘려 일을 해야 먹을 것을 얻을 수 있고, 또 이렇게 땀을 흘려서 삶을 가꾸고 비지땀을 흘려 일을 해야 생의 보람을 얻을 수 있는 것이다. 그래야만 진정한 '땀의 결정체'를 이룰 수 있다.

아담의 땀은 원죄의 벌이

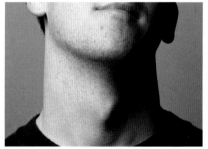

'아담의 사과'로 불리는 후두융기

며, 고통의 땀이요 살기 위해, 먹기 위해 흘리는 땀이지만 생의 보람을 얻을 수 있는 땀이기에 감사의 땀이다. 그래서 땀은 노력을 의미하며 또한 생명 활동을 충동하는 에너지를 뜻한다. 땀은 바로 기(氣), 그 자체인 것이다. 땀에 절을 만큼 흠뻑 젖을수록 기는 충만해진다. 이때의 땀은 몸 안의 생명수, 즉 '진(津)'을 말한다.

그렇다고 해서 한없이 많은 땀을 흘려도 좋다는 얘기는 아니다. 쓸데없는 일로 땀을 쏟는 것도 무의미하지만, 병적으로 땀이 줄기를 이루며 마구 흘러 떨어지는 상태가 되어도 마찬가지이다. 온몸이 후줄근하게 된 땀투성이 상태에 이르면 '기 죽고', '진 빠진' 지경에 이르게 된다.

예를 들어 저절로 땀이 뚝뚝 떨어지는 자한(自汗)이나 취침 중에만 땀을 흠뻑 흘리는 도한(盜汗)이 모두 '기'나 '진'이 다 빠진 상태다.

고통의 땀, 예수님의 땀

겟세마니는 '기름 짜는 틀'이라는 뜻을 갖고 있다고 한다. 그리고 이곳은 올리브나무 숲이 우거졌던 곳이다.

마태오와 마르코복음에 의하면 이곳은 예수님께서 잡히시기 전에 기도하셨던

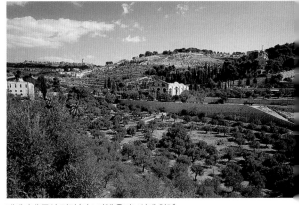

겟세마네 동산 전경 (이스라엘 올리브산에 위치)

곳이라고 하는데, 루카복음에는 이때 예수님께서 무릎을 꿇고 기도하시는데 어찌나 힘쓰고 애써 더욱 간절히 기도하시는지 "땀이 핏방울처럼 되어 땅에 떨어졌다(루카 22:44)" 라고 하였다. 피땀을 흘리

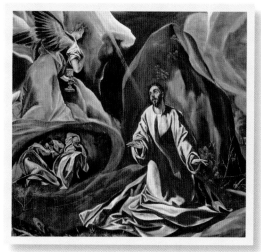

「겟세마네 동산에서의 고뇌」 (도메니코 테오토코풀로스,
캔버스에 유채, 런던 내셔널 갤러리)

셨다는 것이다. 이를 '혈한(血汗)'이라고 한다.

진액이 기름처럼 배어나오는 진땀을 '절한(絶汗)'이라고 하며, 혈액이 배어나오는 피땀을 혈한(血汗)이라고 한다. 특히 혈한은 피 같은 담홍색의 땀이 나는데, 대부분 화기나 열기가 극치에 이르러 피가 외부로 넘치도록 핍박함으로 인해 흘리는 땀이다. 마치 예수님께서 "고뇌에 싸여 더욱 간절히(루카 22:44)" 기도하시던 그런 극한의 심리 상태 때에 잘 나타날 수 있다.

이런 땀은 안 좋은 땀이다. 황달 때처럼 누런 땀이 나와 옷을 누렇게 물들이는 '황한(黃汗)'이나 몸 한쪽에서만 땀이 나는 '편한(偏汗)'이 모두 안 좋은 땀이다. 특히 '물땀'을 구슬땀 흘리듯 줄줄 흘리는 것이 아니고, 생명을 영위하는 데 없어서는 안 될 생명수인 진액, 혈액이 배어나올 때는 여간 위급한 단계가 아닐 수 없다.

좋은 땀, 안 좋은 땀

긴장의 고비에 직면해 욕보면서 땀을 뺄 때처럼 스트레스에 의한 땀은 '정신성 발한'이라고 하는데, 이 경우에는 땀의 양도 적고 발한시간도 짧으며, 국소적이기 때문에 결코 '기'나 '진'의 허탈 상태와는 관계가 없다. 또 '땀기 있다'고 할 정도로 약간의 땀이 나는 경우, 그리고 무더위나 운동 혹은 노동 후 두터운 의복이 원인이 되어 나는 땀 역시 '기'나 '진'의 허탈 상태와는 관계가 없다.

그렇지만 저절로 땀이 뚝뚝 떨어질 때, 속칭 '식은땀'이라 하여 취침중에 땀을 흠뻑 흘리다가 잠에서 깨어나면 언제 그랬냐 싶게 땀이 싹 가시는 '도한(盜汗)'이 있을 때는 신경쇠약이나 심장근육의 혈액부족 및 정력감퇴나 폐결핵 등이 원인일 수 있다. 결국 '기'나 '진'이 다 빠진 것과 다름이 없다.

병적인 땀은 이외에도 많이 있다. 열병의 과정 중에서 먼저 오한으로 전율하고 땀이 비 오듯 쏟아지는 '전한(戰汗)'은 그래도 나은 편이다. 병의 기세와 이를 이겨내려는 몸의 기세가 서로 다투고 있는 중에 나타나는 땀이기 때문이다. 그러므로 아직 항병력이라는 '기'가 남아 있는 상태에서의 땀이라고 할 수 있다. 그러나 생명을 영위하는 데 없어서는 안 될 생명수인 진액이 끈적끈적하게 배어나오는 '진땀'을 흘릴 때는 여간 위급한 단계가 아닐 수 없다. 기름처럼 배어나오는 이 진땀을 보통 '유한(油汗)'이라고 하는데, '기절탈진'된 상황에서의 땀이라 하여 '절한(絶汗)'이라고도 한다.

한편 전신이 아니라 국소적으로 땀이 나는 것으로는 얼굴땀, 가슴

땀, 손·발땀 및 곁땀 등이 있다.

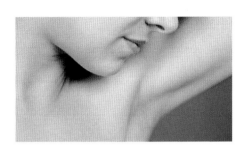

찬밥을 먹을 때에도 머릿속부터 온 얼굴이 땀투성이가 되거나 아기가 잠 잘 때 머리를 감겨 놓은 것처럼 땀에 젖는 경우들은 병적인 땀으로 볼 수 없기 때문에 걱정할 필요가 없다. 다만, 병적인 얼굴땀은 습열이나 양기 부족이 원인이므로 전문의와 상의해야 한다. 그리고 가슴땀은 출혈이 많았거나 생각이 지나쳤거나 어떤 만성질환 뒤끝에 오는 땀인데, 몽정이나 유정 등을 수반할 때는 치료의 대상이 된다. 곁땀, 즉 겨드랑이 땀은 속칭 암내라는 증세를 동반하기 쉽기 때문에 남녀 누구에게나 고민이 아닐 수 없다.

이것은 집안의 내력에 의한 유전도 무시할 수 없지만, 일반적으로 아포크린이라는 땀샘이 비대하기 때문에 일어나는 수가 많으므로 심하면 수술까지 해야 한다.

땀샘은 신체 겉면의 표피 아래에 층을 이루고 있는 진피 또는 피하조직 안에 있으면서 체온조절을 위해 땀을 분비하는 샘인데, 온몸에 약 200만 개나 있다. 보통 피막에는 에크린 땀샘이 분포되

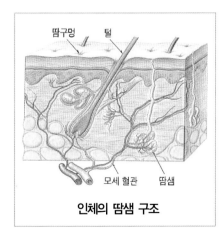

인체의 땀샘 구조

어 있으나, 겨드랑이나 음부 등에는 아포크린 땀샘이 분포되어 있다.

그래서 겨드랑이에서 곁땀이 잘 나며, 특히 남자의 경우에는 음낭에 땀이 고여 낭습증을 일으키는 경우가 많다. 양기가 부족하면 자율신경을 잘 조절할 수 없어서 낭습증이 더 악화된다.

그렇다고 음낭에 땀이 나지 않아 보송보송할수록 좋다는 것은 아니다. 음낭도 적당히 땀이 나야 고환에 가해지는 지나친 체열을 막아줄 수 있으며, 그럼으로써 고환이 정자를 활발히 만들어 줄 수 있기 때문이다.

Plus Tip   저절로 흐르는 땀

황기를 꿀물에 담갔다가 프라이팬에서 볶은 후 차로 끓여 마시면 좋다. 혹은 삼계탕을 요리할 때 황기를 한 줌 넣으면 좋다.

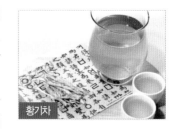
황기차

통밀도 기가 허해 저절로 땀을 흘릴 때 도움이 된다. 밀가루로 빻기 전의 통알인 통밀을 도정하지 않은 것으로 볶지 않고 생것 그대로를 보리차 농도로 끓여 마신다. 면역력도 키우고 신경도 안정되어 마음이 편해지고 주의집중력도 향상되며 간 기능도 좋게 하므로 평소에 차로 마시면 좋다.

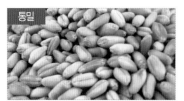
통밀

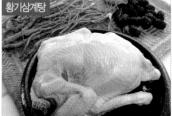
황기삼계탕

기드온과 약이 되는 물

개처럼 물을 핥는 자

므기또라는 성읍은 카르멜 산 남쪽에 위치했던 교통의 요충지였다. 그래서 전쟁이 자주 일어났던 곳이었으며, 〈요한묵시록〉에 장차 마지막 전쟁이 벌어질 곳으로 예언된 하르마게톤이 바로 이곳이다. 히브리말로 하르마게톤은 '므기또의 언덕'이라는 뜻이다.

므기또는 므나쎄 지파의 땅이었다. 므나쎄는 요셉의 맏아들이다. 이 므나쎄 지파에서 판관 시대에 기드온 같은 용감한 인물들이 배

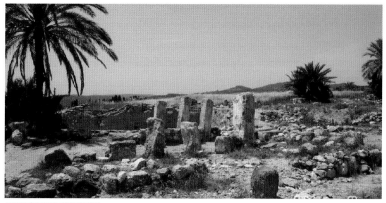

므기또(하르마게톤) 유적지

출되었다. 기드온은 마흔 해 동안 판관으로 있었는데, 그동안 이스라엘은 더없이 평온을 누렸다.

그러나 기드온이 미디안족을 무찌르기 전까지 이스라엘은 고난의 세월을 지내야만 했다. 이스라엘 자손들은 미디안족을 피하여 산에 은신처와 동굴을 마련해야 했으며, 씨를 뿌려도 그들이 쳐올라와서 소출을 망쳐 놓아 양식이 하나도 남지 않았고, 양과 소와 나귀도 마찬가지였다. 이렇게 황폐하고 곤궁한 때에 주님께서 기드온에게 "너의 그 힘을 지니고 가서 이스라엘을 미디안족의 손아귀에서 구원하여라.(판관 6:1-14 참조)"고 하였다.

이렇게 하여 기드온은 3만 2,000명의 군사를 거느리고 미디안족과 맞서게 되었다. 이 중에서 "두렵고 떨리는 자는 돌아가라" 하여 만 명을 남겼고, 주님께서 군사들을 물가로 데리고 가서 "개가 핥듯이 물을 핥는 자를 모두 따로 세워라. 무릎을 꿇고 물을 마시는 자

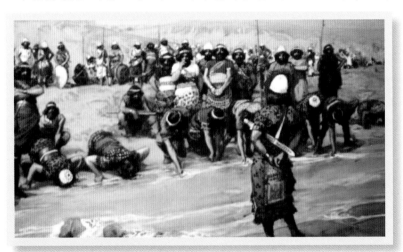

「300명의 용사를 고르는 기드온」(제임스 티솟, 수채화, 뉴욕 유대미술관)

들도 모두 따로 세워라(판관 7:5)"고 하신 말씀에 따라 이들을 따로 세우고 물을 핥아 먹은 사람 300명만 추려, 이들 소수의 군사만으로 미디안족을 무찔렀다.

학처럼, 거북이처럼 물 먹기

주님께서는 왜 무릎을 꿇고 물을 마시는 무리보다 혀로 물을 핥아 먹는 무리를 택하라 하셨을까? 혀로 핥아 먹는 무리는 배짱 없는 겁쟁이들이기에 이런 무리 300명으로도 승리할 수 있다는 주님의 뜻을 보이기 위해서라는 주장(Josephus)이 있는가 하면, 이들 무리는 무릎 꿇고 마시는 무리보다 훨씬 재빠르기 때문이라는 주장(Goslonpa)도 있고, 이들 무리야말로 주위를 경계하면서 방심하지 않는 자들이기 때문이라는 주장(Wycliffe)도 있다. 어느 주장이 옳은지는 주님밖에 모르실 일이지만 매우 조심성이 요구되는 횃불작전에는 혀로 물을 핥아 먹는 무리가 더 적합했을 것 같기도 하다.

여하간 무릎 꿇고 물을 벌컥벌컥 들이마시는 것보다 혀로 핥듯이 날름날름 먹는 것이 건강에 좋다. 그래서 옛 이야기에도 구갈이 심한 나그네에게 버들잎 하나 따다가 물바가지에 띄워 건네주었다는 처녀의 지혜로움이 전해져 오고 있을 정도다. 또 가장 이상적인 물 마시는 법으로 '학음법'이니 '귀음법'이니 하는 것이 전해져 오고 있다. 학처럼, 거북이처럼 한 모금, 한 모금 천천히 마시는 것이 학음법이요 귀음법인데, 이렇게 물을 마시는 것이 가장 이상적이라는 이야기다.

이렇게 한 모금씩, 혀로 핥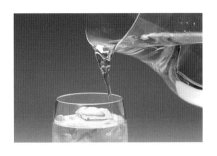
듯이 날름날름 마시되, 하루에
2,000cc 이상을 마시는 것이 좋
다고 한다. 체내에 수분이 부
족하면 노폐물과 독소가 쌓이
고 각종 질병을 일으키며, 스트레스와 불안증과 우울증을 증폭시키
고, 주의력 결핍을 일으키며, 성호르몬의 생성이 저해되고, 피부가
노화되며, 면역체계의 기능이 떨어지고 DNA의 변형도 일으킬 수
있기 때문에 하루에 2,000cc 이상을 마시는 것이 좋다는 것이다.

 ## 샘물과 우물물

아브라함이 하갈의 어깨에 물 가죽부대를 메워 주며 길을
떠나게 했고, 모세가 반석을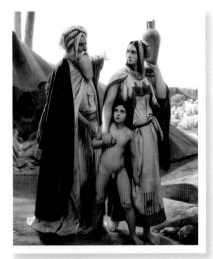
지팡이로 쳐서 물이 솟구치
게 했듯이, 그리고 "마실 물
한 잔이라도 주는 이는, 자기
가 받을 상을 결코 잃지 않
을 것이다.(마르 9:41)" 라고
했듯이 물은 삶의 필수적인
음료수임을 성경에서는 강
조하고 있다.

갈릴래아 나자렛에는 마리

「아브라함에게 쫓기는 하갈」
(오라스 베르네, 캔버스에 유채, 낭트 미술관)

아께서 예수님을 데리고 물을 길러 다녔다는 '마리아의 샘'이 있었다고 하듯 이스라엘은 물이 귀한 곳이었다.

그래서 물이 있는 곳에 모여 살게 되고, 물이 있는 곳이 번영하게 되었다.

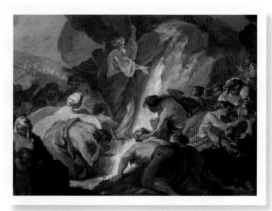

「바위를 두드리는 모세」
(장 밥티스트 마리 피에르, 캔버스에 유채, 마냉 미술관)

그런 곳 중 하나가 트코아다. 트코아 출생의 선지자 아모스가 하느님의 부름을 받기 전까지 이곳에서 양을 치며 지낸 곳이다. 이곳은 고산지이면서 목초지가 형성되어 있어 목축을 하기에 알맞았는데, 샘과 우물이 있었기 때문이다.

이렇게 물이 귀한 지역에서 샘이나 우물은 생명의 젖줄 같은 것이었다. 샘은 자연적으로 물이 솟는 곳인 반면 인위적으로 물을 얻으려고 땅을 파서 만든 시설이 우물인데, 모래바람을 막기 위해 견

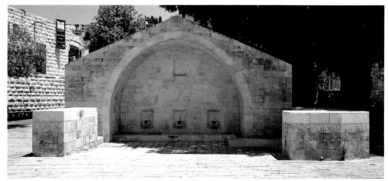

마리아의 샘(이스라엘 북부 나사렛에서 티베리아스(Tiberias)로 가는 길가에 있는 샘)

고하게 벽을 만들고 편편한 돌로 뚜껑을 씌우고 입구는 작게 만들어 사용하지 않을 때는 입구를 돌로 덮었다고 한다.

한의학에서는 산골짜기에서 솟는 샘물을 '옥정수'라 하여 귀하게 여겼고, 우물물은 '정천수'라 하였

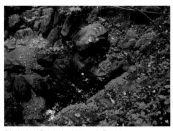
한강의 발원지인 검룡소의 옥정수

다. 우물물 중에도 새벽에 제일 먼저 떠낸 물을 '정화수'라 하여 민간에서는 천지신명께 기원하는 데 썼는데, 의학적으로는 심장을 진정시키고 구취를 다스린다고 하였다. 특히 진흙땅의 지면을 파고 깊이 약 2자 정도의 구덩이를 만든 후 흐르는 물을 넣고 휘저어 혼합하여 그것이 침전하는 것을 기다려 위의 맑은 물을 취하여 약으로 썼다.

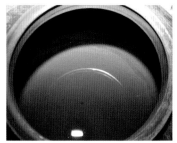
지장수

이를 '지장수'라고 했다. 맛이 달고 성질은 찬데 해열 및 해독작용이 강한 것으로 보았다. 그래서 버섯이나 음식물, 또는 약물에 중독되었을 때 이 지장수를 먹여 해독시켰다.

물은 말 그대로 생명수다. 약수다. 그것도 생수가 생명수요, 약수다. 끓인 물은 죽은 물이다. 자연생수 속에는 용존산소가 듬뿍 들어 있으며, 다양한 미네랄도 듬뿍 들어 있다. 그래서 끓인 물이 아니라 생수야말로 정녕 활명(活命)의 약수다.

《동의보감》에도 물이 생명을 키워가는 중요한 근원임을 강조하

고 있다. 물은 항노화작용을 하며 면역력을 증강시키고 적혈구의 효능을 높이며, 세로토닌을 비롯한 모든 신경전달물질을 효율화하고, 신진대사를 활발하게 하여 체내의 노폐물과 독소를 제거하며, 동맥질환이나 심장질환에 덜 걸리게 한다. 특히 스트레스를 풀고 불안이나 우울함을 줄이며 주의력 결핍을 예방한다고 알려져 있다.

물만으로도 인간은 3개월을 지탱할 수 있다. 물의 최적 온도는 체온보다 20℃ 이상 낮아야 한다니까 대략 16℃ 이하이면 좋다.

 광천수도 약이 된다

광천수는 냉천이나 온천이 모두 약이 된다. 음용도 입욕만큼 약이 된다. 광천수의 성분에 따라 약효는 다르다. 예를 들어 위산과다에는 알칼리천이나 탄산천이 좋고, 변비에는 고미천이, 빈혈에는 철천이, 간장질환에는 염화염천이 좋다고 알려져 있다.

위장 기능을 높이고자 하거나 변비나 소변불리 때에는 찬 광천수를 마시고, 위장 기능을 낮추고자 하거나 설사나 간장질환 때에는 더운 광천수를 마신다.

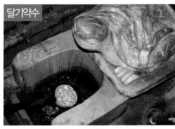
달기약수

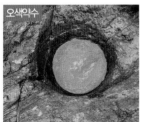
오색약수

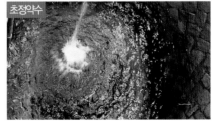
초정약수

노아와 그 자손의 피와 말[馬]

노아의 홍수와 무지개 표징

노아는 의롭고 흠이 없는 사람이었다. 노아는 하느님과 함께 살아갔다. 그러나 세상은 그렇지 못했다. 세상은 타락해 있었다. 정녕 모든 살덩어리가 세상에서 타락한 길을 걷고 있었다. 그래서 하느님께서는 홍수를 일으켜 이 모든 살덩이들을 멸망시키기로 결정하고, 노아에게 전나무로 방주 한 척을 만들도록 했다.

안과 밖을 역청으로 칠하고 3층으로 만든 이 방주에 아들들과 아내와 며느리들과 함께 들어가고,

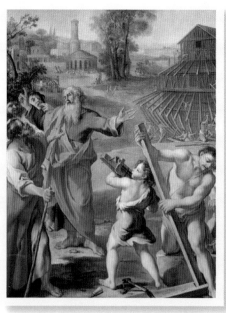

「노아의 방주 건설」(캔버스에 유채, 부다페스트 미술관)

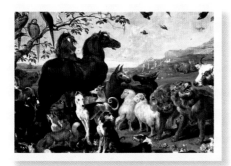
「노아의 방주 안으로 들어가는 동물들」
(파울 데 보스, 캔버스에 유채, 루브르 박물관)

온갖 생물 가운데에서, 온갖 살덩어리 가운데에서 한 쌍씩 데리고 들어가, 함께 살아남게 하라고 노아에게 일러주셨다.

그리고는 노아가 600살 되던 해 둘째 달 열이렛날, 바로 그날에 큰 심연의 모든 샘구멍이 떠지고 하늘의 창문들이 열리면서 40일 동안 밤낮으로 땅에 비가 내렸다. 이윽고 물이 차올라 방주를 밀어올리고, 물이 불어나면서 방주는 물 위를 떠다니게 되었다. 물은 땅 위에서 150일 동안 계속 불어났다. 그러다가 노아가 601살이 되던 해, 첫째 달 초하룻날에 땅의 물이 말랐다. 그리고 둘째 달 스무이렛날에 땅이 다 말랐다. 이리하여 노아와 그의 가족, 그리

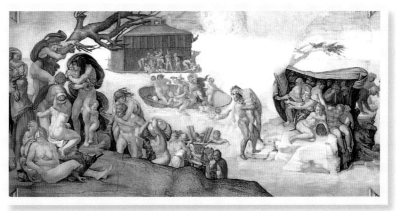
「천지창조, 시스티나 예배당의 천장 프레스코화, 주요 장면 : 대홍수」
(미켈란젤로 부오나로티, 프레스코화, 바티칸 시스티나 성당)

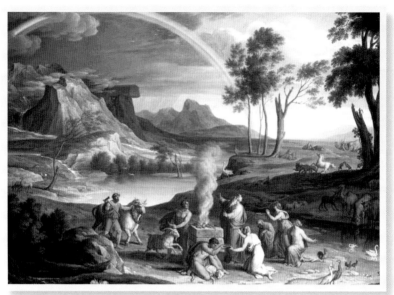

「노아가 감사 공양을 올리는 풍경」(요제프 안톤 코흐, 1803년경, 캔버스에 유채, 슈타델 미술관)

고 모든 생물들이 방주에서 땅에 내리고, 이들 생명들로 땅은 다시 우글거리며 번식하고 번성하게 되었다.

이때 하느님께서 노아와 그의 아들들에게 복을 내리시며 말씀하셨다.(창세 9:1-17 참조)

그 말씀을 정리하면 다음과 같다.

첫째, 자식을 많이 낳고 번성하여 땅을 가득 채워라.

둘째, 살아 움직이는 모든 것이 너희의 양식이 될 것이다.

셋째, 다만 생명 곧, 피가 들어 있는 살코기를 먹어서는 안 된다.

넷째, 다시는 땅을 파멸시키는 홍수가 일어나지 않을 것이다. 내가 무지개를 구름 사이에 둘 것이니, 이것이 나와 땅 사이에 세우는 계약의 표징이 될 것이다.

피의 약효

바알 신이 가장 좋아한 것은 피라고 한다. 그러나 성경에서는 번제나 속죄제 때 제단에 피를 뿌리는 의식이 있었고 문둥병의 정결 예식에도 희생의 피가 쓰이기도 했지만, 피를 마시거나 음식으로 사용하는 것을 금하고 있다. 하느님께서 노아에게 일러주신 말씀, 즉 "생명 곧 피(창세 9:5)"라는 말씀처럼 육체의 생명은 피에 있다고 생각했기 때문이다.

하느님께서는 노아와 그 자손에게 이처럼 생명 곧 피가 들어 있는 살코기를 먹어서는 안 된다고 했지만, 피는 인류 역사와 함께 식용되어 왔고, 또 약용되어 왔다. 서양이든 동양이든 다를 바 없었고, 사람의 피는 물론 동물·조류·어류 등의 피도 다 약용해 왔다.

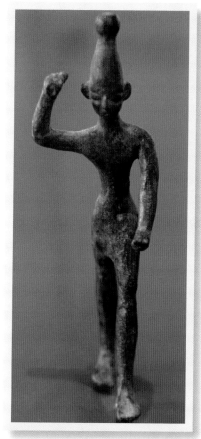

「팔을 든 바알 신의 작은 상(像)」
(고대 동양 유물, 청동, 루브르 박물관)

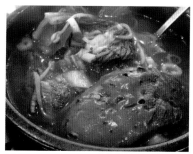

선짓국

처녀의 초경을 '홍연'이라 하여 기혈이 쇠약할 때나 중풍 반신불수 때나 목소리가 안 나올 때 약으로 썼으며, 부인의 월경도 화살의 독을 해독시킬 때나 병을 앓고 아직 회복이 덜 된 상태에서 부부관계를 하여 병이 덧났을 때에 치료제로 써왔다.

닭의 피나 거위 피를 안면신경마비에 써왔고, 소의 피는 지금도 선짓국으로 먹고 있고, 사슴의 피는 녹혈이라 하여 사슴농장에서 시음하는 경우가 지금도 성행하고 있다. 허리 아픈 데 좋고 토혈이나 자궁출혈, 대하증에 좋다고 알려져 있기 때문이다. 개의 피는 따끈할 때 마시면 난산에 효험이 있고, 잉어의 피는 소아의 헌 데에 바르면 곧 낫는다고 하여 지금도 쓰이고 있다.

그리고 말의 피는 맹세의 표징으로 마시곤 했다.

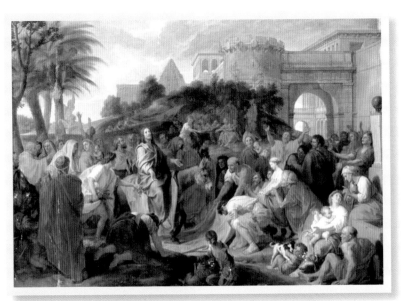

「그리스도의 예루살렘 입성」(샤를 르 브룅, 캔버스에 유채, 생 테티엔 산업 미술 박물관)

말고기와 마보(馬寶)

'말' 하면 토가르마를 빼놓을 수 없다.

토가르마는 노아의 자손이다. 노아의 아들 셈과 함과 야펫 중에 야펫의 장남이 고메르이고, 고메르의 셋째아들이 토가르마다. 그리고 토가르마의 씨족이 거주했던 지역이 또한 토가르마이며, 노새와 말로 유명한 곳이었다고 한다.(창세 10:1-2, 에제 27:14 참조)

노새는 나귀의 수컷과 말의 암컷 사이에서 태어난 잡종으로 힘이 세어 운송수단으로 쓰이기도 했지만, 나귀가 주로 평민의 교통수단이었다면 노새는 주로 왕이나 지위 높은 사람들의 교통수단으로 이용되었다.

예수님께서 예루살렘에 입성하실 때 나귀, 그것도 나귀의 새끼를 타셨다던 것과는 달리 솔로몬이 왕으로 등극할 때 노새를 탔던 것도 그런 연유가 있다.

노새와 더불어 말도 귀한 동물이었는데 군마로 많이 활용되었다. 다윗과 솔로몬 때 널리 사용되었다고 하는데, 솔로몬 때 "병거는 한 대에 은 600세켈, 말은 한 마리에 은 150세켈을 주고 이집트에서 들

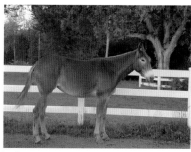

노새

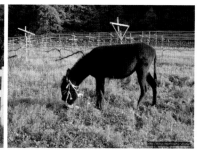

나귀

여왔다가, 왕실 무역상들을 통하여 히타이트의 모든 임금과 아랍 임금들에게 되팔았다.(1열왕 10:29 참조)" 라고 하였듯이 말은 주요 교역품의 하나였다. 전쟁에서 군마는 필수였을 뿐 아니라 군마를 많이 갖고 있는 것이 왕이 가진 권력과 비례한다고 생각했기 때문에 교역이 활발하게 이루어졌던 것이다.

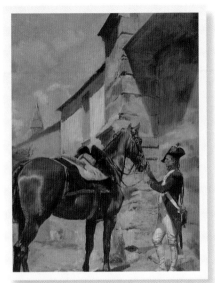

「군마」(장 루이 에르네스트 메소니에, 캔버스에 유채, 오르세 미술관)

　그런데 율법에서는 군마를 많이 기르는 것을 금했으며, 특히 말고기를 먹는 것을 금지했다.《동의보감》에는 말을 약용할 때는 흰말이 좋고, 나귀를 약용할 때는 검정나귀가 좋다고 했으나, 노새는 "먹어도 좋은 것이 없다"고 했다.

　말의 약용은 고기·내장·머리뼈·정강이뼈·발굽·갈기털·태반·젖·음경 등 여러 부위를 다 써왔다. 심지어 눈알·이빨·피하지방·현제(말 무릎 안쪽의 털이 없는 곳의 살) 등도 약으로 썼다.

　그 중에서 특이하고도 효과

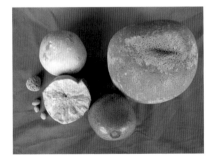

마보

도 뚜렷한 것이 말의 위장관에 생긴 결석이다.

말의 위장관에 생긴 결석을 '마보(馬寶)'라고 한다. 콩만한 것에서 부터 지름이 6~20cm, 무게가 250~2,500g이나 되는 것까지 있다. 옥색이 나는 것, 회백색인 것, 번들번들한 갈색인 것까지 있으며 풀무늬가 선명한 것까지 있다. 맛은 달고 짜며 독은 없다. 신경성 불면증·히스테리·경련성 해수 등에 효과가 좋은 것으로 알려져 있다. 어린이의 경기에는 말의 결석인 마보와 소의 담낭 결석인 우황을 배합해서 쓴다.

효과가 있다 보니 가짜가 나돈다. 그래서 감별법도 의서에 기록되어 있다. 마보의 가루를 은종이 위에 조금 뿌리고 뒷면에 불을 가하면 가루가 바로 한곳에 모이는 것이 진짜라고 한다.

 임포텐스(Impotence) 비방

임포텐스에는 고려 공민왕 때 신돈이 즐겨 먹었다던 백마의 음경이 약이 된다.

백마의 음경을 음건하거나 혹은 구리칼로 7쪽으로 쪼개 양의 피를 발라 반 나절 찐 후 햇볕에 말려 가죽을 벗겨 손질하여 육종용 약재와 같은 양을 배합해 가루 내어 풀로 0.3g 크기의 알을 만들어 1일 2회, 공복에 40 알씩 데운 술로 먹는다.

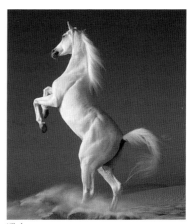
백마

드보라와 예로보암의 은과 금

타보르의 전투와 타보르의 변모

타보르 산은 나자렛 동남쪽 약 9km 지점, 이스라엘 평원에 마치 중절모자 하나를 덩그러니 놓은 듯 모습이 둥글면서 서울 남산의 두 배쯤 될 정도로 우뚝 솟은 산이라고 한다. 이 산은 우리 표현으로 '영산(靈山)'이라 불릴 만한 산이다. 하느님의 창조 능력이 놀라워 "타보르와 헤르몬이 당신 이름에 환호합니다.(시편 89:13)" 라고 노래했듯이 이 산은 비록 작지만 영적인 산으로 인식되어 왔다.

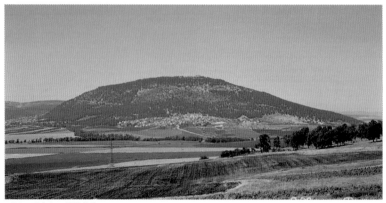

타보르 산 (이스라엘 북부)

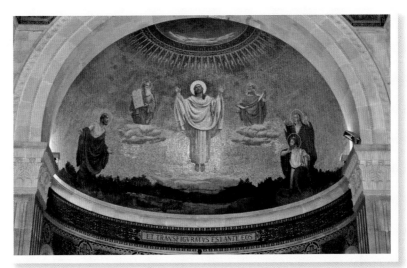

「예수의 변화」(모자이크, 타보르산 주님변화교회)

바로 이 산에는 몇 가지 사건이 얽혀 있다.

힘센 용사 기드온이, 적군은 메뚜기 떼처럼 평야에 널려 있고 그들의 낙타들도 바닷가의 모래처럼 헤아릴 수 없이 많은데, 고작 300명의 군사를 몰아 적을 무찌르고 미디안의 두 임금 제바와 찰문나를 사로잡아 "당신들이 타보르에서 죽인 사람들은……내 어머니에게서 난 내 형제들이오." 라고 하면서 손수 두 임금을 죽인 사연이 있다.(판관 6:1-8:21 참조)

그로부터 먼 훗날, 타보르 산에서 놀라운 일이 벌어진다. 예수님께서 이 산에 오르신 후 모습이 변하시어 얼굴은 해처럼 빛나고 옷은 빛처럼 하얘져 모세와 엘리야와 이야기를 나누었다.(마태 17:1-3 참조) 얼마나 놀라운 일인가! 그래서 이 산은 예수님께서 영광스러운 모습으로 변모하셨다 하여 '변화산'이라고 불리게 된다.(마태 17:1-3 참조)

여판관 드보라의 타보르 승리

이토록 '영산(靈山)'인 타보르 산은 이스라엘의 유일한 여자 판관이었던 드보라가 장수 바락에게 군대를 집결시키게 한 산이기도 했다.

라피돗의 아내였던 드보라는, 그 이름의 뜻 '꿀벌'처럼 에프라임 산악 지방의 라마와 베텔 사이에 있는 '드보라 야자나무' 밑에 앉아 부지런히 백성들의 재판을 맡아오며 백성들을 돌봐왔다. 어느 날, 드보라는 바락을 불러 말했다. "1만 명을 데리고 타보르 산으로 행군하여라. 그러면 내가 야빈의 군대 장수 시스라와 그의 병거대와 그의 무리를 키손천으로 끌어내어, 네 손에 넘겨주겠다." 라고. 그래서 바락은 타보르 산으로 올라갔고, 이를 보고받은 가나안 임금 야빈의 군대 장수인 시스라가 이들을 치려고 키손천에 진을 쳤다. 그때 드보라가 바락에게 진군을 명령하였고, 바락은 타보르 산에서 질풍처럼 내달렸다. 시스라와 그의 온 병거대와 온 군대는 바락 앞에서 혼란에 빠졌고, 결국 바락 군대에 전

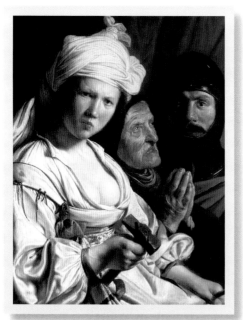

「야엘, 드보라와 바락」 (살로몬 드 브레이, 패널에 유채, 네덜란드 위트레흐트 종교미술관 소장)

멸되었다.(판관 4:1-24 참조)

이렇게 판관 드보라의 타보르 산 승리는 영광의 승리였고, 참 멋진 승리였다. 그날 드보라는 바락과 함께 노래했다. 이 노래가 어떤 문학작품들보다도 아름다운 작품 가운데 하나로 불리는 '드보라의 노래'다. 이 노래의 마지막 소절, "주님, 당신의 원수들은 모두 이렇

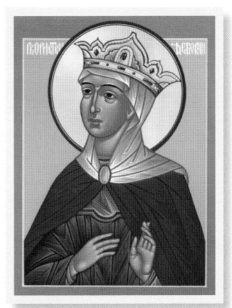

「성녀 드보라(Deborah)」

게 망하고 당신을 사랑하는 이들은 힘차게 떠오르는 해처럼 되게 하여 주십시오.(판관 5:31)"처럼 가나안 임금 야빈은 멸망하였고, 이스라엘은 40년 동안 평온을 누렸다.

'드보라의 노래' 속의 은(銀)

'드보라의 노래'에는 이런 소절도 있다. "임금들이 모여 와서 싸웠네. 그때에 므기또의 물가 타아낙에서 가나안 임금들이 싸웠네. 그러나 은 노획물을 얻지 못하였네.(판관 5:19)"

여기서의 '은'은 '실버(silver)'를 가리키는 것이 아니라 '전리품'을 뜻한다고 한다. 그러니까 가나안 동맹군들은 드보라와 바락에 쫓겨 전리품을 챙기기는커녕 아예 진멸했다는 것이다.

그러나 여기에 쓰인 '케세프' 라는 단어는 구약시대 당시 화폐로 통용되었던 '은'을 가리킨다고도 한다. 어쨌든 우리는 여기서 '은'에 대해 살펴보자.

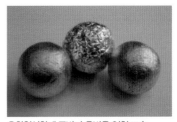
우황청심환에 금박과 은박을 입힌 모습

은은 이미 창세기 때부터 귀히 여기던 금속이었다. 장신구·나팔·면류관 등을 만들기도 했지만 화폐로 주조되기도 했다. 사람 몸값이 은 30세켈(탈출 21:32)이었는데, 예수님은 유다 이스카리옷에 의해 은 30닢(마태 26:15)에 팔리셨다.

여하간 은은 동서를 막론하고 장신구나 화폐 등 성경과 대동소이하게 이용되어왔다. 그리고 한의학에서는 오래전부터 약용해 왔다. 금박처럼 은박을 약용했는데, 은박이란 자연 은을 두드려 만든 종이 모양의 박편이다.

은박은 독이 없지만 성질이 대단히 차다. 그래서 신경안정제로 쓴다. 자주 놀라거나 괜히 가슴이 두근두근 뛰거나 몽롱하여 잠을 이루지 못하고 헛소리를 하며 혹은 간질 발작 등을 일으킬 때에 진정제로 쓴다.

물론 은박은 마음만 안정시키는 것이 아니라 오장을 안정시킨다. 근육과 뼈도 튼튼하게 하며 시력도 좋게 한다. 경락을 소통시키며 관절을 원활하게 해주기 때문이다.

이외에 적체를 비롯해서 소아의 경기나 조열증이라 하여 열이 달아올랐다가 가라앉는 것이 반복될 때에도 약으로 쓴다. 머리에 헌

데가 자주 나고 잘 낫지 않을 때도 약으로 쓴다. 우황청심환의 겉을 금박으로 씌우듯 신경안정 역할을 하는 약재로 만든 알약에 은박을 씌워 복용하는 방법을 취하고 있다.

예로보암과 금(金)

은(銀)의 약효에 대해 알아봤으니 이제 금(金)의 약효에 대해서도 참고로 알아보자.

단이라 불리는 곳에는 금송아지가 있었다. 예로보암이 세운 것이다.

예로보암은 솔로몬 때 건축 감독자였던 힘이 센 용사였는데, 솔로몬이 그를 죽이려 하자 이집트로 피했다가 솔로몬이 죽은 후 돌아와 북이스라엘 왕이 되었다. 그러나 "이 백성이 예루살렘에 있는

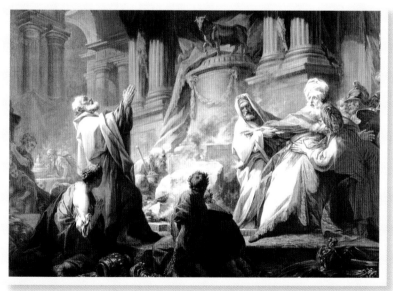

「우상에게 제물을 바치는 예로보암」(장-오노레 프라고나르, 캔버스에 유채, 파리 미술학교)

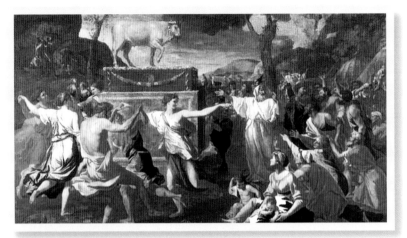

「황금송아지 숭배」(니콜라 푸생, 캔버스에 유채, 런던 국립미술관)

주님의 집에 희생 제물을 바치러 올라갔다가, 자기들의 주군인 유다 임금 르하브암에게 돌아갈 것이다.(1열왕 12:26)" 라고 생각하여 궁리 끝에 백성들이 유다의 예루살렘에 가서 제사를 지내지 못하게 하려고 금송아지 둘을 만들어 하나는 베텔에 놓고, 다른 하나는 바로 이곳 단에 두었던 것이다.

금송아지는 이집트 탈출 때 만들었던 것처럼 금으로 만든 송아지 모양의 우상이다. 백성들은 금송아지 앞에서 예배하러 베텔과 단까지 갔으며, 예로보암도 자기가 만든 송아지들에게 제물을 바쳤다. 예로보암은 이렇게 죄를 지었다.

성경에는 금숟가락·금대접을 비롯해 금가락지·금고리·금방울·금반 등이 나오며 금면류관·금방패 등 금으로 만든 여러 물건이 나온다. 물론 법궤나 제사장의 옷, 성전을 꾸밀 때도 금을 사용하였다. 금은 성경에 그 순도나 형태에 따라 13가지의 히브리어로 표현되었다고 할 정도로 그들은 금에 대한 안목이 높았던 모양이다.

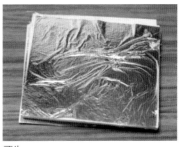
금박

한의학에서도 금을 약으로 쓴다. 주로 황금을 아주 얇게 늘이어 만든 것을 약용하는데, 이를 '금박'이라고 한다.

금박은 맛이 맵고 쓰다. 독이 있다고도 하고 독이 없다고도 한다. 《회약의경》이라는 의서에는 "금박은 마음을 진정시키고 나쁜 기운을 예방한다. 정신이상으로 실없이 잘 웃는 병증과 놀라서 가슴이 두근거리는 증세를 치료하고 정신을 안정시키며, 심하게 발작하는 간질을 진정시키고, 담연(痰涎)을 없애며 사화(邪火)를 내려가게 한다. 무릇 사기가 위에서 왕성하고 맑게 하기 쉽고 내려가게 하기 쉬운 경우에는 모두 금박을 쓰는 것이 좋다. 만약 양기허약으로 원기가 쇠약하고 활설(滑泄)로 몸이 싸늘하다면 쓰지 않는 편이 좋다. 생금(生金)은 독이 있기 때문에 금박도 많이 먹지 말아야 한다."고 했다.

Plus Tip 귀에서 진물이 날 때

백반(白礬)·연지(臙脂) 각 18.5g, 금박(金箔) 7쪽을 가루로 만들어 하루에 3회, 1회에 0.46g을 귓속에 떨구어 넣는다. [금박산(金薄散)]이라는 처방이다.

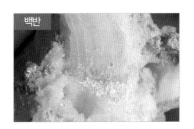
백반

롯과 에제키엘,
소금과 부정한 음식

롯과 소금

롯은 아브람(아브라함)의 조카였다. 둘의 재산이 너무 많아 함께 살 수 없게 되어 둘은 동쪽과 서쪽으로 갈라져 자리잡았다. "롯이 눈을 들어 요르단의 온 들판을 바라보니, 초아르에 이르기까

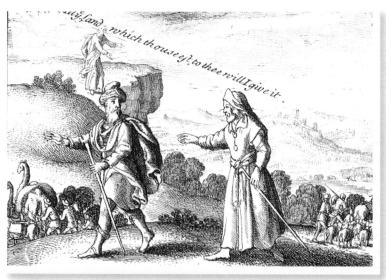

「아브라함과 롯의 분리」(바츨라프 홀러, 토론토 대학 바츨라프 홀러 디지털 콜렉션)

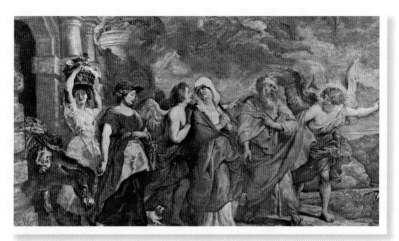

「롯의 피신」(페테르 파울 루벤스, 캔버스에 유채, 루브르 박물관)

지 어디나 물이 넉넉하여 마치 주님의 동산과 같고 이집트 땅과 같
았다. 그때는 주님께서 소돔과 고모라를 멸망시키기 전이었다.(창
세 13:10)"

그래서 롯은 동쪽을 선택하여 그리로 옮겨갔고, 소돔까지 가서 천
막을 쳤다. 그런데 소돔 사람들은 악인들이었고, 주님께 큰 죄인들
이었다. 드디어 주님께서 당신이 계신 곳 하늘에서 소돔과 고모라
에 유황과 불을 퍼부으셨다. 그리하여 그 성읍들과 온 들판과 그 성
읍의 모든 주민, 그리고 땅 위에 자란 것들을 모두 멸망시켰다.

롯과 두 딸은 주님의 자비로 달아나 초하르까지 이르렀으나 롯의
아내는, 주님의 천사가 "달아나 목숨을 구하시오. 뒤를 돌아다보아
서는 안 되오. 이 들판 어디에서도 멈추어 서지 마시오." 라고 경고
한 것을 무시하고, 뒤를 돌아다보다 소금 기둥이 되어 버렸다.(창세
19:17, 19:23-26 참조)

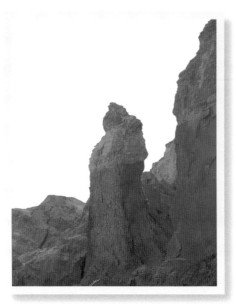
롯의 아내가 소금 기둥이 되었다는 산 위의 소금바위

소금 기둥은 사해, 특히 소돔과 고모라로 추정되는 지역에 많이 있다고 하며, 사해 남서쪽 해안에 있는 216m 높이의 '제벨 우스둠(소금의 산)'에는 롯의 아내가 변한 것이라는 소금 기둥들이 남아 있다고 한다.

소금은 성경에서 폐허·불모·멸망·죽음 등을 상징하기도 하지만 언약·성별·정결 등을 상징하기도 한다. 예수님께서는 "너희는 세상의 소금이다(마태 5:13)" 라고 하셨고, 바오로는 "여러분의 말은 언제나 정답고 또 소금으로 맛을 낸 것 같아야 합니다.(콜로 4:6)" 라고 하였다.

예수님 말씀처럼, 바오로의 말처럼 소금은 예로부터 맛을 내는 데도 쓰이고 방부제로도 쓰였다. 이집트에서는 소금을 미라의 제조에 썼고, 메소포타미아에서는 종교의식에 썼으며, 로마에서는 병사들의 급료로 소금을 지불하기도 했다고 한다. 아라비아인들이 싸움 끝에 빵과 소금을 나누어 먹으면 싸움이 끝났다는 것을 상징했으며, 옛 독일에서는 옷 속에 소금을 넣어두면 잡귀로부터 보호된다고 믿었다고 한다.

소금은 또 일일이 예거하기 어려울 정도로 다양한 경우에 훌륭한 약재로도 쓰인다. 몇 가지만 예를 들어보면 축농증에 소금물로 코를 세척하면 좋고, 신경통이

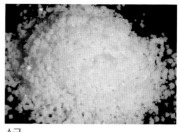
소금

나 관절염에는 볶은 소금으로 찜질하면 효과가 있다. 물론 소금, 가는 모래, 솔잎을 함께 배합해서 찜통에서 찐 후 찜질하면 더 좋다. 또 갑자기 소변이 잘 나오지 않을 때는 소금을 볶아 뜨거울 때 헝겊에 싸서 배꼽에 놓고 찜질한다. 코피가 심하여 멈추지 않을 때는 염담수(식염이 흘러내려 형성된 간수)에 양발을 담근다. 종기가 든든하게 뭉쳐 아플 때는 염담수에 밀가루를 넣어 풀처럼 만들어 두꺼운 종이(종이 중심에 구멍을 뚫어 고름이 흘러나오게 한다) 위에 펴서 환부에 붙인다.

에제키엘과 부정한 음식

에제키엘은 "나는 유배자들과 함께 크바르 강가에 있었다. 그때 하늘이 열리면서 나는 하느님께서 보여주시는 환시를 보았다.(에제 1:1)"고 했듯이 여러 가지 환상을 보았던 사제였다. 유배자들은 바빌론 임금 네부카드네자르에 의해 크바르 강가에 머물렀으며, 에스겔(에제키엘)이 여러 가지 환상을 보았던 곳도 크바르 강가였다. 〈에제키엘서〉에는 이런 말이 있다. "아, 주 하느님! 저는 저 자신을 부정하게 만든 일이 없습니다. 저는 어려서부터 지금까지, 저절

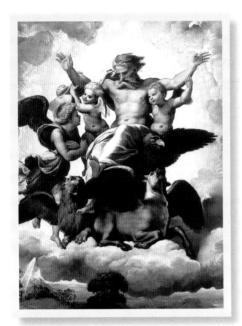

「에제키엘의 환영」
(산치오 라파엘로, 동판에 유채, 루브르 박물관)

로 죽거나 맹수에게 찢겨 죽은 짐승의 고기를 먹지 않았습니다.(에제 4:14)"

한의학에서도 부정한 음식을 경계하고 있다. 먹어서는 안 되는 음식, 먹으면 죽기 때문에 먹을 수 없는 음식들을 기재하고 있다.

우선 〈먹어서는 안 되는 음식 14종〉 중 몇 가지 예를 들면 다음과 같다.

① 눈이 붉은 생선 ② 눈을 감은 생선 ③ 자연사하거나 병으로 죽은 짐승의 고기 ④ 날짐승 중 자연사한 것으로 입을 다물고 있는 것 ⑤ 물에 넣으면 떠오르는 돼지고기 등이다.

이제 〈먹으면 죽기 때문에 먹을 수 없는 음식 10종〉 중 몇 가지 예를 들면 다음과 같다.

① 게장·파·부추를 꿀과 함께 먹는 것 ② 버섯류 중 털이 있는 것, 밑에 무늬주름이 없는 것, 밤에 빛이 나는 것, 삶아도 익지 않으며, 썩어 문드러지려는 데에도 벌레가 없는 것, 빨간색으로 고개를 처들고 숙이지 않는 것, 들에 자생하는 것 ③ 자연사한 짐승이 북쪽을 향해 죽어 있던가, 땅에 엎드려 죽은 것 ④ 건조시킨 고기가 말라 있지 않

은 것 ⑤ 젓갈 속에 머리카락이 있는 것 등이다.

부정한 음식과 식중독

〈요한묵시록〉에는 '페르가몬 신자들에게 보내는 말씀'이 있다. 페르가몬 교회는 상업과 무역이 활발했던 부유한 도시에 있던 교회로 바로 이 지역은 '사탄의 왕좌가 있는 곳(묵시 2:13)'이었다. 그리고 페르가몬은 그리스 신인 제우스, 아테나, 디오니소스, 그리고 아스클레피오스 신전들이 있던 곳이기도 했다.

아스클레피오스는 태양의 신이며 의술의 신인 아폴론의 아들로 아버지 아폴론을 닮아 의술에 뛰어났다고 해서 의술의 신으로 추앙받아 신전이 세워진 것이다. 아스클레피오스는 아들 둘과 딸 넷을 두었는데, 아들들은 의사가 되었고 딸들은 간호사가 되었다고 한다. 그 중 막내딸 히기에이아가 유명해서 「위생학(hygiene)」이란 말이 이 딸

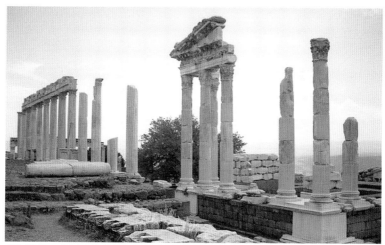

페르가몬 아크로폴리스 산 정상에 있는 트라야누스(제우스) 신전

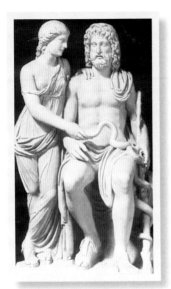
「아스클레피오스와 그의 딸 히기에이아」
(이스탄불 고고학 박물관)

의 이름에서 비롯되었다고 한다.

위생학이란, 이미 고대로부터 움터 왔던 분야이다. 모세가 일찍이 위생을 강조해 왔고, 독립된 학문으로 확립된 것은 뮌헨대학의 페텐코퍼(1853)에 의해서였다. 공중위생은 사회문제로 다루어져야 하기 때문에 어느 나라나 모자위생, 기상(氣象)위생은 물론 대기오염, 방사선에 의한 오염, 구제역이나 전염병에 대한 예방 등에 힘을 쏟고 있으며, 식품위생에도 나라가 관여하고 있다. 그러나 개인위생이 곧 공중위생이 되기 때문에 공중의 안녕을 위해서는 개인 스스로 자신의 위생에 철저해야 할 의무가 있다.

특히 여름철일수록 식품 안에서 세균이 번식하여 부패해서 식중독을 일으키기 쉽기 때문에 식품위생에 개인적으로도 더 유의해야 한다. 식중독을 한의학에서는 '토사곽란'의 범주로 보는데, 식품 때문에 급성의 위장장애 - 예를 들어 구토·복통·설사·두통 - 가 생기고, 여러 가지 이상 증세를 일으키는 질병이다. 열이 나면 고열까지 날 수 있고, 마비를 일으킬 수도 있고, 때로는 죽음까지 이를 수 있는 것이 식중독이다.

어떤 경우는 굽거나 끓이면 균이 죽어 해가 없기도 하지만 어떤 경우는 원인균이 열에 강하여 일단 독소가 생기면 아무리 끓여도

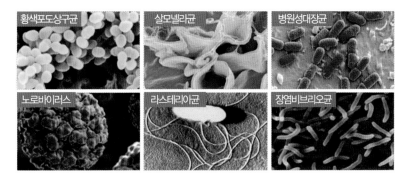

식중독을 일으킬 수 있기 때문에, 일단 여름철에는 음식을 날로 먹지 말고 끓이거나 굽도록 하되 그래도 주의를 게으르게 하지 말아야 한다. 냉장보관도 과신하지 말고, 조리한 것은 되도록 빨리 먹도록 한다. 식중독의 원인이 되는 것 중 약 80%가 생선류와 그 가공품이므로 여름철일수록 이런 식품의 섭취에 더 유의해야 한다.

Plus Tip 여름철 생선요리 요령

생선류를 끓일 때는 미나리를 넣어 함께 끓이도록 하고, 구울 때는 식초를 뿌려 굽도록 하고, 생선구이를 먹을 때는 레몬즙을 뿌려서 먹도록 한다.

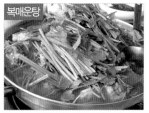

그래도 식중독을 일으켜 설사·구토·발열하고, 특히 두드러기가 났을 때는 차조기잎(자소엽)을 한 줌 끓여 차처럼 수시로 마셔 해독하는 것이 좋다. 차조기잎(자소엽)은 해독작용이 뛰어나 옻이 오른 데에도 효과가 있다.

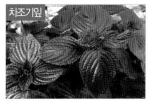

모세와 파피루스 의학

왕자가 된 모세

느보 산은 요단강을 사이에 두고 예리코와 맞은 편에 있는 산이다. 아바림 산맥에 있는 이 산은 모압 땅에 위치하고 있는데, 가나안을 바라보기에 좋은 곳이었다. 그래서 모세는 이 산에 올라 가나안 땅을 바라보았다. 이스라엘 백성을 데리고 출애굽한 지 40년, 광야의 고난을 다 겪고 이제 120세를 바라보던 모세는 그토록 염원하던 가나안 땅에 들어갈 수가 없었다. 젖과 꿀이 흐르는 가나안을 오로지 느보 산에 올라 바라볼 수밖에 없었다.(신명 32:48-52 참조)

모세는 40세에 이르기까지 이집트의 테베스 왕궁에서 왕자의 신

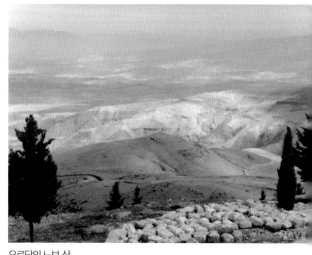

요르단의 느보 산

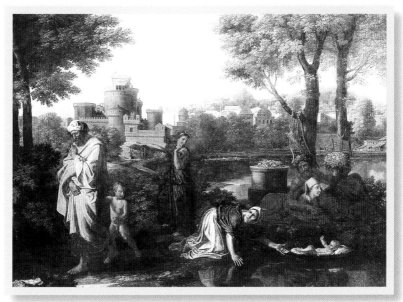

「모세를 강에 띄우다」(니콜라 푸생, 캔버스에 유채, 옥스퍼드 애시몰린 박물관)

분으로 편히 지냈었다. 모세가 태어날 당시 이스라엘 백성은 이집트의 파라오에게 학대를 받았으며 태어나는 사내아이들은 모두 죽임을 당하던 시절이었다. 그래서 모세의 부모인 아므람과 요케벳은 모세를 석 달 동안 숨겨 키웠다. 더 이상 어쩔 수 없는 처지에 이르자 모세는 역청과 송진을 바른 왕골 상자에 담겨 나일 강에 띄워졌다.

다행히 파라오의 공주 하쳅수트에 의해 왕골 상자는 건져졌고, 공주는 왕골 상자에 들어 있는 사내아이를 보고는 "내가 그를 물에서 건져냈다."는 뜻으로 이름을 '모세' 라고 짓고 아들로 삼아 왕궁으로 데리고 갔다. 이렇게 해서 모세는 이집트의 테베스 왕궁에서 왕자의 신분으로 자라게 된 것이다.(탈출 2:1-10 참조)

왕자의 신분이라지만 히브리인 출신인 모세가 제대로 왕자의 대접을 받으며 자랐을까? 당연히 그렇게 자랐다. 모세를 아들로 삼은 하쳅수트는 아멘호텝 1세의 딸과 투트모세 1세 사이에서 태어난 무남독녀, 정말 귀한 공주였다. 공주가 마땅히 왕위를 계승해야 했지만 공주의 남편인 투트모세 2세가 왕위를 계승했다. 공주에게는 아들로 삼은 모세 외에는 아들이 없었다. 그래서 궁녀가 이집트 핏줄의 아들을 낳게 되고, 이 아들이 왕위를 계승했다.

바로 투트모세 3세다. 어린 나이에 왕위에 올랐기 때문에 하쳅수트가 20여 년 동안 이집트를 다스리게 되었다. 그러니까 이집트의 실권을 하쳅수트가 쥐고 있었던 것이다. 따라서 아들로 삼은 모세는 비록 왕위를 계승할 핏줄은 못 되었으나 실권자의 아들답게 왕자의 대접을 옳게 받을 수 있었던 것이다.

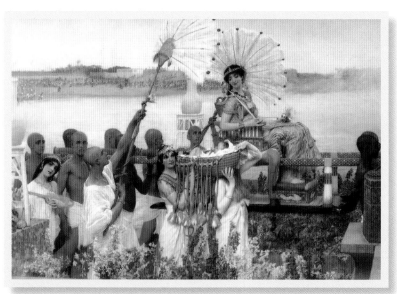

「모세의 발견」(로렌스 알마-타데마, 캔버스에 유채, 개인소장)

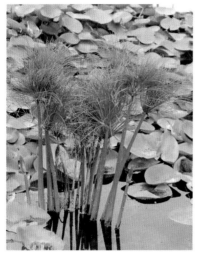 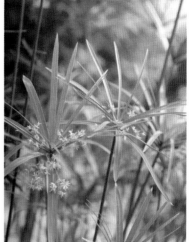

파피루스   파피루스 꽃

    따라서 모세는 교육도 제대로 받았다. 당시 왕궁이 있던 테베스는 정치와 문화의 중심지로 교육적 시설이 잘 갖추어진 곳이었다. 까닭에 모세는 이곳에서 이집트의 발달된 학문을 익힐 수 있었다.

    그렇다면 공부는 어떻게 했을까? 그 당시에는 파피루스에 글자를 기록했으니까 모세는 파피루스 문서를 통해 학문을 익혔을 것이다. 파피루스 문서란 파피루스 식물로 만든 종이에 글자를 써서 엮은 문서다. 종이의 원료로 쓰인 식물은 파피루스 외에 왕골이나 갈대도 있는데, 이집트에서 종이 원료로 쓰인 것은 파피루스였다.

왕골, 갈대, 그리고 파피루스

아기 모세를 석 달 동안 숨겨 길렀다가 더 이상 숨겨둘 수가 없게 되자 모세의 부모는 "왕골 상자를 가져다 역청과 송진을 바

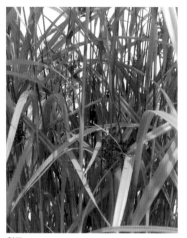
왕골

르고, 그 안에 아기를 뉘어 강가 갈대 사이에 놓아두었다.(탈출 2:3)"고 하여 왕골과 갈대, 두 종류의 식물 이름이 나오는데, "습지가 없는데 왕골이 솟아나고 물이 없는데 갈대가 자라겠는가?(욥 8:11)" 라고 했듯이 둘 다 물가에서 자라는 식물이다.

왕골은 방동사니과(사초과)에 속하고, 마디가 없는 것이 특징이다. 줄기는 매끄럽고 부드러우며 속이 텅 비어 있고, 줄기 전체에 탄력이 있다. 그래서 아기 모세를 뉘인 왕골 상자처럼 줄기를 말리면 대단히 질겨서 바구니·방석·돗자리 등을 만드는 데에 쓰이고 잎은 종이를 만드는 데에 쓰인다.

갈대는 줄기의 일부와 뿌리가 물속에 있고, 줄기의 일부가 물 위로 나오는 식물이다. 벼과에 속하여 잎의 끝이 길고 뾰족하며 잎이 무성하다. 녹색 줄기는 마디가 있고 속이 비었으며 가늘고 매끈하여 건축재료 또는 바구니·삿자리·화살·악기 등을 만든다. 또 종이의 원료로 쓴다.

그렇다면 파피루스는 어떤 식물일까? 파피루스도 수생식물이다. 왕골처럼 방동사니과(사초과)에 속하며, 녹색 줄기에 마디가 없다. 잎은 퇴화되어 있다. 파피루스는 배를 만드는 재료이면서도 줄기로 돛·천·밧줄 등을 만들고 특히 종이를 만드는 데 썼다. 줄기 속의 섬

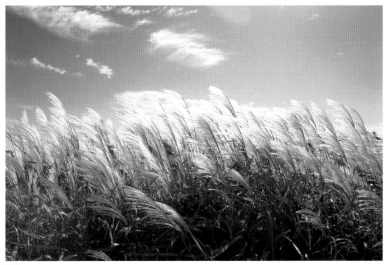

갈대

유충을 제거하고 세로로 길쭉한 조각으로 잘라 나란히 놓은 다음, 그 위에 다른 조각들을 직각으로 교차시켜 이중으로 쌓아 압축시킨 후 두둘겨서 햇볕에 말려 종이로 썼다.

나일 강 주변에는 파피루스가 무성했기 때문에, 이집트에서는 왕골이나 갈대보다 특히 파피루스를 종이 만드는 재료로 써왔다. 파피루스로 문서를 만들기 시작한 것은 모세가 태어나기 약 1,000년 전부터였으며, 여러 언어로 수많은 문서가 작성되었다.

파피루스 의학문서

파피루스로 만든 문서 중에서도 의학문서로는〈에베루스 파피루스(Eberus Papyrus)〉(BC 1,500년경)가 유명하다. 이 문서는 일명 '치병의 문서' 라고 불리며, 의학 파피루스 중에서 가장 뛰어난 것으

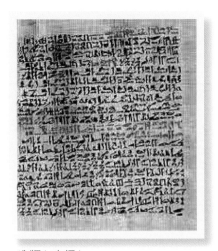

에베루스 파피루스

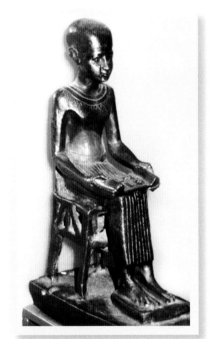

「임호테프(기원전 27세기)의 조각상」
(청동 조각, 루브르 박물관)

로 손꼽히고 있다. 특히 '토드' 신이 인류에게 준 42권의 성스러운 문서 중 여섯 권은 의학편인데, 그 중 4권 째가 바로 이 파피루스라 하여 더욱 유명하다. 이 파피루스에는 창상, 화상 등의 치료법부터 꽃가루 복용법, 변비에 아주 까리씨 2~3개를 씹어 맥주로 복용하는 방법까지 다양한 치료법이 기재되어 있다고 한다. 맥주는 고대 이집트에서부터 비롯된 것이니 둘레에서 쉽게 구할 수 있는 재료로 병을 치료하는 소위 '민간요법'까지 소개된 것으로 보인다.

또 〈스미드 파피루스(Edwin Smith Papyrus ; BC 1,600년 경 필사된 것으로 추정)〉도 유명하다. 이 문서는, 〈에베루스 파피루스〉가 '치병의 문서'로 불리듯 '외과서'로 불리는 문서다.

이집트 제3왕조의 두 번째 왕인 조세르 때 총리를 지내면서 피라미드 등을 건축하기도 하고 천문학과 의술에도 뛰어나서 죽은 후에 의술의 신으로까지 추앙 받았다는 임호테프가 저술한 것으로 알려진 문서로 외과술, 특히 두부에서 흉부까지의 외과술이 상세히 기록되어 있다고 한다.

스미드 파피루스의 한 구절, 즉 "심박동은 모든 부분의 온갖 혈관에서 확인될 수 있다." 라는 구절은 그 당시의 의학지식으로 살펴보면, 역시 단순한 지식에 불과함을 알 수 있지만, 그래도 그 사고는 상당한 수준에 이르고 있음을 부인할 수 없다.

Plus Tip 술을 많이 마시는 비법

술을 많이 마시는 비법이 있을까? 있다. 《본초강목》에 나온다. "노박(蘆朴)을 달여 마신다."고 했다. '노'는 갈대뿌리, 즉 '노근(蘆根)'이다. '박'은 후박나무껍질, 즉 '후박(厚朴)'이다.

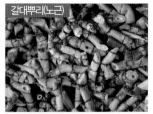
갈대뿌리(노근)

이 두 약재를 함께 끓여 마시면 술에 취하지 않는다는 것이다. 그러니까 갈대뿌리는 술독을 푸는 등 해독작용을 한다는 것이다. 그래서 게 중독이나 생선 중독에도 갈대뿌리로 즙을 내어 마시면 해독이 된다.

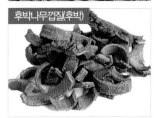
후박나무껍질(후박)

모압과 체질의학

모압의 탄생 비밀과 모압의 멸망 원인

디본은 사해의 동쪽에 위치했던 성읍으로, 이곳은 모압 땅이었다. 이사야가 모압 사람들이 멸망하는 날에 디본 산당에 올라가서 울 것이라고 예언(이사 15:2)했듯이 훗날 모압은 바빌론의 임금 네부카드네자르에 의해 정복당했고 로마에 의해 완전히 멸망당했다.

모압족의 시조는 모압이다. 모압은 탄생의 비밀을 갖고 있다. 아브라함의 조카 롯은 하늘이 퍼부은 유황과 불로 소돔이 멸망할 때 두 딸과 함께 살아남게 되었는데, 이때 롯의 두 딸이 아버지 롯의 아이

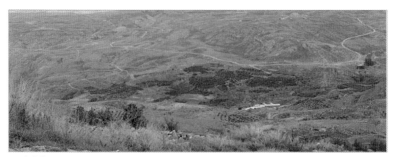

모압평지

를 가지게 되었고, 아들을
낳았다. 롯의 작은딸이 낳
은 아들의 이름은 벤 암미
이였고, 암몬인들의 조상
이 되었다. 롯의 맏딸에서
태어난 아들이 모압이었
고, 모압족의 조상이 되었
다.(창세 19:23-38 참조)

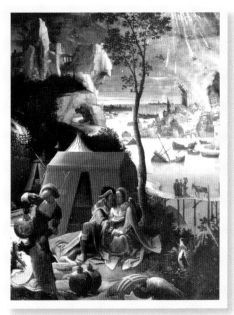

「롯과 그의 딸들」
(뤼카스 판 레이던, 패널에 유채, 루브르 박물관)

훗날 모압의 자손 중
룻이 다윗의 증조할머니
로 예수님의 족보에 오르
는 여인이 되었다. 룻은

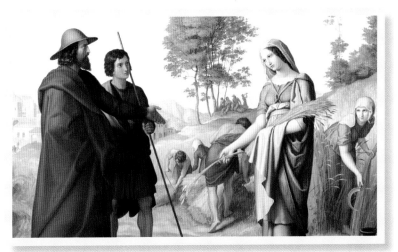

「보아즈의 밭에 있는 룻」 (율리우스 바이트 한스 슈노어 폰 카롤스펠트, 캔버스에 유채, 런던 내셔널 갤러리)

나오미의 며느리로 보아즈의 아내가 되었고, 룻은 아들 오벳을 낳았고, 오벳은 이새를 낳고, 이새가 다윗을 낳았던 것이다.(룻 4:13-22 참조)

모압은 오랫동안 이스라엘을 대적하며 괴롭혔던 세력이었다. 이들은 풍족하게 살았다. 물도 풍부해서 농사도 잘 되었으며 목축도 풍성했다. 더구나

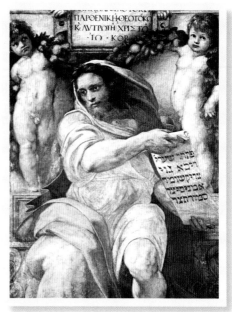

「예언자 이사야」
(라파엘로 산치오, 프레스코화, 로마 산타고스티노)

지리적으로 유리하였으며 요새도 든든했다. 그래서 이들은 자신만만했다. 까닭에 이사야 같은 선지자의 예언도 듣지 않았다. 그러다가 하느님의 심판을 받았다. 결국 교만이 멸망을 재촉한 것이었다. 모압족의 멸망 원인은 교만이었다.

"파멸에 앞서 교만이 있고 멸망에 앞서 오만한 정신이 있다.(잠언 16:18)" 라고 했듯이 교만은 파멸을 부른다. 하느님의 심판을 받는다. 또한 교만은 인체도 병이 들게 한다.

체질의 단점

인체를 병들게 하는 것은 교만뿐이 아니다. 체질에 따라 누

구나 단점을 지니고 있는데, 이 단점이 인체를 병들게 한다.

한의학에서는 사람의 체질을 넷으로 분류하고 있다. '사상체질(四象體質)'이라고 한다. 이 네 체질은 각 체질 나름대로 단점을 갖고 있다. 예를 들어보자.

태양인은 반항심이 강하며 모반을 잘 하며 독불장군 같다. 자신의 뜻에 맞지 않으면 불 같이 화를 낸다. 그래서 병이 든다. 태양인은 하체가 무력하며, 자궁이 약해서 불임이 되거나 임신해도 손쉽게 출산하지 못한다. 변비는 괜찮지만 소변의 양이 적거나 색깔이 짙으면 질병에 걸리기 쉽다.

태음인은 거만하며 음흉하고 거들먹거리는 것이 흠이다. 물욕에 빠지기 쉽고, 무절제한 생활을 하기 쉽다. 그래서 술과 담배도 무척 탐닉하여 절제하지 못하며, 그래서 병이 든다. 태음인은 호흡기와 심장순환계가 약하고 과식·과음·과로로 간과 소화기 질환에 빠지기 쉽다. 피부질환도 앓기 쉽다. 땀을 많이 흘리는 편이지만, 오히려 땀이 나지 않으면 질병이 오기 쉽다.

소양인은 수양심과 인내력이 부족하고, 감정의 변화가 심하여 희로애락이 엇갈린다. 항상 들떠서 경박스럽고 시기와 질투가 심하다. 때로는 스스로 자기를 비하시킨다. 그래서 병이 든다. 소양인은 비뇨생식기 질환이나 정력감퇴, 요통으로 곧잘 고생한다. 변비가 잘 되며 환절기를 잘 탄다. 입안이 잘 헐고 심심찮게 종기가 나고 짓무르는 때가 많다. 특히 구토·설사 등이 있으면 아주 좋지 않다.

소음인은 의기소침하고 항상 마음이 편치 않아 신경불안 증세를 보인다. 이기적이며 자부심과 자만심도 크다. 때로 즐거움에 빠지기 쉽고, 그 즐거움에 탐닉하려는 경향은 천만인이 감당키 어려울 정도다. 그래서 병이 든다. 소음인은 걸핏하면 소화 장애를 일으키고 찬 음식이나 술 한 잔에도 쉽게 설사를 한다. 손발이 저리고 떨리며 힘이 잘 빠진다. 굳은 대변은 건강의 징표이지만 설사를 하거나 땀을 많이 흘리면 원래 냉한 체질이기 때문에 쉽게 질병에 빠져든다.

체질의 장점

체질 나름대로 단점을 갖고 있듯이 체질마다 장점도 갖고 있기 마련이다. 단점은 개선해야 하고 장점은 살려야 건강할 수 있

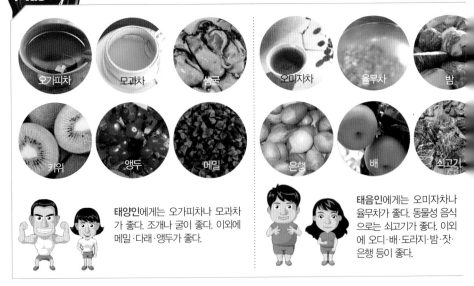

Plus Tip 체질에 좋은 차와 음식

오가피차 모과차 생굴 오미자차 율무차 밤

키위 앵두 메밀 은행 배 쇠고기

태양인에게는 오가피차나 모과차가 좋다. 조개나 굴이 좋다. 이외에 메밀·다래·앵두가 좋다.

태음인에게는 오미자차나 율무차가 좋다. 동물성 음식으로는 쇠고기가 좋다. 이외에 오디·배·도라지·밤·잣·은행 등이 좋다.

다. 체질마다 어떤 장점을 갖고 있는지 예를 들어보자.

태양인은 머리가 크고 옆구리·허리·하체가 가늘고 약한 것이 특징이다. 마름모꼴 얼굴로 광대뼈가 튀어나와 있고 머리골과 이마가 툭 불거져 있다. 목덜미와 뒷머리가 두툼하고, 귀가 크다. 피부는 약간 붉은 빛을 띤다. 태양인은 역사 현상을 변화시키려는 혁명가적 인식을 갖고 있으며, 영웅심과 엄숙함이 있고, 강한 의지와 인내를 지녔다. 명석한 두뇌와 진취적 실천력이 있어 독창적인 이념과 발명에 조예가 있다. 오감 중에 청각이 뛰어나다.

태음인은 허리가 두리뭉실하여 상대적으로 머리와 가슴이 빈약해 보이는 것이 특징이다. 네모꼴 얼굴로 약간 울퉁불퉁한 느낌을 주고 털이 많다. 코가 큼직하고, 눈이 시원한 느낌을 주거나 범상한

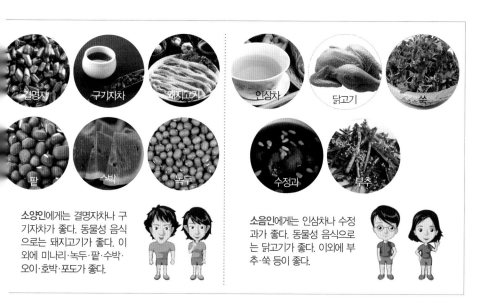

소양인에게는 결명자차나 구기자차가 좋다. 동물성 음식으로는 돼지고기가 좋다. 이외에 미나리·녹두·팥·수박·오이·호박·포도가 좋다.

소음인에게는 인삼차나 수정과가 좋다. 동물성 음식으로는 닭고기가 좋다. 이외에 부추·쑥 등이 좋다.

인상을 주고, 귓불과 입술이 두툼하다. 골격이 장대한 것처럼 손발도 크고 두텁고 따뜻한 편이며, 손가락도 뭉툭하면서 손마디도 굵다. 피부는 질기고 두꺼우며 검은 빛을 띤다. 태음인은 경영 능력이 뛰어나 상부상조를 기뻐하고 무리끼리의 생활을 즐기며, 남을 가르치고 유도하며 잘 리드한다. 웬만한 경영난은 자신의 지구력과 자주력으로 헤쳐 나간다. 오감 중에 후각이 뛰어나다.

소양인은 어깨가 벌어져 있거나 가슴이 잘 발달해 있고 유방이 큰 것이 특징이다. 역세모꼴 얼굴로 턱이 좁게 빠져 있어 가냘프다. 눈과 눈썹이 미려하고 눈빛이 매우 강렬하다. 윤곽이 섬세하고 골격이 연약하며 손도 가늘다. 손발은 항상 따뜻한 편이며 땀이 적다. 피부는 윤기가 적고 희면서 누런빛을 띤다. 소양인은 제도적 집단 관계에 뛰어나 사귐성이 있고 이를 즐기며, 남의 일이라면 자신의 시간을 아끼지 않고 발 벗고 나서기도 하고, 희생을 아끼지 않는다. 오감 중에 시각이 뛰어나다.

소음인은 볼기가 풍만하고 가슴둘레가 빈약한 것이 특징이다. 달걀꼴 얼굴로 아랫볼이 약간 부푼 듯하며, 미남미녀 타입이다. 생식기와 입의 발달이 좋다. 손발 냉증이 많고 작은 체형에 비해 의외로 손발이 큰 느낌을 준다. 피부는 부드럽지만 마치 부은 듯하고 흰 빛을 띤다. 소음인은 삶의 터전에 집착하고 안일함을 추구한다. 가정적이며 아기자기하고 명랑하다. 단정하고 침착하다. 컴퓨터처럼 일을 깔끔하게 잘 처리하며 순서 있고 논리정연한 말을 아주 침착하게, 설득력 있게 잘 한다. 오감 중에 미각이 뛰어나다.

삼손과 태교

삼손, 그의 어머니

삼손의 어머니는 원발성 불임증이었다. 삼손의 어머니는 초르아 출신으로 단 씨족에 속한 마노아의 아내였는데, 임신할 수 없는 몸이어서 자식을 낳지 못하였다. 그런데 주님의 천사가 그 여자에게 나타나서 "보라, 너는 임신할 수 없는 몸이어서 자식을 낳지 못하였지만, 이제 잉태하여 아들을 낳을 것이다.(판관 13:3)" 라고 말하였다. 이렇게 해서 태어난 독자가 삼손이다.

주님의 천사가 나타나 잉태를 고지해준 예는 많

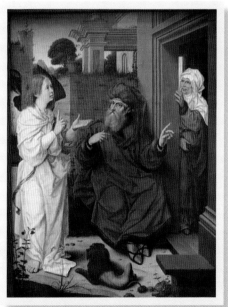

「아브라함, 사라와 천사」
(얀 프로보스트, 패널에 유채, 루브르 박물관)

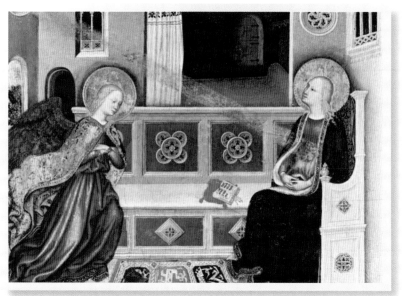

「수태고지」(젠틸레 다 파브리아노, 목판에 유채, 바티칸 미술관)

다. 예를 들어 달거리도 끊긴 지 오래된 늙은 여자 사라에게 나타나 아들을 낳을 것을 알린다. 이렇게 해서 원발성 불임증이던 사라는 아브라함의 적자 이사악을 낳는다. 또 원발성 불임증이던 늙은 여자 엘리사벳에게 즈카르야의 아들이 태어나게 한다. 바로 세례자 요한이다. 그리고 갈릴래아 나자렛의 동정녀로서 아이를 도저히 가질 수 없는 마리아에게 천사가 나타나 아들을 낳을 것을 알린다. 예수님이시다.

그런데 이때마다 하느님의 말씀이 전해진다. 아브라함에게는 태어날 아이 이사악에 대해 "나는 그의 뒤에 오는 후손들을 위하여 그와 나의 계약을 영원한 계약으로 세우겠다.(창세 17:19)" 라고 하고, 즈카르야에게는 태어날 아이 요한에 대해 "이스라엘 자손들 가운데에서 많은 사람을 그들의 하느님이신 주님께 돌아오게 할 것이다. 그는 또 엘리야의 영과 힘을 지니고 그분보다 먼저 와서, 부모의 마음을 자녀에게 돌리고, 순종하지 않은 자들은 의인들의 생각을 받아들이게 하여, 백성이 주님을 맞이할 준비를 갖추게 할 것이다.(루카 1:16-17)" 라고 한다.

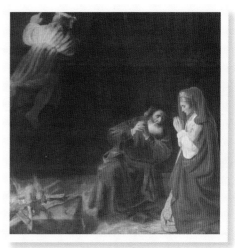

「마노아의 제물」(하르먼스 판 레인 렘브란트, 캔버스에 유채, 드레스덴 국립 미술관)

그리고 마리아에게 태어날 아이 예수에 대해 "그분께서는 큰 인물이 되시고 지극히 높으신 분의 아드님이라 불리실 것이다. 주 하느님께서 그분의 조상 다윗의 왕좌를 그분께 주시어, 그분께서 야곱 집안을 영원히 다스리시리니 그분의 나라는 끝이 없을 것이다.(루카 1:32-33)" 라고 하고, 약혼녀인 마리아가 처녀의 몸으로 잉태하자 파혼하기로 생각을 굳힌 요셉에게는 꿈에서 예수에 대해 "그분께서는 당신 백성을 죄에서 구원하실 것이다.(마태 1:21)" 라고 한다.

마찬가지로 주님의 천사가 아들을 낳을 것을 고지해 준 마노아와 그 아내에게는 장차 태어날 삼손에 대해 "그 아이는 모태에서부터 이미 하느님께 바쳐진 나지르인(나실인)이 될 것이다. 그가 이스라엘을 필리스티아인들의 손에서 구원해 내기 시작할 것이다.(판관

13:5)"라고 알려준다. '나지르'는 '바친다', '헌신한다'는 뜻이다. 삼손뿐 아니라 세례자 요한도 나지르인이다.

그런데 삼손의 경우만 별다른 지시가 있다. 주님의 천사가 삼손의 어머니가 될 마노아의 아내에게 "그러니 앞으로 조심하여 포도주도 독주도 마시지 말고, 부정한 것은 아무것도 먹지 마

「접시 : 블레셋 군대와 싸우는 삼손」
(공예품, 16세기경, 세브르 국립 도자기 박물관)

라.(판관 13:4)" 이르고, 마노아에게는 "저 여자는 포도나무에서 나는 것은 아무것도 먹어서는 안 된다. 포도주도 독주도 마셔서는 안 되고, 부정한 것은 아무것도 먹어서는 안 된다. 내가 명령한 모든 것을 저 여자는 지켜야 한다.(판관 13:14)" 라고 이른다.

단순히 알리는 것이 아니라 '명령'을 한다. 모태에서부터 나지르인으로 키우려는 주님의 뜻이기 때문이다. 곧 태교다.

🌿 태교, 어미와 아비의 의무

임신은 우주 창조의 경이로움 그 자체요, 태교는 건전한 우주를 만들기 위한 창조자에 대한 외경한 마음가짐과 최소한의 생활 수칙이다. 그래서 고금을 통해 동서를 막론하고 태교의 중요성을 강조해 왔다.

"태아가 뱃속에 있을 때는 마치 열매 속에 있는 씨가 아직 여물기 전에는 싹이 돋지 못하고 물크러지거나 벌레나 좀이 먹어 썩어 없어지는 것과 같다."며 청나라의 담금장은 태아를 열매 속에 있는 씨로 비유했다. 그래서

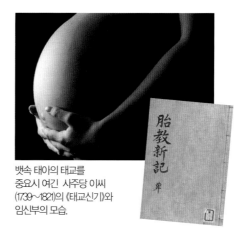

뱃속 태아의 태교를 중요시 여긴 사주당 이씨(1739~1821)의 《태교신기》와 임신부의 모습.

열매 속 씨처럼 태아도 뱃속에서 충분히 성숙되기까지는 불안하다.

명나라의 생생자는 태아를 오이에 비유하여 이렇게 표현하고 있다.

"오이는 줄기에 달려 자라는데 줄기가 실하면 오이가 잘 자란다. 그러나 잘 익지 않고 떨어지는 것은 줄기가 마르고 바람에 흔들렸기 때문이다. 달이 차서 해산하는 것은 오이가 익어서 꼭지가 떨어지는 것과 같다. 그런데 속으로 상한 것이 없고 겉으로 감촉된 일도 없다면 어찌 유산되겠는가."

태교를 잘못하면 오이가 익기 전에 떨어지듯 유산할 수 있다는 말이다. 물론 생생자는 "성생활을 삼가지 않았는데 요행히 유산하지 않았더라도 태어난 아이는 몸이 약하고 병이 잘 생기고 중병을 많이 앓게 된다. 이것들은 다 음화(淫火)에 시달린 결과로 오는 것이다."라고 했다.

이렇게 태아는 열매 속의 씨처럼 혹은 줄기에 달린 오이처럼 환경 여하에 따라 수많은 변수를 지니고 있는 불확실한 생명체이다. 따라

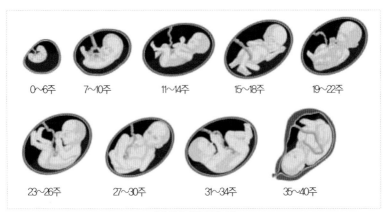

태아의 10개월 성장과정

서 태교는 태아를 육체적으로 건강하고 정신적으로 밝고 강한, 최고 선으로서의 바람직한 생명체로 만들기 위한 노력이며 수칙이다.

《동의보감》에는 "스승이 10년을 가르치는 것보다 어미가 열 달을 가르치는 것이 중요하고, 어미가 열 달을 가르치는 것보다 아비가 될 자의 하룻밤 마음가짐이 더 중요하다."고 했다.

태교는 가장 이상적인 우주를 창조하려는 창조자의 의지 같은 것이기에 열 달 태교보다 하룻밤 아비가 될 자의 마음가짐이 더 중요하다는 것이다.

태교 운동을 아시나요?

태교 운동이 있다. 《동의보감》에는 "흐르는 물이 썩지 않고 문지방이 좀먹지 않는 것은 그것들이 항상 움직이고 있기 때문이다." 라고 하면서 일상생활에서 반드시 운동이 필요하다는 것을 역설한 바까지 있다.

그래서 옛날에는 임신부가 많이 움직이게 했다. 태아의 활동을 위해서나 임신부 자신의 건강을 위해서도 좋고, 양수가 풍부해지고 태아가 거꾸로 앉는 일도 적어질 뿐 아니라 해산을 수월하게 하기 위해서 그랬다고 한다.

이렇게 해서 썩지 않는 물처럼, 좀먹지 않는 문지방처럼 몸이 다져질 수 있기 때문에 임신부의 운동은 절대적인 것이라 하겠다.

우선 걷는 운동이 좋다. 《의학입문》에는 임신중 섭생법의 하나로 "때로 걸어다닐 것을 지켜야 한다."고 했다. 평평한 곳을, 즐거운 마음으로, 청정 산소를 충분히 흡입하면서, 천천히, 자주 걷는 것이 태교 운동으로 최고의 좋은 방법이라는 것이다. 즐거운 마음을 한층 고조시키기 위해서는 태교 음악을 들어가면서 걷는 것이 좋을 것이며, 청정산소를 충분히 흡입하기 위해서는 삼림욕을 하면서 숲길을 걷는 것이 좋을 것이다.

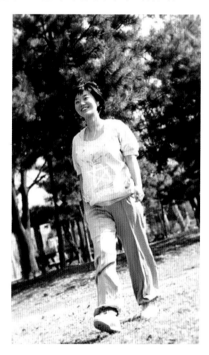

태교 음악은 임신부의 정서를 함양하고 감성을 순화시키며 생체리듬을 조절할 뿐 아니라 태아의 성장과 두뇌 발달을 돕고, 임신부

와 태아 사이에 교감신경을
통한 상호 교류가 이루어져
태아의 성격형성에도 영향을
미치므로 태교 음악을 들으
면서 걷기운동을 하는 것은
참 바람직하다.

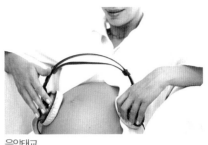

음악태교

　삼림욕을 서양에서는 '그린샤워(Green shower)'라 한다지만 우리
옛 선조들은 '풍욕(風浴)'이라 하여 매우 중요시해왔다. 숲속의 테레
핀(Turpentine) 향은 피부의 노폐물 배출을 촉진시켜 임신부와 태아
모두에게 생기를 불어넣어 줄 뿐 아니라 숲속의 방사능, 살균성 휘
발물질이라고 할 수 있는 피톤치드(Phytoncide)가 심신을 정화시켜
주기 때문에 좋다.

Plus Tip 임신중 심호흡 운동

　선(禪)을 하는 자세와 마음으로 기원하면서
심호흡 운동을 하는 것이 좋다. 허리를 펴고
가부좌처럼 틀고 앉아 한쪽 발뒤꿈치를 회음
부에 대고 손은 가볍게 무릎에 얹은 채 심호
흡을 하면 된다.
　깊게 마신 숨을 배꼽 아래에 모은 다음 아
주 천천히 내뿜기를 반복한다. 심호흡하는 방
에 대팻밥을 놓으면 더 좋다. 삼림욕의 효과
까지 기대할 수 있다.

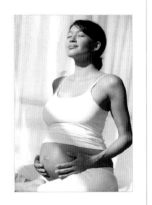

삼손과 힘의 머리카락

삼손, 그의 첫사랑, 그리고 배신과 복수

삼손의 첫사랑은 팀나에 사는 필리스티아 여자였다. 삼손
은 이 여자와 혼인한다. 혼인잔치에는 필리스티아 젊은이 30명도
같이했는데, 그 자리에서 삼손은 수수께끼를 내면서 아마(亞麻) 속
옷 30벌과 예복 30벌 내기를 한다.

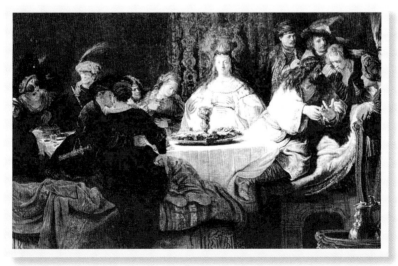

「결혼피로연에서 수수께끼를 내는 삼손」(하르먼스 판 레인 렘브란트, 캔버스에 유채, 드레스덴 국립 미술관)

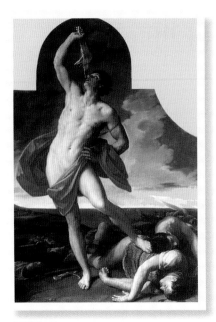

「무적의 삼손」
(귀도 레니, 캔버스에 유채, 볼로냐 국립미술관)

그들 젊은이들은 삼손의 아내에게, 신랑을 졸라 답을 알아내지 못하면 그녀의 집안을 불태워 버리겠다고 윽박지른다. 삼손의 아내는 이레 동안 줄곧 삼손의 곁에서 울어대며 답을 알려달라고 조른다. 이렇게 들볶는 바람에, 삼손은 이레째 되는 날 수수께끼를 풀이해 준다. 그래서 그들 젊은이들이 수수께끼를 맞힌다. 삼손은 화가 난다.

삼손이 어떤 사람인가! 힘센 사자를 맨손으로 마치 새끼염소를 찢듯이 죽이고, 얼마 뒤 그 사자의 시체에 고인 꿀을 따서 먹은 자가 아닌가! 삼손은 당장 아스클론으로 내려가 그곳에서 30명을 죽이고 옷을 벗겨, 수수께끼를 푼 자들에게 그 예복을 준 다음, 화를 내며 자기 아버지의 집으로 올라가 버린다. 그러자 삼손의 아내는 그의 들러리를 서 준 동료의 아내가 되고 만다.(판관 14장 참조)

삼손은, 자기의 아내가 이미 다른 남자의 아내가 된 것에 화가 났다. 그래서 여우 300마리를 사로잡아 꼬리를 서로 비끄러매고서는 그 두 꼬리 사이에 홰를 하나씩 매달고, 그 홰에 불을 붙여 여우들을 필리스티아인들의 곡식밭으로 내보내 모두 태워 버린다. 그러자 필리스티아인들이 화가 나서 그 여자와 그 여자의 아버지를 불태워 버린다. 삼손은 원수를 갚겠다며 닥치는 대로 필리스티아인들을 쳐 죽인다.

필리스티아인들이 또다시 이 원수를 갚겠다며 유다 지역을 습격하자 삼손은 당나귀의 턱뼈 하나를 잡아 쥐고는, 그 턱뼈로 필리스티아인 1,000명을 죽인다. 그리고 삼손은 르히였던 그곳을 라맛 르히, 즉 '턱뼈 언덕'이라 이름한다.(판관 15장 참조)

삼손, 그가 만난 창녀

삼손이 가자에 갔다가 창녀를 하나 만나 그녀의 집으로 들어간다. 그러자 가자 사람들이 그곳을 에워싼 다음, 밤새도록 성문에 숨어 그를 기다린다. 그들은 "내일 동이 틀 때까지 기다렸다가 그를 죽이자." 하면서 밤새도록 가만히 있는다. 그러나 삼손은 한밤중까지 자리에 누워 있다가 한밤중에 일어나 성문의 두 문짝과 양쪽 문설주를 잡고 빗장째 뽑아 어깨에 메고서는, 헤브론의 맞은 쪽 산꼭대기로 올라가 버린다.(판관 16:1-3)

가자는 필리스티아의 큰 도시 5곳 중의 하나로, 교통과 상업의 요충지이며 다곤 신전이 세워진 곳이다. 삼손이 창녀를 찾아간 곳이 바로 이곳 가자다. 그리고 이곳에서 삼손은 또 한 번 천하장사로서의 힘을 보여준 것이다.

도대체 삼손의 그 엄청난 힘은 어디서 나오는 것일까? 당연히 삼손의 머리카락에서 그 힘이 나온다. 정말 그럴까? 삼손의 힘의 근원

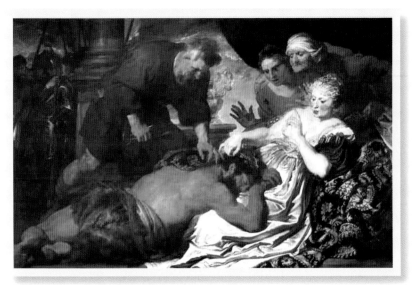

「들릴라의 품에서 머리가 깎이는 나실인 삼손」
(1620, 반다이크, 캔버스에 유채, 둘비치 사진 갤러리, 런던, 영국)

은 깎지 않은 머리카락 자체에 있었던 것이 아니다. 하느님께 있었
던 것이다. 그래서 나지르인으로서 충실했을 때는 성령이 임하셔서
힘을 얻었고, 나지르인으로서 충실치 못하고 불경했을 때는 하느님
께서 떠나셔서 힘을 잃었던 것이다.

　어쨌거나 머리카락은 예로부터 힘의 상징이었다. 머리카락이 검
을수록 정열적이고 정력적이라고 한다. 붉으면 정열적이지만 변덕
이 심하거나 투기가 심하며, 이런 여성은 불임증이 될 확률이 높다
고 한다. 단단한 머리칼은 강인하고 행동력이 있다고 하며, 부드러
운 머리카락은 정서가 풍부하다고 한다. 다정(多精)하면 머리카락
이 가늘고 부드러우며 빽빽하고, 다혈(多血)하면 굵고 부드러우며
엷으며, 다기(多氣)하면 굵고 단단하고 짙어지기 때문이다.

삼손, 그의 마지막 사랑, 그리고 배신과 복수

삼손은 또 한 여자를 사랑한다. 첫사랑에 배신을 당한 후 두 번째 사랑이다. 그리고 마지막 사랑이다. 소렉 골짜기에 사는 여자다. 그 여자의 이름은 들릴라다.

필리스티아 제후들이 그 여자에게 접근한다. 그리고 흥정한다. "삼손을 구슬려 그의 그 큰 힘이 어디서 나오는지 알아내어라. 그러면 우리가 저마다 너에게 은 1,100세켈씩 주겠다.(판관 16:5)"고 한다.

들릴라는 삼손을 구슬려 비밀을 캐낸다. 삼손은 말한다. 처음에는 "마르지 않은 싱싱한 줄 일곱 개로 묶으면, 내가 약해져 여느 사람처럼 된다오." 했다가 두 번째는 "한 번도 쓰지 않은 새 밧줄로 묶기만 하면, 내가 약해져 여느 사람처럼 된다오." 라고 하고, 세 번째는 "내 머리털 일곱 가닥을 베틀 날실로 땋아 말뚝에 매고 벽에 박아 놓으면, 내가 약해져 여느 사람처럼 된다오." 라고 한다.(판관 16:6-13 참조)

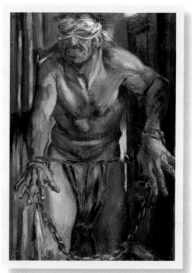
「장님이 된 삼손」(로비스 코린트, 캔버스에 유채, 베를린 구 국립 미술관)

들릴라는 삼손의 말대로 하였으나 세 번이나 실패하자 "마음은 내 곁에 있지도 않으면서, 당신은 어떻게 나를 사랑한다고 말할 수 있어요?" 라고 하면서 날마다 들볶고 조른다. 그 바람에 삼

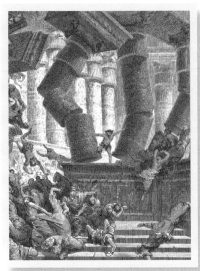

「삼손의 죽음」(구스타브 도레, 1866년)

손은 지겨워서 죽을 지경이 된다. 그래서 삼손은 자기 속을 다 털어놓고 만다. "내 머리털을 깎아 버리면 내 힘이 빠져나가 버릴 것이오." 라고.(판관 16:15-17 참조)

들릴라는 삼손을 무릎에 뉘어 잠들게 하고 나서, 사람 하나를 불러 일곱 가닥으로 땋은 그의 머리털을 깎게 한다. 과연 삼손은 힘을 잃는다. 필리스티아인들은 그를 붙잡아 그의 눈을 후벼낸 다음, 가자로 끌고 내려가서 청동 사슬로 묶어, 감옥에서 연자매를 돌리게 한다.

필리스티아 제후들과 필리스티아인들이 자기들의 신인 다곤에게 제물을 바치느라 모두 모인 날이다. 집안에도 남녀로 가득 찼고, 옥상에도 3,000명쯤 모인 이 날, 그들은 삼손을 불러내어 재주를 부리게 한다. 그리고 삼손을 기둥 사이에 세워 놓는다.

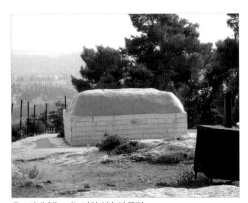

초르아에 있는 마노아와 삼손의 무덤

그때 눈이 먼 삼손이 중앙의 두 기둥을 더듬어 찾아서 힘을 다하여 밀어 내자, 드디어 그 집이 무너진다. 옥에 갇혀 있는 동안 삼손의 깎인 머리카락이 다시 자라기 시작하여 삼손은 힘을 회복한 것이다. 결국 그 집안에 있는 제후들과 온 백성이 죽는다. 그러나 통쾌한 복수를 이뤄낸 삼손도 그 자리에서 죽는다. 그리고 그의 주검은 초르아와 에스타올 사이에 있는 그의 아버지 마노아의 무덤에 묻힌다.(판관 16:4-31 참조)

Plus Tip 모발을 윤택하게 하는 비방 '오마환'

검은깨 1,200g을 아홉 번 찌고 아홉 번 말린다. 적하수오 1,200g을 검은콩 1되와 함께 찐다. 검은콩을 제거하고 적하수오만 여덟 번 찌고 여덟 번 말린다. 준비된 검은깨와 적하수오를 합쳐 가루 낸다. 대추 2되를 쪄서 살만 발라 은근히 달여 고약처럼 만든 것으로 약가루를 반죽하여 녹두알 크기로 알을 빚어 30~50알씩 따끈한 물 또는 물과 술을 반씩 섞어 따끈하게 한 것으로 복용한다.

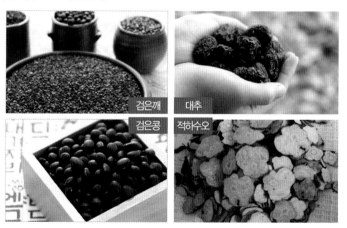

검은깨   대추

검은콩   적하수오

아브라함과 할례(割禮)

할례, 영원한 계약

칼데아의 우르는 티그리스, 유프라테스 두 강의 하류 유역에 있는 도시로, 칼데아 지역의 산업과 종교와 문화의 중심지로 대단히 번영을 누렸던 성읍인 우르를 말한다. 아브라함이 태어난 곳이 바로 우르였다. 그런데 아브라함은 하나님의 말씀에 따라 낯설고 척박한 미지의 땅을 향해 화려하고 부유한 땅인 우르를 버리고 떠났다. 그의 나이 일흔다섯 살 때였다.

20여 년의 고통스러운 세월이 흐른 뒤, 그러니까 그의 나이 아흔

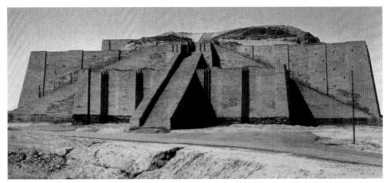

기원전 21세기의 '우르' 지구라트 (현재의 이라크 남부, 나시리야 근교 광활한 평원)를 복원한 유적

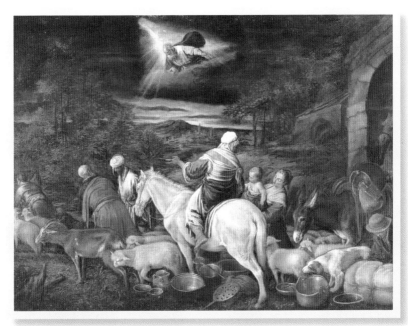

「아브라함의 출발」(자코포 바사노, 캔버스에 유채, 런던 내셔널 갤러리)

아홉 살이 되던 해에 그는 하느님으로부터 이제까지의 이름이었던 '아브람'에서 비로소 새 이름인 '아브라함'을 얻게 되었으며, 이때 영원한 계약의 표증으로 할례를 지킬 것을 명령 받았다. 그때부터 아브라함의 자손들은 대대로 태어난 지 8일 되는 남자아이의 포경을 베어 할례하게 되었다.(창세 17:1-14)

포경은 귀두가 포피라는 피부주름에 싸여 있는 것을 말한다. 할례란 이 피부주름을 베어내는 것이다. 할례 전날 '샬롬 자코르' 라는 축하파티를 열며, 할례를 행할 때는 '엘리야의 의자'에 아이를 앉힌 후 대부가 아기를 잡고, 아기 아버지가 칼을 모헬(집도자)에게 건넴으로써 할례가 이루지게 된다.

유유아는 포피내관과 귀두가 유착되어 포경을 이루고 있으며, 2세부터 선단부의 유착이 떨어지고, 9~12세가 되면 후방의 유착도 떨어지며, 성인이 되면 귀두가 노출된다. 그런데 성인이 되어서도 귀두가 포피에 덮여 있는 경우가 있다. 이 경우를 '포경'이라고 한다.

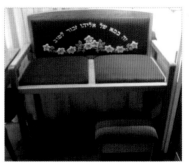
할례 행사 기간 동안 사용되는 '엘리야의 의자'

손으로 포피를 뒤집을 수 있는 가성(假性) 포경의 경우도 있고, 포피를 도저히 뒤집을 수 없는 진성(眞性) 포경의 경우도 있다. 또 포피를 뒤집을 수는 있지만 그렇게 억지로 뒤집어 귀두를 노출시키면 포피가 붉고 통증이 심한 것을 감돈(嵌頓) 포경이라 한다. 포경일 경우에는 직·간접적으로 여러 장애를 일으킨다. 귀두포피염이 생겨 귀두가 붓고 아프며 고름이 나고, 이를 반복하는 동안 반흔, 수축하여 후천성 포경이 되기도 한다. 때로는 포피낭에 결석이 생기거나 치구(恥垢)가 생겨, 여기에 의한 화학적 자극으로 암을 유발하기도 한다. 간혹 배뇨장애·조루·수음벽(手淫癖)의 원인도 된다.

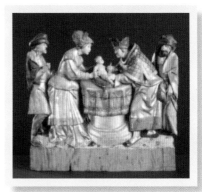
「할례, 제단 뒤의 장식벽 조각 일부」
(공예품, 클뤼니 중세 박물관)

그래서 포경은 수술하는 것이 좋다. 때로 포경수술을 반대하는 의견도 있다. 그리고 수술을 한다면 포피내관과 귀두의 선반부 유착과 후방의 유착이 자연히 다 떨어져야 하는 나이까지 지켜보다가 수술하는 것이 좋을 텐데, 그 나이는 대개 10~17세 사이로 볼 수 있다.

히타이트 족의 통곡

아브라함의 아내, 이사악의 어머니인 사라가 죽었다.

사라는 어떤 여자였을까? 사라는 아브라함의 이복동생으로 참으로 예뻤던 모양이다. 그 사실을 읽어보자.

그라르는 카데스와 수르 사이에 있던 필리스티아의 성읍이다. 아브라함이 한때 이곳에 거류했는데, 당시 그라르의 왕

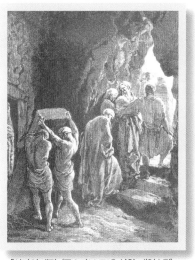

「사라의 매장」(구스타브 도레, 삽화, 개인소장)

은 아비멜렉이었다. 아브라함은 왕에게 자신의 아내인 사라를 자기의 누이라고 했다. 왕은 사라를 취하려고 데려갔다. 그러나 그날 밤 현몽한 하느님을 통해 사라가 남편이 있는 여자임을 알게 된 왕은 다음날 아침 아브라함을 불러 어찌하여 합당하지 아니한 일을 했느냐고 물었다. 왕의 물음에 아브라함은 크게 두 가지의 이유를 대며 답했다. 첫째 이유는 "이곳에는 하느님에 대한 경외심이라고는 도

무지 없어서, 사람들이 내 아내 때문에 나를 죽일 것이다." 라는 것 이었다. 둘째 이유는 '정말 나의 이복누이로서 내 아내가 되었음'이 니 거짓이 아니라는 것이었다. 정말로 아브라함과 사라는 아버지는 같고 어머니가 다른 오누이 사이였다.(창세 20:11-12)

여하간 이렇게 예뻤던 사라가 죽었다. 향년 127세, 가나안 땅 키 르얏 아르바 곧 헤브론에서 죽었다. 아브라함은 빈소에 들어가 사 라의 죽음을 애도하며 슬피 울었다. 그런 다음 아브라함은 히타이 트 사람 에프론의 밭머리에 있는 막펠라(마크펠라) 동굴을 은 400 세켈을 주고 사서, 그곳에 사라를 안장하였다. 아브라함도 175년을 살다가 숨을 거두고 죽어, 이 막펠라 동굴에 사라와 함께 안장되었 다.(창세 23:1-19, 창세 25:7-9 참조)

여기에 나오는 히타이트는 헷 족속이다. 노아의 증손자이며, 함의 손자이고, 가나안의 아들인 헷으로부터 형성된 족속이다. 가나안의

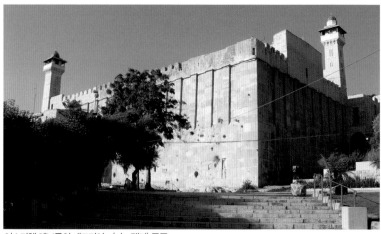

이스라엘 헤브론의 패트리아크(마크펠라) 동굴

원주민이며, 가나안에 거주하는 족속 중에 가장 큰 세력을 형성한 족속으로 철제 무기로 무장하고 유목민족 특유의 기마전술로 크게 위세를 떨치던 족속이다. 그런데 이집트와 큰 전쟁을 치렀다. 카데시 전투였다. 이 전투에서 이집트의 람세스 2세는 히타이트 군의 포로들의 음경을 잘라내도록 했

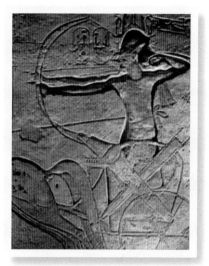

「카데시 전투의 람세스 II 세」

다고 한다. 이렇게 해서 잘려진 음경이 산을 이루었다고 한다. 정말 통곡할 일이다.

거세(去勢)와 할례(割禮)

전쟁에서는 곧잘 승자가 패자의 생식기를 잘라내는 일이 벌어지고는 했다. 옛 아비시니아, 그러니까 솔로몬과 스바 여왕 사이에서 태어난 아들 메넬리크 1세가 북에티오피아로 이주하여 세웠다고 전승되는, 이 나라에서도 포로의 음경과 고환까지 몽땅 잘라내어 음낭의 껍질을 벗기고 이것을 부풀린 후 봉하여 전승 기념품으로 말의 목에 장식품으로 달거나 집 안에서 문 위에 걸기까지 했단다.

또 사울 왕은 다윗에게 자기의 딸 미칼을 아내로 줄 테니 혼인 예물로 필리스티아인들의 포피 100개를 바치라고 한 적도 있다. 사울

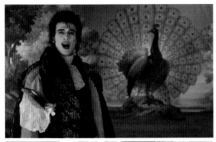

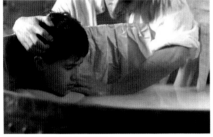

영화 「파리넬리」의 장면 중에서.
본명이 카를로 마리아 브로스키인 파리넬리는 1705년 과거
나폴리왕국이었던 이탈리아의 안드리아에서 작곡가 살바
토레 브로스키의 2남 중 막내로 태어나 12세 때 아버지에
의해 거세되었다. 카스트라토가 되면 가성인 팔세토 창법
을 쓰지 않아도 영구적인 여성 목소리를 갖게 된다.

왕은 다윗을 질투하여, 다윗을 함정에 빠뜨려 필리스티아인들의 손으로 죽일 생각이었던 것이다. 그런데 다윗은 부하들을 이끌고 나가 필리스티아인들을 200명이나 쳐 죽이고, 그 포피를 모두 거두어 임금에게 바쳤단다. 그러자 사울 왕은 다윗이 점점 더 두려워져서 평생 다윗과 원수가 되었다고 한다.(1사무 18:25-29 참조)

거세는 죄인에게도 행해졌다. 중형에 해당되었다. 파혼자·간통자·강간자·아동이나 가축을 범한 자·남색한 자 등 성범죄자들은 물론 화폐 위조범·강도·도둑까지 거세하기도 했다.

또 성적 노리개로 만들기 위해 거세하기도 했다. 로마에서는 어린이 때 완전 거세하여 여성처럼 된 남자를 흡경(Fellatio) 상대로 두었으며, 고환만 잘라내어 발기는 할 수 있는 남자는 후궁의 애완물로 쓰였다고 한다. 인도에서도 거세된 남자들이 흡경을 맡아했다고 한다.

혹은 카스트라토처럼 음악을 위해 거세하기도 했고, 유전적 질병을 근절한다는 명분으로 거세하기도 했다.

또 종교적 이유로 정욕을 완전히 절연할 목적으로 자기 거세를 한 예도 있었다. 알렉산드리아의 사제 레온티우스는 더욱 순수하고 심각하게 고뇌하기 위해 자기 거세를 했다. 러시아의 한 종파인 스코프첸 종파의 남자들은 모든 육욕을 억제하려고 달군 쇠로 음경과 음낭을 아예 태운 후 자르거나 칼이나 낫으로 스스로 거세했다고 한다. 또 그리스 정교의 규칙에 따라 성기를 비단으로 꽁꽁 묶어 썩어 뭉그러뜨리기도 했다고 한다.

여하간 전쟁의 포로나 죄인에 대한 징벌이었든, 유전적 질병이나 열등 유전자의 근절이 목표였든, 예술이나 종교적 승화를 위한 명분이었든, 어떠한 인위적인 거세는 그 자체가 죄악이다. 성경의 남자 할례와는 전혀 다른 만행을 자행하는 것이다.

Plus Tip 클리토리스 할례(割禮)

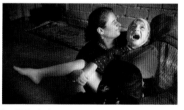

여성의 외음부를 계관(鷄冠), 음핵 즉 클리토리스를 선대(璿台) 혹은 추첨(雛尖)이라고 한다. '계관'은 소음순이 닭의 벼슬 같기 때문에 붙여진 이름이고, '추첨'은 클리토리스가 '닭의 혀' 같기에 붙여진 이름이다.

여자의 할례는 클리토리스를 잘라내는 것인데, 음순을 함께 잘라 버리기도 한다. 클리토리스 할례는 정신적 사형제도와 같은 만행이다. 성경의 남자할례와는 전혀 다른 죄악이다.

아비멜렉과 골상(骨相)
그리고 두통

여자의 맷돌에 죽은 아비멜렉

판관 기드온은 아내가 많아 제 몸에서 난 아들이 70명이었다. 스켐에 있는 그의 소실도 그에게 아들을 하나 낳아 주었는데, 그 아들이 아비멜렉이다.

기드온이 죽자 아비멜렉은 건달들을 사서 자기를 따르게 하고, 이복형제 70명을 죽이고, 외

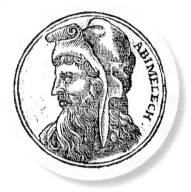

「아비멜렉」
(기욤 루이예의 《위인전기 모음》에 수록된 삽화)

갓집이 있는 스켐의 임금이 되었다. 하지만 스켐 사람들이 배반하자 아비멜렉은 스켐을 공격하여 함락시키고, 성읍 안에 있는 백성을 죽이고 성읍을 헐고 소금을 뿌렸다. 그리고 스켐 망대에 있는 남녀 1,000명 가량을 불에 태워 죽였다.

그런 후 테베츠까지 가서 진을 쳤다. 테베츠의 사람들은 성읍 한가운데에 있는 견고한 탑으로 도망쳐 들어가 문을 걸어잠그고는 탑

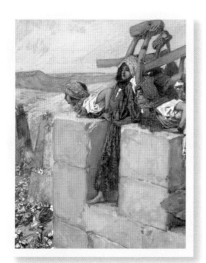

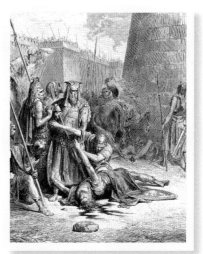

「아비멜렉의 두개골을 부수는 여인」
(제임스 티소, 과슈, 뉴욕 유대박물관)

「아비멜렉의 죽음」 (구스타브 도레, 삽화)

옥상에 올라갔다. 아비멜렉이 그 탑으로 가서 공격하는데, 탑 어귀까지 다가가서 불을 질러 태우려고 하였다. 그때 망대에서 한 여인이 맷돌 위짝을 아비멜렉의 머리 위로 내려 던졌다. 아비멜렉은 두개골이 부수어졌다. 아비멜렉은 곧바로 무기병을 불러 말하였다. "네 칼을 뽑아 나를 죽여라. 사람들이 나를 두고 '여자가 그를 살해하였다.' 할까 두렵다." 그리하여 그 시종이 아비멜렉을 찌르니 그가 죽었다.(판관 8:29, 9:54 참조)

　결국 난폭했던 아비멜렉은 한 여인이 던진 맷돌에 죽임을 당한 것이다. 용사로서는 치욕의 최후였다.

두개골의 생김과 성격

두개골은 15종 23뼈로 이루어져 있는데, 이 속에 중추신경

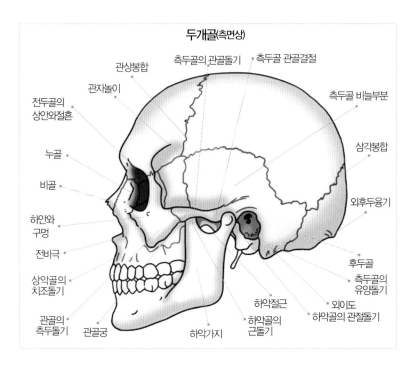

두개골(측면상)

관상봉합
측두골의 관골돌기
측두골 관골결절
관자놀이
측두골 비늘부분
전두골의 상안와절흔
삼각봉합
누골
비골
외후두융기
하안와 구멍
전비극
후두골
상악골의 치조돌기
측두골의 유양돌기
외이도
하악골의 관절돌기
관골의 측두돌기
관골궁
하악가지
하악절근
하악골의 근돌기

계의 뇌, 감각기계의 내이·안와, 호흡기계의 비강, 소화기계의 구강이 들어 있다. 그러니까 두개골은 매우 주요한 기관들을 감싸며 보호하는 뼈이다.

'앞뒤 짱구'는 장폭지수가 작고, '넙치 머리'는 장폭지수가 크며, '도끼 머리'는 장고지수가 크고, '메주 머리'는 장고지수가 작다. 장폭지수가 작은 것을 '장두형'이라 하며, 장폭지수가 큰 것을 '단두형'이라 한다.

장두형일수록 동물성 경향이 짙다. 식욕이 동하는 대로 먹으려 하고 동물적 성욕을 갖고 있다. 집단 내에서도 악바리 리더 역할을 하려 하며 출세를 위해서는 무엇이든 가리지 않는다. 약한 자에게 군림하려 하며, 능멸하는 경향이 있다. 데비스에서 맷돌에 두개골이

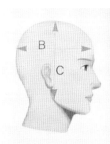
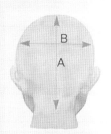

* A = 최대 두장(頭長)
B = 최대 두폭(頭幅)
C = 두이고(頭耳高 : 귓구멍에서 머리의 최고점까지))

- 두장폭지수(頭長幅指數) = $\dfrac{B}{A} \times 100 \rightarrow$
  - 75.9 이하 …… 장두형(長頭型)
  - 76.0~80.9 …… 중두형(中頭型)
  - 81.0 이상 …… 단두형(短頭型)

- 두장고지수(頭長高指數) = $\dfrac{C}{A} \times 100 \rightarrow$
  - 57.6 이하 …… 저두(低頭)
  - 57.7~62.5 …… 중두(中頭)
  - 62.6 이상 …… 고두(高頭)

- 두폭고지수(頭幅高指數) = $\dfrac{C}{B} \times 100 \rightarrow$
  - 78.9 이하 …… 평두(平頭)
  - 79.0~84.9 …… 중두(中頭)
  - 85.0 이상 …… 첨두(尖頭)

깨져 죽은 아비멜렉은 틀림없이 장두형 두개골을 가졌을 것이다.

반면에 단두형일수록 식물성 경향이 짙다. 행동하기 전에 사고하려 하며, 덤비지 않고 신중한 편이다. 박력과 추진력이 결여되어 있지만 이해와 판단이 뛰어난 편이다. 단, 남을 이해하는 데 조건이 따른다. 이론적으로 이해할 수 있는 조건이 선행해야 남을 이해해 주는 경향이 짙다. 그래서 냉정한 일면이 있다.

슈푸르츠하임은 두개골의 골상에 따라 심적 특성을 분류한 바 있는데, 일반적으로 두 눈 사이의 뼈가 툭 불거져 있으면 자기주장이 강하고 타협을 모르는 타입이다. 정수리가 유난히 불거져 있으면 융통성이 없다. 정수리 아래 뒷머리가 불거져 있어도 고집불통이다. 정수리와 뒷머리의 머리카락 끝자락을 잇는 정중선의 중간쯤

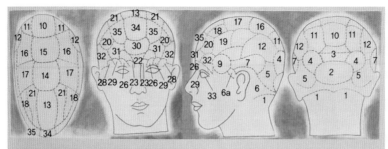

슈푸르츠하임(Spurzheim)의 심적 특성의 분류

1.성욕 2.소아애 3.거주성 4.우애 5.투쟁성 6.파괴성 6a.음식 7.비밀성 8.획득성 9.구조성 10.자존성 11.자부심 12.경계심 13.인혜 14.숭경심 15.양심 16.강의 17.희망 18.영묘성 19.이상 20.기지 21.모방성 22.개성 23.형상 24.대소 25.경중 26.색채 27.위치 28.계수 29.질서 30.사실 31.시간 32.음조 33.언어 34.비교 35.추인

되는 부분이 불거져 있으면 광신적인 열정의 소유자다. 바로 이 부위가 푹 꺼져 있다면 매우 박정한 타입이다. 죄인의 대부분이 이 부위가 빈약하다고 한다.

곤륜 건강법과 두통

곤륜(崑崙)은 서쪽에 있다는 영산으로 서왕모가 있다고 한다. 한편 곤륜은 방광을 뜻하기도 하며, 《황정경(黃庭經)》에 "나 자신은 죽을 것을 바라지 않고 곤륜을 닦는다"고 했으니, 여기서의 곤륜은 뇌를 가리킨다. 《황제내경(黃帝內經)》「옥경주」에는 "머리는 삼태군(三台君)이며, 또 곤륜이라고 하며 상단전을 가리킨다. 배꼽을 태일군(太一君)이라 하며, 이것도 곤륜이라 하며 하단전을 말한다. 만일 불사를 원한다면 곤륜을 닦아야 한다"고 했다.

《동의보감》에는 《황정경(黃庭經)》을 인용한 부분이 있다. 원문은 다음과 같다.

"黃庭經曰 子欲不死 修崑崙 謂髮宜多櫛 手宜在面 齒宜數叩 津宜常嚥 氣宜精鍊 此五者所謂 修崑崙 崑崙謂頭也"

그러니까 무병장수하려면 곤륜, 즉 뇌를 수양해야 하는데, 그 방법으로는 첫째가 머리카락을 많이 빗는 것이요, 둘째가 손으로 항상 얼굴을 문지를 것이요, 셋째가 치아를 자주 맞부딪칠 것이요, 넷째가 침을 항상 삼킬 것이요, 다섯째가 기를 마땅히 정련할 것이라 하면서 다섯 가지가 중요하다는 것이다.

곤륜이 병든 것 중의 하나가 두통이다. 두통은 부위나 시간이나 아픈 양상에 따라 그 원인이 다르다.

앞머리 두통은 이비인후 질환·빈혈·발열 등에서 많이 온다. 옆머리 두통은 고혈압·삼차 신경통·편두통·귀 질환 때 많이 온다. 뒷머리 두통은 고혈압·후두개골내 종양·뇌막염·긴장성 두통·지주막하 출혈 등에서 많이 나타난다. 정수리 두통은 신경증·축농증 등에서 많이 나타나며, 온머리 두통 또는 일정치 않은 부위의 두통은 신경증·뇌손상 후유증·긴장성 두통·동맥경화증·중추신경계 감염일 때 많이 나타난다.

두통의 시간에 따라서도 특징이 있다. 이른 아침이나 오전의 두통은 고혈압·축농증일 때 많이 나타나고, 오후나 밤에 두통이 심한 것은 시력 변화·긴장성 두통·저혈압·혈관성 두통 등에서 많이 나타나며, 때도 없이 온종일 진행성으로 두통이 계속되는 것은 뇌종양·근육수축성 두통 등에서 많이 나타나고, 간헐적 두통은 편두통·삼차 신경통 또는 신경증 등에서 많이 볼 수 있다.

또 두통의 정도로 두통의 특징을 알 수 있다. 극렬한 두통은 뇌막염·편두통·삼차 신경통·지주막하 출혈에서 많이 나타난다. 긴장성 두통은 중등도의 두통이 조어드는 듯 오며, 혈관성 두통은 박동성으로 벌떡벌떡 뛰면서 동통이 온다.

두통에는 수반되는 증세가 있다. 오심·구토는 편두통에서 많이 볼 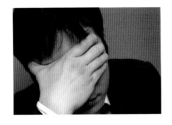 수 있으며 구토 후 다소 가벼워진다. 구토는 해도 오심 증세가 없으면 두개 내압의 상승이다. 수면에 영향을 미치는 것은 신경성 두통·긴장성 두통·뇌막염성 두통 등에서 볼 수 있다. 시력장애가 수반되는 것은 안과 질환·뇌종양에서 많이 나타난다. 현기증을 동반하는 두통일 때는 소뇌 종양이나 뇌혈류 장애를 의심해 볼 수 있다.

한의학적으로 '풍한두통'일 때는 냉기를 만나면 더 심해지고, '풍열두통'일 때는 차가운 것을 갖다 대기를 좋아하고, '풍습두통'일 때는 날씨가 흐리면 더 심해진다. '기허두통'일 때는 두통이 있다가 없다가 하며, 땀을 많이 흘리고 귀가 울리며 피로해 한다. '열궐두통'일 때는 더운 곳에 들어가면 심해지고 차게 하면 다소 편해지며, 눈이 충혈이 되고 갈증이 나는 특징이 있다.

여하간 건강의 첫째 비결은 머리를 차게 하는 데 있는데, 특히 두통에는 더욱 그렇다. 따라서 관자놀이나 이마를 차게 식혀주면 두통이 가라앉는다. 아울러 양동이에 뜨거운 물을 넣고 양다리를 담가 땀을 낸다. 목 주위도 뜨 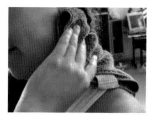 거운 물에 적신 수건으로 찜질하면서 목덜미 근육을 마사지해 준다.

상습적인 두통은 바다와 산을 찾아 쉬는 것이 좋다. 파도가 치면서 만들어지는 초음파가 뇌 속의 α파를 활성화하여 정신 집중력을 높이고 피로를 회복시키며 두통을 진정시키기 때문에 바닷가에서 휴식을 취하며 파도소리를 듣는 것만으로도 효과적이라 한다. 또한 산속의 숲에서 발생하는 특유의 휘발성 성분이 자연치유력을 키우며 스트레스를 경감시키고 진통과 진정작용으로 두통을 가라앉힌다는 것이다.

Plus Tip 두통의 가정요법

냉증으로 오는 두통에는 말린 쑥 한 줌을 물 3컵으로 끓여 반으로 줄여 하룻동안 나누어 마시고, 열을 동반하는 두통에는 말린 박하잎 3~4작은술을 찻잔에 넣고 뜨거운 물을 부어 우려내어 마시도록 한다.

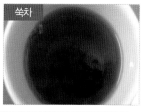

쑥차

두통과 함께 어지럼증과 귀울림이 수반될 때는 말린 국화를 구기자와 함께 끓여 마시도록 한다.

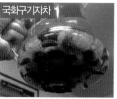

국화구기자차

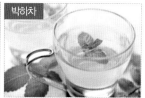

박하차

야곱과 신비로운 베개

야곱의 돌베개

미츠파라는 지명은 성경에 여러 곳이 나오는데, 그 중 길앗의 미츠파는 야곱이 돌무더기를 쌓았던 곳이다. 야곱이 처자식들을 데리고 자기 소유가 된 모든 가축을 몰고 외숙인 라반 몰래 도망쳤다가 뒤쫓아온 라반과 맞닥

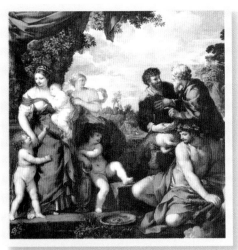

「야곱과 라반의 동맹」
(피에트로 베레티니, 캔버스에 유채, 루브르 박물관)

뜨리자, 돌무더기를 쌓으면서 서로가 나쁜 뜻을 품고 돌무더기를 넘어오지 않기를 언약한 곳이 바로 이곳이다. '미츠파'라는 말은 '망을 보는 곳'이라는 뜻이란다.(창세 31:17-21, 47-53 참조)

야곱에 얽힌 이야기 중 이 미츠파의 돌무더기와 함께 회자되는

것으로 그가 베고 잤다는 돌베개 이야기가 있다.

야곱이 살의를 품은 형의 분노를 피해 도망을 칠 때의 이야기다. 고향을 떠나 외숙 라반을 찾아가다가 해가 지자 루즈라는 성읍의 외곽 들판에서 돌베개를 베고 잠을 자며 꿈을 꾸었다. 꿈에 하늘에 닿는 사닥다리로 천사들이 오르

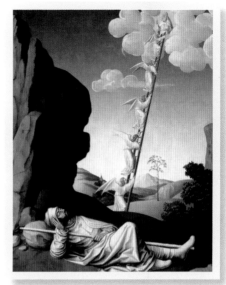

「야곱의 꿈」
(니콜라 디프르, 유화, 아비뇽 프티팔레 미술관)

내리는 것을 보았고 주님의 말씀까지 듣고는 잠에서 깨어나 "이곳은 다름 아닌 하느님의 집이다. 여기가 바로 하늘의 문이로구나" 하고는 머리에 베었던 돌로 기념 기둥을 세우고, 그곳의 이름을 베텔이라 하였다는 이야기다.(창세 28:10-19 참조) 베텔은 '하느님의 집'이라는 뜻이란다. 야곱은 가나안으로 돌아오는 길에 제단을 쌓고 '베텔의 하느님'이라는 뜻으로 '엘 베텔'이라 명명하기도 했다.(창세 35:7)

여하간 돌이 워낙 많은 지형이었으니 겉옷

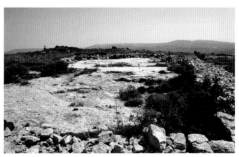

팔레스타인의 고대 도시 '베텔'

을 이불 삼고 돌 하나 주워 베개 삼아 베고 자던 것은 야곱뿐 아니라 흔한 일이었으리라.

다양한 베개와 건강 베개

어느 나라라도 야숙할 때는 돌베개를 베었겠지만 생활이 정착되고 풍요로워지면서 다양한 베개들이 만들어졌다. 우리 선조들도 마찬가지였다. 그러나 선조들이 주로 베었던 어느 베개든 모든 것이 건강 베개는 아니었다.

나무베개인 목침이나 퇴침, 도자기베개인 도침, 자석으로 만든 돌베개 등은 딱딱하기 때문에 건강에 좋을 리 없다. 여섯 골이 진 골침, 즉 능침이라는 베개나 반쯤 누워 기댈 수 있는 긴 베개, 즉 쌍침도 자세를 휘게 할 수 있으니 바람직한 베개라 할 수 없다. 또 아홉

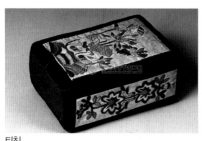
퇴침

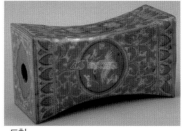
도침

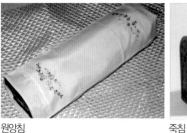
원앙침

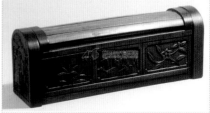
죽침

봉황을 수놓은 구봉침이나 원앙을 새긴 원앙침 역시 높이가 높고 길이가 50cm나 되어 부부가 함께 베게 되어 있었으니 혼자서 편안한 수면을 취할 수 있도록 도움이 되는 베개일 수는 없다.

그럼 어떤 베개가 건강 베개일까?

우선 편안한 베개여야 한다. 누운 자세에서 신체를 자연스럽게 유지해줌으로써 편안한 수면을 취할 수 있게 해주는 베개여야 한다.

따라서 베개의 크기, 높이, 촉감이 좋아야 하며 형태의 안전성과 탄력성이 좋아야 한다. '고침단명'이라는 말도 있듯이 높은 베개는 건강에 해롭다. 심혈관계 장애를 갖고 있는 사람들이 일반적으로 높은 베개를 선호하는데, 이런 사람들일수록 단명하는 경향이 있다. 그렇다고 베개가 너무 낮아도 혈액이 머리 위로 몰리고 위액이 식도로 역류할 우려가 있다.

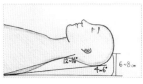

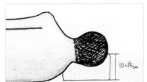

따라서 적당한 베개의 높이는 똑바로 누웠을 때 6~8cm가 좋으며, 옆으로 누웠을 때는 10~15cm가 가장 적당하다.

아울러 건강 베개는 소리에 대한 차단성이 있어야 한다. 즉 바닥으로부터 전해오는 소리나 진동을 차단해 줄 수 있는 베개여야 한다. 그리고 수면중에 흘리는 땀과 피지 등을 잘 흡수해 주는 베개여야 한다. 또 베개 자체가 차지도 않아야 하며 체온에 의해 금방 뜨거워지는 베개여서는 안 된다. 즉 흡수성과 열전도성이 좋아야 한다.

그래서 베개의 형태와 함께 베갯잇의 재질과 베갯속 재료까지 삼위일체로 합리적이어야 말 그대로 건강 베개라 할 수 있다. 그리고 이런 건강 베개여야만 진정한 약베개라 할 수 있다.

약이 되는 신비로운 베개

대표적인 약베개는 《동의보감》에 나오는 신비로운 베개, 즉 '신침(神枕)'이라는 것이다. 이 베개를 100일 동안 사용하면 얼굴빛이 광택이 나고, 일 년이면 체내의 온갖 질병이 모두 다 치유되고, 전신이 향기로워지며, 4년을 사용하면 백발이 검어지고 빠진 치아가 다시 나며 귀와 눈이 밝아진다고 했다.

《동의보감》에 이런 이야기가 나온다.

옛날 태산 아래 한 노인이 살았는데, 한나라 무제가 동쪽 지방을 순행하고 있을 때, 그 노인은 길옆에서 밭을 매고 있었다. 그런데 그 노인의 등에서 흰빛이 아주 높이 뻗어 올라, 무제가 이를 보고 이상하게 생각되어 무슨 도술이 있느냐고 물었다. 그러자 노인은 이렇게 대답했다.

"소인은 나이 85세 때 노쇠가 너무 심해 머리카락이 빠지고 치아가 다 빠져서 거의 죽게 되었는데, 어느 날 한 도사가 소인에게 가르쳐 주기를, 대추를 먹고 물을 마시되 곡식은 끊으라 하면서 신침법을 알려주었습니다. 베개 속에 32가지 약재가 들어가는데, 그 중 24가지 약재는 선한 것으로 24가지의 '기'에 해당이 되고, 나머지 8가지 약재는 독한 것으로 8가지의 '풍'에 해당됩니다. 소인이 그대로 행하였더니 몸이 점점 젊어지면서 백발이 검어지고 빠진 치아가 다시 나왔으며 하루에 300리를 걷게 되었습니다. 지금 나이 180세인데 세상을 버리고 입산하지 못하는 것은 자손들에게 정이 끌려 이대로 있는 것입니다. 다시 곡식을 먹고 사는지도 벌써 90여 년이 되었으나 '신침'의 힘이 남아서 이 이상 더 노쇠하지 않나이다."

《동의보감》은 이 이야기를 다음과 같이 계속하고 있다.

"무제가 노인의 얼굴을 살펴보니 50세 정도가 되는 보통사람 같으므로, 그 동리 사람들에게 사실을 물어본 즉 과연 그 노인의 말과 같았다. 그래서 무제는 궁중으로 돌아와 그 방법 그대로 베개를 만들어 사용해 보았다."

이 베개가 바로 신비로운 베개, 즉 '신침'이다.

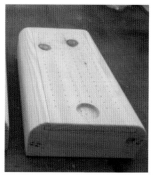

신침이라는 베개는 이렇게 만든다.

5월 5일 단옷날이나 7월 7일 칠석날 깊은 산속의 잣나무를 베어 목침을 만든다. 목침의 길이는 1자 2치로 하고, 높이는 4치로 하되, 그 속에 1말 2되의 용량을 넣을 수 있도록 한다. 베개를 베는 쪽 뚜껑은 잣나무 속의 색이 붉은 부분을 택하여 그 두께를 9푼으로 하되, 열고 닫을 수 있게 한다. 그 뚜껑에다 세 줄의 구멍을 뚫는데, 한 줄

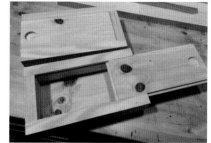

신침

에 40구멍씩이 되도록 하여 모두가 120구멍을 뚫으며, 구멍의 크기는 좁쌀이 들어갈 정도로 한다.

이 베개 속에는 우선 다음 24가지 약재를 넣는다.

천궁·당귀·백지·신이·두충·백출·고본·목란·천초·계피·건강·방풍·인삼·길경·백복령·형실·육종용·비렴·백실·의이인·관동화·백미·진초·미무이다. 그리고 여기에 독한 약재 8가지를 다음과 같이 함께 넣는다. 오두·부자·여로·조협·회초·반석·반하·세신이다. 이상 32가지 약재를 각 1냥씩 썰어서 알맞게 배치하여 베갯속을 채운 다음 포낭을 만들어 베개에 입혀서 사용하면 된다.

Plus Tip 간이 약베개

신비로운 베개, 즉 신침은 잣나무 베개 속에 총 32종의 약재를 넣고, 총 120개의 구멍을 뚫은 것이다. 그러나 32종의 약재 중 구하기 어려운 약재들이 있다. 더구나 만들기도 번거롭다. 그래서 간이로 권하고 싶은 약베개가 있다.

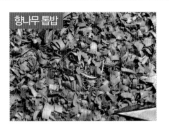

향나무 톱밥

향이 그윽한 향나무 톱밥을 넣은 베개, 머리를 맑게 하는 국화베개, 눈이 밝아진다는 결명자베개, 머리를 시원하게 하는 녹두베개 등이다.

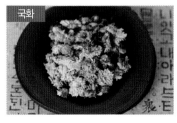

국화

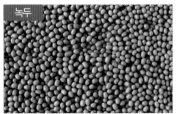

녹두

야곱과 환도뼈와 장수 비결

 꾀쟁이 야곱과 털북숭이 에사우

야곱은 아브라함과 더불어 이스라엘 역사의 핵심적인 인물이다. 아브라함의 손자 야곱은 '하느님과 겨루어 이긴 자' 라는 뜻의 '이스라엘'이라는 새 이름을 얻었는데, 이스라엘이라는 이름은 야곱의 후손들로 이루어진 민족을 일컫는 이름이 되었다.

야곱 때부터 이스라엘은 에돔과 적대적인 관계였다. 에돔 출신의 헤로데 왕이 이스라엘의 자손 아기 예수님을 죽이려 했으니 그 적대적 관계의 역사는 유구하고도 끈질기다 하겠다.

이 적대적인 악연은 야곱과 그의 쌍둥이 형인 에사우(에서)로부터 비롯되었다. 쌍둥이의 아버지인 이사악은 선둥이 에사우를 좋아했고 어머니인 레베카는 후둥이 야곱을 좋아했는데, 에사우가 붉은 죽 한 그릇에 장자의 권리를 야곱에게 팔았고, 이때부터 에사우는 '붉은 이'라는 뜻의 '에돔'으로 불리게 되었다.

이때부터 이스라엘이라 불리게 된 야곱과 에돔이라 불리게 된 에사우의 악연이 비롯된 것이다.

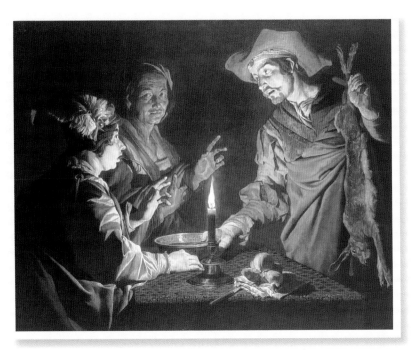

「에서와 야곱」 (마티아스 스톰, 캔버스에 유채, 성 페테스부르크 에르미타쥬미술관)

이 악연은 "두 아들이 태어나기도 전에, 그들이 선이나 악을 행하기도 전에, 하느님께서 당신 선택의 뜻을 지속시키려고, 또 그것이 사람의 행위가 아니라 부르시는 당신께 달려 있음을 드러내시려고 (로마 9:12)" 하신 뜻이었다.

여하간 에사우는 장자의 권리도, 축복의 권리도, 재산의 권리도 다 빼앗기고 '형이 동생을 섬기는' 처지가 되었다.

그러나 꾀돌이 야곱보다 에사우는 남성미가 넘치는 야성의 사나이였다. "솜씨 좋은 사냥꾼 곧 들사람(창세 25:27)" 이었으며, "살갗이 붉고, 온몸이 털투성(창세 25:25)" 이었다. 신약시대에는 머리털이

긴 남자를 수치로 여겼으나(1코린 11:14) 구약시대에는 털투성이 자체가 힘과 권력의 표징이었고 생명과 영원한 존재의 상징이었다. 에사우는 그런 사나이였다.

한의학에서도 털이 충만하고 윤택하면 경락에 활기가 넘치는 징조로 보고 있다.

예를 들어 12개 경락 중 위장 경락의 혈기가 왕성하면 구레나룻수염이 멋지게 나고 음모도 길

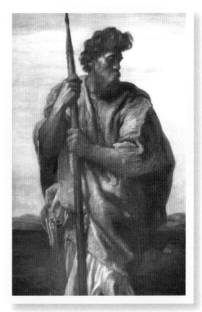

「에사우」 (조지 프레드릭 와츠, 캔버스에 유채, 컴튼 와츠갤러리)

고 색이 짙고 윤택하며 곱슬거림과 굵기도 좋다. 또 방광 경락의 혈기가 왕성하면 눈썹이 짙고 풍성하며 미려하다. 담낭 경락의 혈기가 왕성하면 턱수염이 길고 굵게 많이 돋아나고 종아리의 털이 많고 길다. 대장 경락의 혈기가 왕성하면 입 윗수염이 보기 좋고, 소장 경락의 혈기가 왕성하면 턱수염이 보기 좋다. 폐나 심장 경락의 혈기가 왕성하면 가슴털이 무성하고 팔뚝에 털이 수북하면서 보기 좋다. 결국 경락에 활기가 넘치면 머리카락부터 체모와 음모 등이 풍성하며 윤택하고 아름다우며 보기 좋다는 것이다.

한의학의 관점에서 본다면 에사우는 12개 경락 모두에 활기가 넘쳐났다고 볼 수 있다.

야뽁 강의 결투

야뽁 강은 요르단 강의 동쪽 지류로 우기에만 물이 흐르는 간헐천인데, 야곱이 이곳에서 천사와 싸웠다 하여 이 강을 '싸우다'라는 뜻의 이름을 붙여 '야뽁'이라 지었다고 한다. 야곱과 천사의 싸움 이야기는 이렇다.

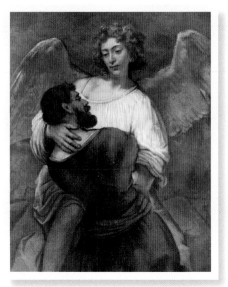

「천사와 싸우는 야곱」(하르먼스 판 레인 렘브란트, 캔버스에 유채, 베를린 국립 회화관)

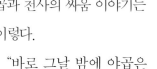

"바로 그날 밤에 야곱은 일어나, 두 아내와 두 여종과 열한 아들을 데리고 야뽁 건널목을 건넜다. 야곱은 이렇게 그들을 이끌어 내를 건네 보낸 다음, 자기에게 딸린 모든 것도 건네 보냈다. 그러나 야곱은 홀로 남아 있었다. 그런데 어떤 사람이 나타나 동이 틀 때까지 야곱과 씨름을 하였다. 그는 야곱을 이길 수 없다는 것을 알고 야곱의 엉덩이뼈를 쳤다. 그래서 야곱은 그와 싸움을 하다 엉덩이뼈를 다치게 되었다.(창세 32:23-26)"

이렇듯이 야곱은 야뽁 강가에서 천사와 씨름을 했으며, 이때 천사가 야곱의 엉덩이뼈를 쳤고, 그래서 엉덩이뼈가 어긋난 야곱은 다리를 절게 되었다고 한다.

이후 야곱은 '하느님과 겨루어 이김'이라는 뜻의 '이스라엘'이라는 이름을 얻게 되었고, "이스라엘 자손들은 오늘날까지도 짐승의 엉덩이뼈에 있는 허벅지 힘줄을 먹지 않는다.(창세 32:33)"고 하였다.

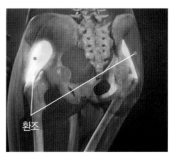
환조혈

천사가 내리친 곳은 야곱의 엉덩이뼈에 있는 허벅지의 힘줄이었다고 한다. 그래서 야곱이 '환도뼈'를 다쳤다느니 '엉덩이뼈'를 다쳤다느니 번역하기도 한다. 환도뼈는 환도(環刀) 라는 칼을 허리에 찼을 때 이 칼이 스치는 뼈, 즉 허리 아래에 내민 뼈인데 '환요(鐶銚)' 라고도 한다. 혹은 '빈골(髕骨)'이라는 병명으로도 불린다. 《손자병법》을 지은 손무의 후손으로 유명한 병법가였던 손빈(孫臏)이 두 다리를 다 쓰지 못했던 것처럼 환도뼈를 다치면 다리를 절거나 쓰지 못하게 된다. 그래서 환도뼈를 빈골이라 별칭하는 것이다.

《구상비지》 라는 의서에서는 환도뼈가 어긋났을 때 다리가 짧아지는 경우가 있고 길어지는 경우가 있는데, 짧아지는 경우는 치료가 쉽고 길어지는 경우는 치료가 어렵다고 했다.

환도뼈의 포인트는 '환조' 라는 경혈이다. 대퇴골 대전자의 최고점과 천골의 열공을 이은 사선에 위치한 경혈인데, 요통이나 좌골신경통 혹은 중풍 후유증에 이 부위를 자극해 주면 치료 효과가 좋다.

장수의 비결
야곱 가족이 가나안의 심한 기근을 피하여 이집트에 와서

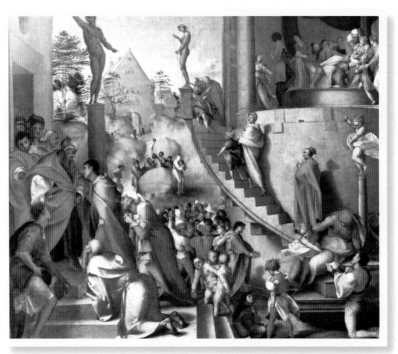

「이집트에 있는 야곱과 요셉」 (야코포 다 카루치, 목판에 유채물감, 런던 내셔널 갤러리)

살던 곳이 고센 땅이다. 야곱이 고센 땅에 이르렀을 때 이집트 파라오에게 "제가 나그네살이한 햇수는 백삼십 년입니다. 제가 산 햇수는 짧고 불행하였을 뿐 아니라 제 조상들이 나그네살이한 햇수에도 미치지 못합니다.(창세 47:9)"라고 했단다. 130세를 살고도 아직 부족하다는 고백이었다.

그렇다면 도대체 인간의 수명은 얼마나 될까? 물론 야곱의 열조들은 장수했었다. 그러나 《동의보감》은 "100세가 되면 오장이 모두 허해지고 정신이 없어지며 형체와 뼈만 남아서 죽는다."고 했으며, "바다의 밀물과 썰물은 천지가 호흡하는 것으로서 하루 2회씩 오르

내릴 뿐이지만 사람은 하루에 1만 3,500번 숨을 쉰다. 그래서 천지의 수명은 오래고 끝이 없지만, 사람의 수명은 아무리 길어도 100세를 넘지 못한다."고 했다.

그렇다면 장수의 비결은 무엇일까?

첫째, 《동의보감》에는 "성질이 급하면 맥도 급하고, 성질이 느리면 맥도 느리다. 대체로 맥이 완만하고 느리면 보통 오래 살고, 맥이 급하고 빠르면 보통 오래 살지 못한다."고 했다. 그러니까 장수의 비결은 맥이 느리고 더디면서 또한 기혈이 고르고 조화로워야 한다는 말이다.

둘째, 거주 환경이 좋아야 한다. 건강에 가장 좋은 고도는 해발 500m라고 한다. 그래서 세계적인 장수촌은 주로 이 정도 높이에 위

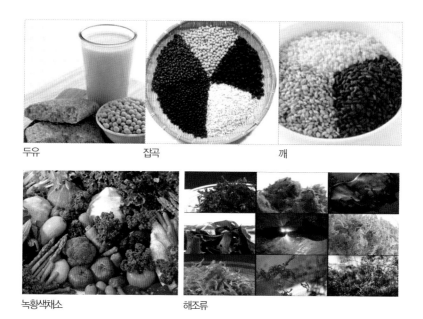

두유   잡곡   깨

녹황색채소   해조류

치하고 있다고 한다.

셋째, 자연과 동화되어 살아야 한다. 장수촌의 공통점은 생선을 뼈까지 먹는 것, 콩 혹은 콩가공 식품과 잡곡과 깨, 그리고 녹황색 채소와 해조류를 많이 먹는다는 것이다. 저칼로리 식품을 균형 있게 섭취하고, 가공식을 피하고 자연식 그대로 먹고 있는 것이다. 한마디로 자연과 동화하며 자연에 순응하면서 자연과 합일하며 살아가고 있다는 것이다.

넷째, 칭기즈칸이 인더스 강 기슭에서 신선 장춘진인으로부터 들었다는 불로장생의 비결 그대로 육신에 의해 살지 말고 사랑으로 사는 길만이 영생을 얻는 것이리라.

Plus Tip 장수식품

《동의보감》에는 여러 가지 장수식품이 소개되어 있다.

검정참깨인 '흑지마'가 그 중 하나다. 참깨 1되를 9번 찌고 9번 햇볕에 말려 고소하게 볶아서 가루를 낸 다음 꿀 1되에 반죽하여 달걀 노른자만 하게 알약을 만들어 1회에 1알씩 술로 먹으면 좋다.

《동의보감》에는 이 알약을 '정신환(靜神丸)'이라고 했다. 오래 먹으면 오래 산다고 했다. 1일 2~3회 복용한다.

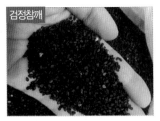
검정참깨

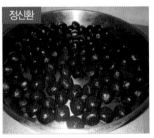
정신환

야엘과 유딧,
지압과 술독

여인 야엘, 장수 시스라를 죽이다

키손 강은 팔레스타
인에서는 요르단 강 다음으
로 중요한 강인데, 타보르 산
등지에서 발원하여 평원을
지나 지중해로 흐르는 강이
다. 이 강의 하류는 폭도 넓
고 수량도 대단하다고 한다.
이 강에 어마어마한 군대가

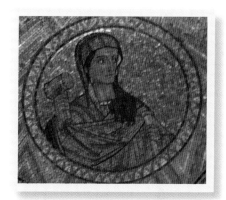

「야엘」 (모자이크화, 예루살렘 성모영면교회)

진을 쳤다. 하초르를 다스리는 가나안 임금 야빈의 군대장수인 시
스라가 철 병거 900승과 함께 전군을 이 강에 소집한 것이었다.

그러나 이 어마어마한 군대가 한순간에 무너지며 도륙을 당했다.
여자 판관 드보라가 장수 바락으로 하여금 타보르 산에서 내려가
키손 강으로 내달려 치게 했던 것이었다.

온 군대는 칼날에 쓰러져 하나도 남지 않았다. 결국 시스라는 홀

로 도망쳤고, 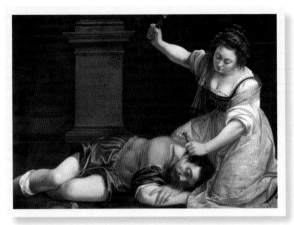 자기의 임금 야빈과 친분이 있는 헤베르의 아내 야엘의 천막을 찾아들었다. 야엘은 반갑게 맞이했다. "들어오십시오, 나

「야엘과 시스라」 (아르테미시아 젠틸레스키, 캔버스에 유채, 부다페스트 미술관)

리. 제 집으로 들어오십시오. 두려워하실 것 없습니다." 라고 하면서 시스라를 영접한 후 담요를 덮어주고, 우유로 갈증을 가시게 해주는 등 정성을 다 해주었다. 시스라는 안심하고 깊이 잠들었다. 이때 야엘이 천막 말뚝을 가져와서 망치를 손에 들고, 말뚝이 땅에 꽂히도록 시스라의 관자놀이에 들이박았다. 말뚝은 시스라의 관자놀이를 꿰뚫고 땅에 박혔다. 그렇게 시스라는 죽었다.(판관 4:1-22 참조)

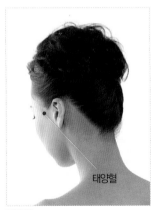

태양혈

관자놀이를 옛 성경에서는 '살쩍'이라고 했는데, 해부학적으로 'temple'로 불리는 이 부위는 눈과 귀 사이의 오목한 곳이다. 이곳에는 동맥과 정맥이 분포되어 있기 때문에 손으로 지긋하게 누르면 맥박이 벌떡벌떡 뛰는 것을 느

낄 수 있다. 머리에 쓰는 관자가 이곳의 맥이 뛸 때 따라서 움직이기 때문에 이곳을 관자놀이라 부르게 된 것이다. 한의학에서 말하는 태양(太陽)혈이라는 경혈이 바로 이곳에 있다.

슈푸르츠하임의 심적 특성의 분류에 의하면, 이 부위가 잘 생겼으면 명예로울 수 있다고 했다. 그런데 이 부위가 지나치게 발달해 있으면 획득성이 강하고 나아가 파괴성을 지닐 수 있다고 보았으며, 이 부위가 지나치게 빈약하면 모방성이 강하다고 보았다.

두통·안면신경통 등을 비롯해서 눈이 건조하고 충혈이 잘 되며 눈이 부실 때 한의학에서는 이곳에 침을 놓아 치료하는데, 가정에서는 이곳을 지압하면 증세가 훨씬 완화될 수 있다.

여인 유딧, 장수 홀로페르네스를 죽이다

아시리아 임금 네부카드네자르는 화가 났다. 아르팍삿 임금과의 전쟁 때 파병을 요청했는데, 이에 응하지 않은 것이 괘씸하기만 했다. 아르팍삿과의 전쟁에서 승리한 네부카드네자르 임금은 장군 홀로페르네스에게 자기의 명령에 불복한 서쪽 지방 전역을 치러 진군하라고 명령했다. 홀로페르네스의 대군은 서쪽 지방의 땅을 모조리 뒤엎으려고 진군하였다. 메뚜기 떼처럼, 땅의 모래처럼 많은 잡다한 무리가 그들과 함께 나섰다. 그들은 너무 많아서 그 수를 헤아릴 수가 없었다. 가는 곳마다 파괴하고 불사르고 죽이고 노략하여 모든 것을 황폐하게 하였다.

진군에 진군을 하여 드디어 유다의 배툴리아 근처 넓은 계곡의

샘 옆에 진을 치고
는 모든 물길과 샘
을 점령했다.

드디어 34일째,
배툴리아의 모든
주민이 물을 받아
놓은 그릇마다 물
이 떨어지고, 저수

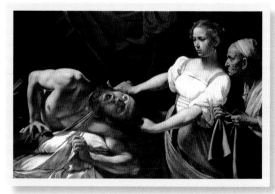

「홀로페르네스의 목을 치는 유디트」
(미켈란젤로 다 카라바조, 캔버스에 유화, 로마 국립고대미술관)

동굴은 바닥이 났다. 모두가 목이 말라 기력을 잃고 쓰러졌다. 견디
지 못해 항복하고자 했다.

그때 유딧(유디트)이라는 젊은 과부가 나섰다. 용모가 아름답고 모
습이 무척 어여뻤던 이 여인이 구국의 화신이 될 것을 자청했다. 몸
을 씻고 값비싼 향유를 바른 다음, 머리를 빗고 머리띠를 두르고서
화사한 옷을 차려입었다. 발찌를 두르고, 팔찌와 반지와 귀걸이와 그
밖의 모든 패물을 차서, 자기를 보는 모든 남자의 눈을 유혹하려고
한껏 몸치장을 하고는, 시녀를 데리고 배툴리아 성문을 나서 홀로페
르네스 장군을 찾아갔다. 그곳에 머문 지 나흘째 되는 날, 정욕이 불
타오른 홀로페르네스는 유딧을 곁에 두고 포도주를 마셨다. 무척 많
이 마셨다. 그가 태어난 뒤로 그렇게 마신 적이 단 하루도 없었다.

천막에는 유딧만 혼자 남았다. 홀로페르네스는 술에 잔뜩 취하여
자기의 침상 위에 쓰러져 있었다. 유딧은 홀로페르네스의 머리맡에
있는 침대 기둥으로 가서 그의 칼을 끄집어냈다. 그리고 침상으로

다가가 그의 머리털을 잡고, "주 이스라엘의 하느님, 오늘 저에게 힘을 주십시오." 하고 말한 다음, 힘을 다하여 그의 목덜미를 두 번 내리쳐서 머리를 잘라 내었다.(유딧 1장-13장 참조)

술, 장점과 단점

홀로페르네스는 유딧의 손에 죽었다. 정염에 겨워 술을 과음한 것이 화를 부른 것이다.

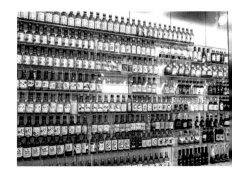

술은 약이다. 예로부터 술을 백약지장(百藥之長)이라고 한다. 약 중의 약이 곧 술이라는 뜻이다. 의술의 '醫'자 자체가 술[酉], 즉 酒을 가리키는 말이다.

첫째, 시름과 걱정을 잊게 해준다. 술꾼의 유토피아인 '주향(酒鄕)'은 맑고 밝으며 한가롭고 애증·희열·분노·갈등 따위가 전혀 없다는 곳이다.

둘째, 심장병에 약이 된다. 미국 하버드대학의 애릭 림 박사팀은, 매일 2~3잔 정도의 음주는 심장병의 위험을 반감시키지만, 술을 전혀 마시지 않거나 평균 한 잔 정도만 마시는 사람은 심장 발작이나 심장병에 걸리기 쉽다는 것을 확인했으며, 미국 농무부 소속 영양학자인 레슬리 클레비 박사는 실험쥐의 연구로 이를 입증했다. 즉, 실험쥐를 먹이와 맥주를 공급하는 그룹과 먹이와 물을 공급하는 그룹으로 나눠 실험한 결과, 맥주를 공급하는 그룹에서 건강에 해로운 콜레스테롤의 혈중 농도가 낮았으며 심장의 건강 상태도 좋았다는 것이다. 이것은 아마도 지방을 배설시키는 HDL을 증가시킨 결과로 보이며, 또 미네랄의 하나인 구리 성분이 부족하면 심장 질환에 잘 걸리게 되는데, 적당량의 음주가 이같은 구리 성분의 부족을 보충해 주는 것으로 추정하고 있다.

셋째, 술은 또 미각을 예민하게 자극하여 타액의 분비를 늘리고, 음주와 동시에 즉각적으로 위액의 분비를 일으켜 두 시간 이상 이를 지속할 뿐 아니라, 위장의 수축 운동 또는 소화작용에 영향을 주어 소화기계 기능을 증진시킨다.

그렇다고 술을 예찬만 할 수는 없다.

첫째, 알코올 농도가 20% 이상이면 위벽에서 점액이 심하게 나오며 50%이면 점액의 생성이 극단에 이른다. 그래서 만성위염·위궤양·위암의 원인이 될 수도 있다. 간에 부담을 주며, 고혈압·중풍 따위를 야기하기도 한다.

둘째, 뇌세포를 파괴시킨다. 미국 남캘리포니아 의대 켈빈 크니슬리 교수가 "기분이 좀 알딸딸해졌다고 느낄 때는 이미 뇌세포 2~3개가 파괴되고 있다는 증거이며, 그 이상 술을 마시면 1만 개의 뇌세포까지 파괴되거나 영향을 받는다."고 말했듯이, 뇌세포의 정상 기능을 정지시키며 고차적인 중추를 마비시킨다.

셋째, 술을 마시면 얼핏 보기에 성욕이 강해진 것처럼 보이지만 실제로는 정상 상태보다 성욕이 쇠퇴된 상태로 진전된다. 존스홉킨스 대학 칸트 박사의 수캐 실험에 의하면 발기잠복시간, 발기지속시간, 사정잠복시간 등이 혈중 알코올의 농도에 비례해 쇠퇴한다는 것이 밝혀졌다. 이 실험을 통해 술은 성에 대한 고차적 자제력을 풀고 수치심을 상실케 하여 성욕을 활발하게 하지만, 사실은 성욕을 강하게 하는 것이 아니라 성욕을 억제 또는 쇠퇴시키며, 성행위 수행 능력을 감퇴시킬 뿐 아니라 장기간의 음주 또는 폭주는 성 기능 장애마저 초래시킨다는 사실이 밝혀진 것이다.

Plus Tip 술을 이겨내는 약

술을 마셔도 취하지 않는 처방이 있다. 칡꽃과 팥꽃 두 가지를 각각 같은 양을 약한 불기운에 말린 다음 가루를 내어 한 번에 8g씩 끓인 물에 타 먹는다. 《동의보감》에 나오는 처방으로 [갈화산] 또는 [쌍화산]이라고 한다. [신선불취단] 처방에도 이 두 꽃이 배합되어 있다.

꽃을 구하기 어려우면 칡뿌리나 팥으로 대용할 수도 있다.

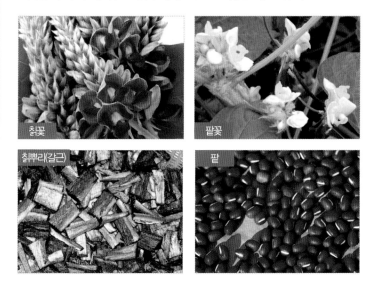

칡꽃

팥꽃

칡뿌리(갈근)

팥

오난과 설정(泄精)
그리고 보정(補精)

오나니즘

야곱의 아들 유다가 아내 수아와의 사이에서 세 아들을 낳았다.

맏아들은 에르이다. 유다가 맏아들 에르에게 아내를 얻어 주었는데, 그 이름은 타마르였다. 그런데 주님께서 보시기에 에르는 악하였으므로, 주님께서 그를 죽게 하셨다.

그래서 유다가 둘째아들 오난에게 말했다. "네 형수와 한자리에

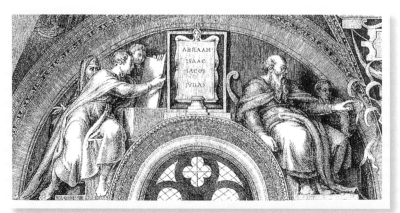

「아브라함 – 이삭 – 야곱 – 유다」(미켈란젤로, 1511–12년, 조각, 시스티나 예배당, 바티칸)

들어라. 시동생의 책임
을 다하여 네 형에게 자
손을 일으켜 주어라." 그
러나 오난은 그 씨가 자
기 것이 되지 않을 줄 알
므로 형수에게 들어갔을
때에 그의 형에게 씨를

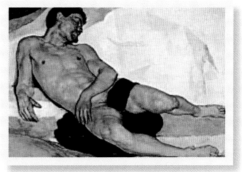

「오난의 죽음」(페르디난트 호들러, 캔버스에 유채,
스위스 베른 미술관

주지 아니하려고 바닥에 쏟아 버리곤 하였다. 이는 형수를 수태시
켜 죽은 형의 후손을 잇게 하고 따라서 유산의 몫도 돌아가게 해야
마땅한 관습인데도, 탐욕으로 바닥에 정액을 쏟아 버리는 그 일이
주님께서 보시기에 악하였으므로 주님께서 오난도 죽게 하셨다.(창
세 38:1-10 참조)

이 내용은 p.227의 〈타마르와 양〉 내용을 참고하기 바란다.

오난은 온당치 못한 성교행위를 한 것이다. 형수와 관계는 하되
아들을 낳아 형의 대를 잇게 해주면 유산의 몫이 축날 것이 두려
워 사정할 때는 바닥에 쏟아 버리고 만 것이다. 오난의 이 온당치
못한 설정(泄精) 행위는 형의 자손을 일으켜 줘야 할 의무가 있는
데도 이를 위배한 것이다. 오난의 이런 질외사정 행위를 '오나니즘
(Onanism)'이라 한다.

희한한 피임 방법

'오나니즘(Onanism)'이라는 말은 수음행위, 또는 피임을 뜻

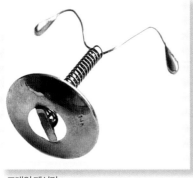

고대의 페서리

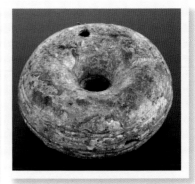

코끼리 똥과 벌꿀을 배합하여 만든 고대의 페서리

하는 말로 쓰이기도 했다. 임신을 위한 방법이 있었듯이 임신을 막는 방법 또한 일찍부터 있었다는 것은 당연한 일이다.

　기원전 1,850년경의 이집트에서는 꿀과 천연탄산소다로 질을 자극시킨 다음 여기에 악어 똥을 페서리(pessary-자궁경부캡)처럼 끼웠다고 한다. 악어 똥은 껌과 같이 신축성이 있었기 때문에 사용했다는 것인데, 그후 코끼리 똥이 더 신축성이 있는 것을 알게 되자 그로부터 3,000년 동안 코끼리 똥이 피임약으로 사용되었다.

　기원전 1,550년경의 에베르 문서에는 아카시아나무에서 발효된 물질로부터 따낸 진이 피임 효과가 있다고 해서 이것을 솜에 적셔 사용했다고 한다. 양배추·명반·무화과 껍질·석류·소금 등도 사용되었는데 명반은 피임만 시킨 것이 아니라 불임증까지 일으킬 정도였다고 한다.

　그리스의 아리스토텔레스 역시 납을 함유한 연고나 올리브유·유향·서양 삼의 기름 등을 질 내에 삽입하는 방법을 제시했는데, 클레오파트라도 이런 것들을 알고 있을 정도로 널리 그 방법이 퍼져 나

갔다고 하며, 이 중 특히 서양 삼의 기름은 효과가 매우 뛰어났다고
한다.

1,880년경 렌텔이 페서리를 대량 만들어 공급하게 되었다고 하는
데, 그 재료는 키니네와 카카오 유지였다고 한다.

한편 색다른 주술적 피임법도 있었다. 예를 들면 중세기 유럽에
서는 '허리띠 매기' 라는 풍습이 있었다. 남의 허리띠를 매고 성교하
면 임신하지 않는다는 미신적인 피임 주술의 하나였다. 프랑스에서
는 '남녀가 오른발부터 침대에 들어 놓으면 임신되지 않는다.'는 말
도 있었고, 독일에서는 '남자의 구두를 베개 밑에 두면 임신을 막을
수 있다.'는 말까지 있었다고 한다.

기막힌 보정 비결

《동의보감》에는 "정은 지극한 보배[精爲至寶] 라고 하였다.
따라서 어떤 방법으로든 정(精)을 허투루 소모하지 말라고 하였다.
"사람에게서 가장 귀중한 것은 목숨이며, 아껴야 할 것은 몸이고, 귀
중히 여겨야 할 것은 정이다." 라고 하면서 "정이 소모되면 기가 쇠
약해지고 기가 쇠약해지면 병이 생기고 병이 생기면 몸이 위험하게
된다. 그러므로 과연 정이라는 것은 사람의 몸에서 가장 중요한 보
배라고 말할 수 있다."고 했다. 또 "정이 그득하면…… 속으로는 오
장이 편안하며 겉으로는 살과 살갗이 윤택하고 얼굴에 윤기가 나며
귀와 눈이 밝아져서 늙을수록 기운이 더 난다."고 했다.

그래서 《동의보감》은 「경송(經頌)」을 인용하여 "음양(陰陽)의 수양

에는 정액이 보배일세, 중요한 이 보배를 고이고이 간직하소, 남의 몸에 들어가면 사람이 생겨나고, 자기 몸에 간직하면 자기 몸이 든든하리, 아이 밸 때 쓰는 것도 좋은 일은 아니어든, 아까운 이 보배를 헛되이 버릴 손가, 함부로 막 버려 허튼 생각 자주 하면, 몸이 약하고 쉬이 늙어 제 목숨 다 못 살리." 라고 말하고 있다.

또 마음 내킨 대로 성생활을 지나치게 하여 제 몸을 스스로 죽게 하지 말아야 한다고 했다. "만약 한 번 억제하면 이것은 일어나려는 불을 한 번 끄고 기름을 한 번 더 친 것으로 되며, 만약 억제하지 않고 마음 내킨 대로 정액을 내보내면 이것은 기름불이 곧 꺼지려는 데 그 기름을 쏟아 버리는 것과 같으니, 어찌 깊이 생각하여 스스로 억제하지 않을 수 있겠는가" 라고 했다.

《동의보감》에는 정을 단련하는 비결이 몇 가지 소개되어 있다. 우선 한 손으로는 음경을 받들어 들고 한 손으로 배꼽 좌우를 엇바꾸어가면서 오랫동안 문질러 주면 하초(下焦)의 원기를 보하게 한다고 했다. 또 허리띠 부위에 해당하는 척추를 문질러 주고, 발바닥 한가운데 사람 '人'자 주름이 있는 부위, 즉 용천혈(湧泉穴)을 문지르는 것이 좋다고 했다.

또 한 가지 방법을 소개하고 있다. 그 방법은 다음과 같다.

밤 23~1시에 음경이 처음 발기할 때 똑바로 누워서 눈을 감고 입을 다물며

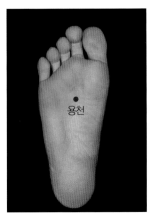

용천혈

허끝을 입천장에 닿게 한다. 그리고 허리를 쳐들고 왼손 가운뎃손가락 끝으로 미려혈(尾閭穴)을 누르고 오른손 엄지손가락 끝을 약손가락 밑에 넣고 주먹을 쥔다. 또 양쪽 다리를 쭉 펴고 양쪽 발가락 10개는 다 세운 다음 숨을 한 번 들이쉰다. 이때 마음속으로 생각해 보기를 미려혈에서부터 척추로 해서 뒤통수를 지나 정수리까지 갔다가 천천히 내려와 단전(丹田)에까지 오게

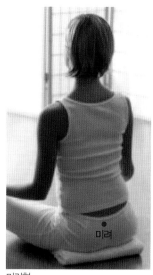

미려혈

한다. 그 다음 허리와 다리, 손발을 조용히 늦추어 놓는다. 만약 위와 같이 다시 하면 음경이 쭈그러든다. 만일 쭈그러들지 않으면 다시 두세 번 더 한다.

끝으로 명나라 때의 학자 왕개(汪价)의 말을 인용할까 한다.

"가장 중요한 요점은 자기의 정신을 소중히 간직하고 자신의 정액을 아끼는 데 있다. 어리석은 이는 정력이 다할 때까지 방탕한 생활에 빠져 자기의 남근이 발기하지 않게 되자 급기야는 들짐승이나 날짐승으로 만든 약에 의지하지 않으면 안 된다. 붉은 반점이 찍힌 도마뱀은 기이한 동물이어서 미약을 만드는 데 사용한다. 또한 해리 같이 음탕한 동물의 생식기를 먹기도 하고 그것으로 만든 약을 자기의 남근에 바르기도 한다. 물개는 100마리의 암컷을 거느린다고 알려져 있어서 물개의 생식기 또한 방중술의 보조용품으로 판매

되고 있다. 이와 같이 사람들이 진리를 파괴해 도를 어지럽히고 짐승을 천하게 여겨 인간 존재를 업신여기게 된 것은 어찌된 영문일까? 게다가 '음의 정기를 빼앗는' 이론을 유포하고 여성과의 교접을 통해 장수할 수 있다고 주장하는 도교의 방사들도 있다. 그러나 도마뱀을 먹는다고 생명의 영약이 섭취되고, 해리를 먹었다고 해서 불로장생한다든가, 물개를 취해 대낮에 하늘로 승천했다는 얘기를 아직 들어본 일은 없다"

옳은 말이다. 생명의 근본이 되는 정을 보강하는 보정(補精)이 아니라, 음욕을 강화시키려는 삿된 생각을 가져서는 절대 안 된다.

 오미자고

황정을 보하며 정이 소모되지 않게 삽정(澁精)시키는 데는 오미자가 좋다. 오미자 600g을 깨끗한 물에 씻어서 하룻밤 물에 담갔다가 주물러서 즙을 내고 씨를 버린다. 그 즙을 베자루로 걸러서 냄비에 넣고 겨울에 뜬 꿀 1.2kg을 넣어서 약한 불로 천천히 달여 조청처럼 만든다. 이것을 [오미자고] 라고 하는데, 한 번에 1~2숟가락씩 끓인 물에 타서 빈 속에 먹는다. 하루에 2~3회 복용한다.

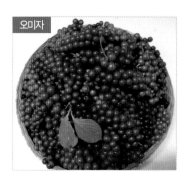

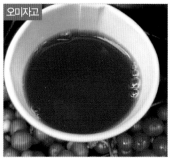

요나와 마음의 병

니네베의 핏줄

니네베는 티그리스 강변에 있는 도시로 메소포타미아에서 가장 오래된 도시 중 하나였다고 한다. 후일 폐허가 된 니네베가 발굴되자 세상이 경악했다고 한다. 성경에는 니네베가 "가로지르는 데에만 사흘이나 걸리는 아주 큰 성읍이었

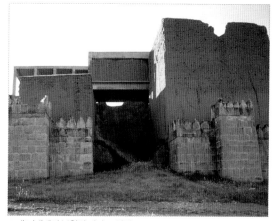

고대 니네베의 복원된 아다드 성벽

다.(요나 3:3)" 라고 했지만, 그 규모가 생각보다 엄청난 데에 놀랐던 것이다.

궁전의 흔적은 거대했으며 성벽은 사람 키의 무려 20배 높이였고, 그 성벽 위로는 넉 대의 전차가 나란히 달릴 수 있을 정도로 넓었다고 한다. 그리고 성벽에는 수백 개의 탑이 있었으며, 성벽 둘레에는

어마어마한 넓이에 사람 키의 10배 되는 깊은 수심의 호수가 휘감고 있었다고 한다.

아미타이의 아들 요나는 니네베에 가서 "그 성읍을 거슬러 외쳐라. 그들의 죄악이 나에게까지 치솟아 올랐다." 라고 말하라는 주님의 말씀을 거역하고, 타르시스로 달아나려고 했다. 그가 탄 배가 폭풍이

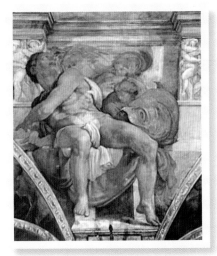

「시스티나 예배당의 천장 프레스코화 – 선지자 요나」
(미켈란젤로, 프레스코화, 바티칸 시스티나 성당)

일어 거의 부서지게 되자, 뱃사람들이 "자, 제비를 뽑아서 누구 때문에 이런 재앙이 우리에게 닥쳤는지 알아봅시다." 하여 제비를 뽑으니 요나가 뽑혔다.

바다가 점점 더 거칠어져 어쩔 수 없게 되자, 뱃사람들은 요나를 들어 바다에 내던지고, 바다에 빠진 요나는 큰 물고기에 삼켜져 그 뱃속에 갇히게 되었다.

요나는 물고기의 뱃속에서 하느님께 "구원은 주

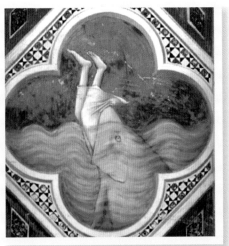

「요나」(조토 디 본도네, 프레스코화, 파도바 스크로베니 예배당)

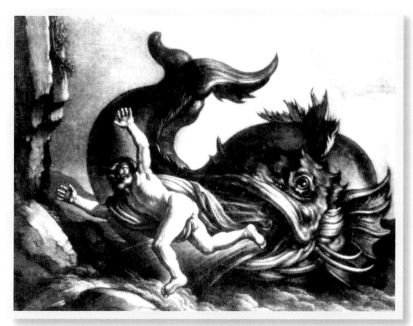

「고래 뱃속에서 나오는 요나」 (발러란트 바이란트, 판화, 릴 미술관)

님의 것입니다." 라고 기도드렸다. 그러자 주님께서는 그 물고기에 게 분부하시어 요나를 육지에 뱉어내게 하셨고, 그렇게 해서 요나는 니네베에 다다라 주님의 말씀대로 외쳤다. "이제 40일이 지나면 니 네베는 무너진다!" 라고.

요나가 외친 주님의 말씀에 니네베의 임금부터 가장 낮은 사람까 지 자루옷을 입고 먹지도 마시지도 않으며 하느님께 힘껏 부르짖으 며 회개하였다. 그들이 악한 길에서 돌아서는 모습을 보신 하느님 께서는 마음을 돌리시어 그들에게 내리겠다고 말씀하신 그 재앙을 내리지 않으셨다.(요나 1-3장 참조)

이렇게 니네베는 회개했고 화를 면했지만, 얼마 안 가 니네베는 다시 교만해졌고 잔인해졌다. 그래서 선지자 나훔은 외쳤다. "불행하여라. 피의 성읍! 온통 거짓뿐이고 노획물로 가득한데 노략질을 그치지 않는다.(나훔 3:1)" 라고.

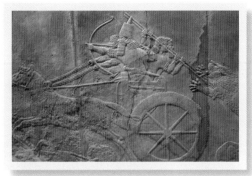
「니네베 북쪽 성에서 사자를 사냥하는 왕」(조각, 대영박물관)

　니네베는 '피의 성읍'이라 불릴 만큼 니네베 사람들이 가는 곳이면 어김없이 피가 흘러 넘쳐났다고 한다. "채찍 소리, 요란하게 굴러가는 바퀴 소리, 달려오는 말, 튀어 오르는 병거, 돌격하는 기병, 번뜩이는 칼, 번쩍이는 창, 수없이 살해된 자들의 시체더미, 끝이 없는 주검. 사람들이 주검에 걸려 비틀거린다.(나훔 3:2-3)" 고 할 정도로 니네베 사람들은 성격이 매우 잔인했다고 한다.

성격의 유형과 마음의 병을 푸는 방법

　성격에는 여러 유형이 있다. 크레치머(Ernest Kretschmer)의 설에 따르면 비사교적인 분열기질과 변덕스러운 조울기질과 끈질기면서 융통성이 없는 점착기질이 있다고 했다. 갈레노스(Claudios Galenos)·융(Carl Gustav Jung)·셸든(William Sheldon) 등도 나름대로 성격의 여러 유형을 피력한 바 있다.

　그렇다면 성격은 어떻게 형성되는 것일까?

프로이트(Sigmund Freud)는 성본능의 발달과 통합 과정이 성격의 형성에 크게 영향을 미친다고 했다. 성본능은 구순기·항문기·남근기·성기기로 발달하는데, 각 단계에서 성본능이 충족되지 못하면, 성본능은 그 단계에 고착되어 그 단계의 특유한 성격을 형성한다는 것이다. 예를 들어 구순기에 고착되면 의존적이면서 공격성을 지니게 되고, 항문기에 고착되면 치밀하면서 완고한 성격이 되고, 남근기에 고착되면 오만하면서 지배적인 성격이 된다는 것이다. 그리고 성본능이 성기기까지 원만히 이루어지면 친절하면서 애정이 풍부한 성격이 된다는 것이다.

마음의 병을 어떻게 해결할 수 있을까?

알렉산더 대왕이 고르디온의 매듭을 풀 듯하면 쉽게 풀릴 것이라고 한다. 그 내용은 이렇다.

알렉산더 대왕은 동방 정복길에 고르디온이라는 곳에 들른 적이 있었다. 그런데 이 도시에 있는 신전에는 한 대의 수레가 밧줄로 신전기둥에 매여져 있었다. 이 밧줄의 매듭을 푸는 자가 전세계를 정복하는 대왕이 된다는 예언이 있었으므로, 많은 영웅호걸이 그것을 풀려고 시도했으나 누구도 풀지 못했다고 한다. 그런데 알렉산더가 고르디온에 도착하자마자 과감히 칼을 뽑아들고 그 매듭을 단칼에 끊어 버렸다고 한다. 이렇게 해서 알렉산더는 광대한 제국을 건설하면서 이를 지배하는 위대한 대왕이 되었다는 것이다.

'고르디온의 매듭'은 푸는 방법이 있을 수도 있지만 풀기 어려울 때는 끊어 버리는 방법도 있다는 것을 뜻한다. 이것은 곧 마음의 매

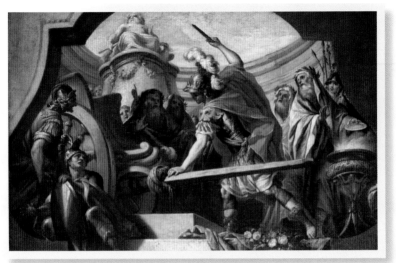
「고르디온의 매듭을 끊는 알렉산더」(피델레 피스게티, 18세기)

듭을 해결하는 방법을 가르쳐 주는 좋은 교훈이라고 하겠다.

살다 보면 마음에 응어리가 많이 남게 마련이다. 응어리는 고리를 지어 또 다른 응어리와 매듭을 짓고, 그래서 더욱 풀기 어려워진다. 이것을 한의학에서는 기가 뭉쳤다 해서 '기울'이니 '기체'니 하는 용어로 표현하고 있다. 기울, 기체는 '고르디온의 매듭' 같은 기의 매듭이다. 기의 매듭은 풀어야 한다. 기를 소통시켜야 하며, 기를 진정시켜야 한다.

마음부터 다스리기

어려운 때일수록 고요함 속의 꿈틀거림이 있어야 한다. 대나무 그림자는 섬돌을 쓸어도 먼지가 일지 않고, 달 그림자는 연못 깊숙이 들어가도 파문이 일지 않는다고 한다. 흔들림이 없는 마음의 고요함이 건강과 무병장수의 요점이라는 얘기다.

보는 데 있어 욕심을 극복하고 마음을 예로 돌아가게 하여 오래 지속하면 마음이 성실해지고, 듣는 데 욕심을 극복하지 못하면 사물을 판단하는 지적 능력이 밖에 있는 사물의 자극에 의하여 어지럽혀지고 방향을 잃고 본래의 바른 판단력을 잃게 된다.

그래서 마음의 고요함을 이루면 건강, 무병장수할 수 있고 그렇지 못하면 질병과 단명을 면하기 어렵다.

《태평어람》에는 양생의 방법을 "몸을 편안하게 하고 기를 보양하며, 좋아하거나 노여워하지 않는 데 있다"고 설명하고 있다. 이를 '양기수정'이라 하며, 내단의 요점이다. '기를 기르고 고요함을 지키는 것'이 양기수정이다. 여기서의 '기'는 원기이며, 이런 원기는 우주 만물이 변화하고 살아가는 근원이 되는 것으로 인간의 근원이요, 까닭에 원기를 상실하면 죽게 되고 원기가 조화롭지 못하면 질병에 빠지게 된다. 그래서 '기'를 보양하기 위해 정서의 조화와 안정이 필요하다는 것이다.

마음부터 다스리고, 병을 고치는 것이 《동의보감》식 건강법이다. "예전의 신성한 의사는 능히 사람의 마음을 다스려서 미리 병이 나지 않도록 했는데, 지금의 의사는 오직 사람의 병만 다스리고 마음을 다스릴 줄 모르니, 이것은 근원을 버리고 끝을 쫓는 것이다." 라는 말도 있다. 결국 병을 고치려면 먼저 마음부터 고쳐야 한다는 것을 강조한 것이다.

그러면서 "병을 다스리고자 하면 먼저 그 마음을 다스려야 한다.

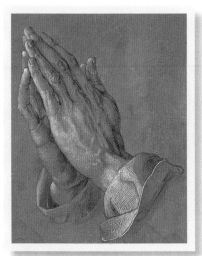

「사도의 손」(알브레히트 뒤러, 1508년경, 알베르티나 판화관, 비엔나)

그 마음을 바르게 하여 도에 합당하게 하며 병자로 하여금 모든 마음속의 의심이나 걱정, 생각, 모든 망념, 모든 불평을 제거해야 한다.”고 밝혔다.

그래야 조그마한 겨자씨에도 거대한 수미산을 담을 수 있고, 한 올의 하찮은 터럭 속에서도 우주 만물을 끌어안을 수 있으며, 이슬 같은 육신이나 갈대 같은 몸 속에도 위대한 영혼을 충만시킬 수 있다는 것이다.

이처럼 명쾌한 건강 비결이 또 어디 있겠는가?

 마음을 진정시키는 식품

멸치. 말린 멸치를 우려낸 물로 된장국을 끓여 자주 먹으면 울화증의 여러 증세들을 많이 가라앉힐 수가 있다. 된장콩도 울화증에 좋기 때문이다. 된장콩을 《동의보감》에서는 ‘두시’ 라고 했는데, 이것이 화기를 내리는 역할이 크다고 했다.

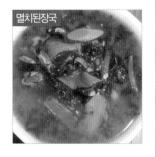

마음의 병을 가라앉히는 말린 멸치와 화기를 내리는 된장국이 배합되면 가장 이상적인 배합이 되어 울화증을 가라앉힐 수가 있다.

요셉과 꿈의 해몽

요셉의 해몽과 예언

요셉은 110년을 살았다. 그는 죽을 때 자기의 형제들에게 말했다.

"나는 이제 죽습니다. 그러나 하느님께서는 반드시 여러분을 찾아오셔서, 여러분을 이 땅에서 이끌어 내시어 아브라함과 이사악과 야곱에게 맹세하신 땅으로 데리고 올라가실 것입니다.(창세 50:22-24)"

이렇게 요셉은 훗날 이스라엘 자손들이 이집트를 탈출할 영광의 그날이 올 것을 예언하고 있다. 그는 이 먼 훗날의 일을

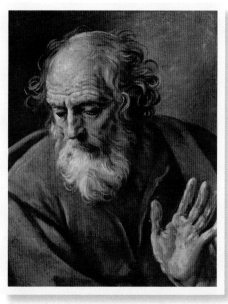

「성 요셉」(귀도 레니, 캔버스에 유채, 로마 국립고대미술관)

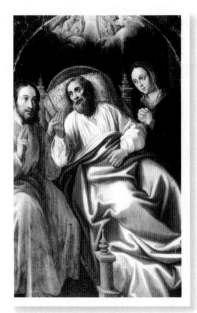

「성 요셉의 죽음」(후안 델 카스틸로,
패널에 유채, 세비아 미술관)

어떻게 알았을까?

나일 강은 갈대 상자에 실린 아기 모세가 버려졌던 강이며, 이집트 파라오의 딸이 아기 모세를 건져 키웠던 강이다. 또한 하느님께서 장성한 모세에게 나일 강물을 피로 변하게 하는 이적을 통해 참하느님이심을 나타내 보이시고 훗날 이집트를 탈출할 수 있게끔 하신 강이다.

나일 강은 적도 부근에서 발원하여 지중해로 흘러드는 아프리카 최대의 강으로 아프리카 대륙의 약 1/10의 유역을 거느리는 장엄한 강이며, 세계 제2위의 길이인 강이다. '시호르(1역대 13:5)'라고도 불리는 나일 강은 특히 이집트 입장에서는 젖줄기 같은 강이기 때문에 파라오가 나일 강가의 암소와 이삭의 꿈까지 꾸게 되었으리라.

파라오가 꾸었다는 꿈의 내용 중 우선 암소의 꿈은 이렇다.(창세 41:1-7 참조) 살찐 일곱 마리의 암소가 나일 강가에서 올라와 갈밭에서 뜯어먹고, 그 뒤에 흉하고 파리한 일곱 마리의 암소가 나일 강가에서 올라오더니 아름답고 살찐 일곱 마리의 소를 잡아 먹는 꿈이었다.

파라오가 꾸었다는 꿈의 내용 중 이삭의 꿈은 이렇다. 한 줄기에 무성하고 충실한 일곱 개의 이삭이 나오고, 그 후에 가늘고 동풍에 마른 일곱 개의 이삭이 나오더니 가는 일곱 개의 이삭이 무성하고 충실한 일곱 개의 이삭을 삼키는 꿈이었다.

여기서 요셉의 놀라운 꿈풀이가 이루어졌다.

당시 요셉은 감옥에 갇혀 있었다. 이집트로 팔려 온 요셉은 파라오의 내신

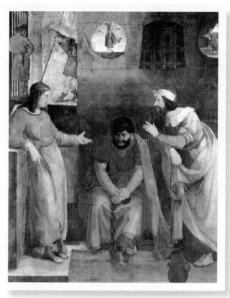

「로마의 카사 바르톨디의 프레스코화 연작 : 감옥에서 꿈풀이를 하는 요셉」(프리드리히 빌헬름 샤도프, 프레스코화, 베를린 내셔널 갤러리)

으로 경호대장인 포티파르의 종이 되어 있었는데, 주인의 아내가 유혹하여 이를 물리쳤으나 오히려 죄를 뒤집어쓰고 감옥에 갇히게 된 것이었다. 이때 파라오의 헌작 시종과 제빵 시종도 함께 갇혀 있었다. 그런데 이들이 꿈을 꾼 것도 요셉이 해몽하여 헌작 시종은 복직할 것이고 제빵 시종은 나무에 매달릴 것이라 했더니, 과연 해몽한 대로 이뤄졌다. 바로 그때 파라오가 나일 강가의 암소와 이삭의 꿈을 꾼 것이고, 헌작 시종이 꿈풀이를 잘 하는 사람이 있다 하여 요셉을 천거해 줬던 것이다. 참으로 기막힌 반전이 아닐 수 없었다. 이리하여 꿈풀이를 잘 한 요셉은 '차프낫 파네아' 라는 이름을 얻고 이집트의 총리가 되었다.

꿈의 정체

그렇다면 꿈이란 무엇이며, 또 어떻게 풀이해야 할까?

성서에서 벗어나 통속적으로 돌아보면 아리스토텔레스의 말처럼 꿈은 신성(神性)인 것도 아니고 초자연적인 게시도 아니며, 수면중에 일어나는 인간의 정신활동이라고 정의를 할 수 있다.

그러니까 잘 때 신체의 일부가 더워지면 꿈에서는 불 속을 걸어 다니는 꿈을 꾸고, 이부자리를 걷어차서 몸의 일부분에 찬 공기가 부딪치면 허공에 날아다니는 꿈을 꾸듯이, 수면중에 일어나는 사소한 자극을 강하게 받아들이기 때문에 각성시 의식하지 못했던 신체의 어떤 변화를 표현하는 것이 꿈이라는 것이다. 즉 꿈은 유기체 내의 어떤 생리적 작용으로 인하여 일어나는 것이라고 한다. 따라서 평상시의 꿈에 지나치게 의미를 부여하는 해몽을 하거나 꿈이 마치 어떤 예언이라도 되는 듯이 여기지 말라는 이야기다.

《술몽쇄언》에 이런 말이 있다.

"꿈이란 염상(念想)의 그림자다. 형체가 단정하면 그림자가 바르고 형체가 비끼면 그림자가 굽는다…… 그러므로 사람됨이 어떤가를 알려면 낮에는 그의 처자를 보고 알 것이오, 밤에는 그가 꾸었다는 꿈에서 점칠 수 있다."

《삼국유사》의 조신(調信)의 꿈처럼 수많은 꿈을 먹고, 수많은 꿈을 꾸면서 아귀다툼하면서 사는 것이 인간사다. 사실 작고 치졸하지만 아름다운 꿈보다는 더 크고 더 원대하고 더 꿈같은 꿈을 추구하면서 꿈같이 살아가는 것이 인간사이다. 우리들이 수면중에 꾸는 꿈마저도 슈만의 '트로이메라이'와 같은 달콤한 꿈이 아니고 거의가 무서움을 자아내는 꿈이 더 많은 것이 사실이며, 이것은 아마도 꿈 같은 꿈을 추구하면서 꿈같이 살아가는 우리들의 아름답지 못한 마음의 반영인지도 모르겠다.

"거룩할 그 님의 그 얼굴 지난밤에 꿈에 보았네. 아름다운 고운 눈동자는 사랑에 넘쳐 말도 없고…… 안타까운 맘이 갈 길 없어 나 역시 침묵을 지켰네" 토스티의 '꿈'은 정말 꿈같이 아름답다. 물론 슈베르트의 '밤과 꿈'이나 리스트의 '사랑의 꿈' 혹은 루빈스타인의 '천사의 꿈' 등도 꿈같이 아름다운 노래이며, 베를리오즈의 '환상교향곡' 역시 꿈의 노래, 그것이다.

몽마(夢魔)와 태몽(胎夢)

신이 창조한 신의 아들 아담에게는 하와를 만나기 전에 동거한 인간의 딸이 있었다고 한다. 유다의 전설에 의하면 릴리트라고 한다. 1년 정도 동거하는 동안 이 사이에서 수많은 악마와 밤의 요마 등 음란한 초인들이 탄생했다고 한다. 그러나 이렇게 태어난 아담의 자식들은 노아의 대홍수 때 멸절했다고 한다. 릴리트는 결국 인간의 모습을 한 악마로 이야기된다. 그래서 중세기에는 '악마 간음'에 대한 미신적 신앙이 번창했다.

몽마(夢魔)란 동침자로서 마녀의 시중을 드는 데몬 혹은 악마의 호칭이다. '위에 눕는 악마'를 잉크부스라고 하며 '밑에 눕는 악마'를 사크부스라고 한다. 토마스 아퀴나스는 이미 고대에서도 주목받던

이 몽마의 테마를 정확하게 연구한 최초의 기독교 학자인데, 그의 연구에 따르면 "악마는 생식(生殖)을 할 수는 있지만 자기 자신의 정자를 지배할 수는 없기 때문에 성행위를 하고 있는 남자로부터 정자를 훔쳐야 한다."라고 했다.

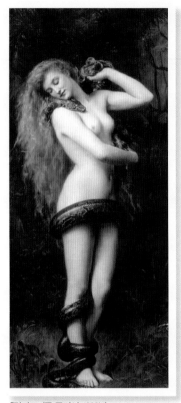

「릴리트」(존 콜리어, 1892년,
시우스 포트 앳킨슨 아트 갤러리)

그래서 마녀의 수태는 다음과 같은 과정으로 이루어진다고 한다. 우선 여자 몽마인 사크부스가 남자와 관계를 하여 그의 정자를 조달해 와 그것을 동료인 남자 몽마 잉크부스에게 건네주고, 또 잉크부스는 이것을 받아 마녀와 관계해서 그 정자를 수정시키는 것이라고 한다. 이것이 악마와의 정사라고 한다. 중국의 《옥방비결》에는 이런 정사를 '귀교(鬼交)'라고 했다.

태몽은 아기의 잉태와 관계되는 꿈이다. 태몽은 꽃이나 반지 등을 받거나, 해를 삼키거나 별을 따거나, 동물이 품에 안기거나 하는 등 아주 여러 형태로 상징된다. 조선조의 대표소설 가운데 약 35%가 태몽에 의해서 출생된 주인공이라는 것을 알 수 있듯이 태몽은 예나 지금이나 아기의 잉태와 관련하여 무척 많이 꾸어지는 꿈이다. 태몽의 과정은 몽입(夢入), 몽사(夢事), 몽각(夢覺)의 세 과정으로 이루어지며 태몽을 꾸는 자는 아버지, 어머니, 제3자의 세 타입이 있다.

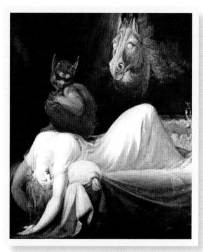

태몽은 "하늘의 것과 인간의 것이 결합될 때 비로소 이루어지는 영상"이라는 말이 있다. '천인상관사상(天人相關思想)'인데, 이것은 초자연적인 빛이 현

「몽마(夢魔)」
(요한 하인리히 휘슬리, 캔버스에 유채, 괴테 박물관)

실적인 필름과 어우러질 때 태몽이라는 영상으로 비쳐진다는 뜻이며, 태몽이야말로 우리의 운명이 예정되어 있음을 전적으로 뒷받침하는 것이라는 뜻도 포함되어 있다.

Plus Tip 태몽의 상징

태몽 중 태아의 상징물로는 동·식물, 천체 등 여러 가지로 표현되는데, 이 상징물은 그 태아 자신을 상징할 때와 태아가 장차 이룩할 어떤 운세를 상징하는 두 가지 표현 수단을 가지고 있는 것이 특징이다. 즉 태몽 중의 상징물은 태아 자신이 아니라 그 아이가 장차 이루어 내고 소유할 운세를 상징한다는 것이다. 물론 꿈속의 배경, 장소, 사건 등이 그 태아의 운세를 거들어서 암시해 주고 있다고 한다.

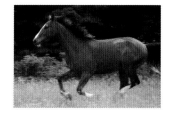

욥과 종기와 암

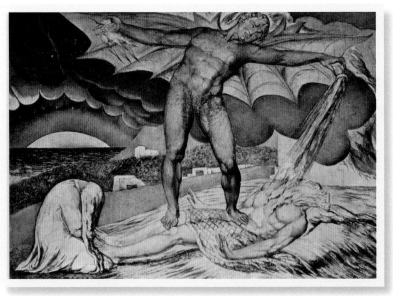

욥과 종기

테만은 에돔의 남쪽에 위치한 지역이다. 에돔은 '붉은'이라는 뜻으로 흙과 바위가 온통 붉은 곳이었다고 하니까 테만도 그런 지역일 수도 있다.

「욥의 시험 : 욥에게 역병을 들이붓는 사탄」, (윌리엄 블레이크, 마호가니 패널에 템페라, 테이트 갤러리)

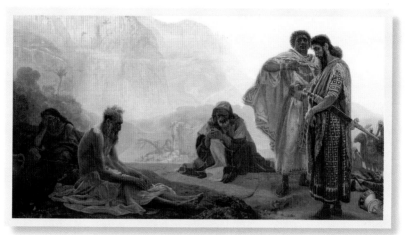

「욥과 그의 친구들」(일리아 레핀, 캔버스에 유채, 국립 러시아 박물관)

에돔 지방의 우츠 출신인 욥은 아내와 10명의 자녀, 그리고 양이 7,000에, 낙타가 3,000, 겨릿소가 500겨리, 암나귀가 500에, 종도 여러 명을 거느려 "동방인들 가운데 가장 큰 부자(욥 1:2)"였으며, "흠없고 올곧으며 하느님을 경외하고 악을 멀리하는 이(욥 1:1)"였다.

그러던 욥에게 어느 날 재앙이 내렸다. 모든 것을 잃고 욥 자신도 병고에 철저히 시달리게 되었다. 소식을 듣고 욥의 세 친구가 달려왔다. 수아 출신의 친구, 나아마 출신의 친구, 그리고 테만 출신의 친구였다. 테만에서 온 친구는 세 친구 중 가장 연장자로 엘리파즈라고 하였다. 엘리파즈는 욥이 이토록 끔찍한 재앙을 당하는 것이 욥의 큰 죄 때문이라고 했다. 그러니 욥이 악에서 떠나면 상태를 회복시켜 줄 것이라고 하였다.

욥이 당시 고통 받던 병은 종기였다. "(사탄은) 욥을 발바닥에서 머리 꼭대기까지 고약한 부스럼으로 쳤다. 욥은 질그릇 조각으로

제 몸을 긁으며(욥 2:7-8)"
고통스러워했다.

부스럼, 즉 종기는 이집
트 탈출 때 파라오의 땅에
내려진 재앙 중의 하나였
으며, 율법에 따라 제사장
에게 가서 보이고 진단해
야 할 병의 하나였다. 그
러니 테만 출신의 엘리파
즈가 욥에게 큰 죄 때문에
당한 재앙이니 악에서 떠
나라고 했던 것이다.

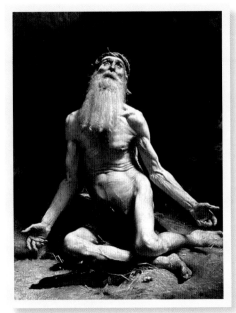

「욥」(레옹 조제프 플로랑탱 보나,
캔버스에 유채, 보나 미술관)

종기는 예로부터 난치병의 하나였다. 살갗에 나는 것이 '종기(腫
氣)'요, 큰 종기는 '옹저(癰疽)'이다. 살이 썩는 것이 '옹(癰)'이고, 힘줄
과 골수가 마르며 속으로는 오장에까지 미치고 혈기가 줄며 힘줄과
뼈와 성한 살이 없는 것이 '저(疽)'이다. 《동의보감》에는 암(癌)과 표
(瘭)도 옹저의 하나라고 했다. 그러니 종기가 난치병의 하나일 수밖
에 없다.

그렇다면 종기에 좋은 치료법은 어떤 것
이 있을까?

첫째, 가벼운 종기에 붙이면 효과가 있
는 몇 가지 약재가 있다. 팥을 가루 내어

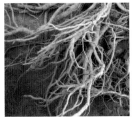

접시꽃 뿌리

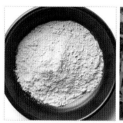 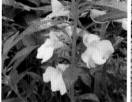 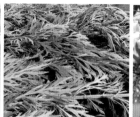 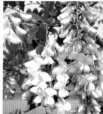

팥가루   흰봉선화   익모초잎   괴화(홰나무 꽃)

달걀 흰자위에 개어 붙인다. 아파서 고함을 치며 눕지도 못할 때는 달래를 짓찧어 참기름에 개어 붙인다. 접시꽃 뿌리를 짓찧어 붙이거나 흰 봉선화 옹근풀을 짓찧어 먼저 쌀식초로 종기 부위를 씻은 후 붙인다. 둘째, 가벼운 종기에 먹어서 효과가 있는 몇 가지 약재도 있다. 감국의 잎을 즙내어 마신다. 익모초의 즙도 좋다. 단너삼뿌리(황기) 끓인 물을 마시거나 괴화 160g을 고소하게 볶아 술 2사발에 끓여 마신다.

바오로와 암의 자연퇴축 비밀

테살로니카는 알렉산더 대왕 사후 헬라를 다스리던 카산드로스가 그의 아내 테살로니카의 이름을 따서 붙인 도시라고 한다. 테살로니카는 알렉산더의 이복 누이였다.

알렉산더는 그리스에서 페르시아, 인도의 인더스 강에 이르는 대제국을 건설하면서 헬레니즘의 기틀을 마련한 대왕이었다. 그리스 문명과 오리엔트 양식의 요소가 융합되면서 '세계시민' 주의가 싹트게 된 것은 알렉산더 대왕의 큰 업적이 아닐 수 없다.

그렇다면 헬레니즘의 영향 아래 있던 킬리키아의 타르수스 땅에

서 태어나, 유다인 공
동체의 울타리를 넘어
이방인 사역을 넓혀
그리스도 대제국 건설
의 기틀을 마련한 위
대한 공헌자는 누구

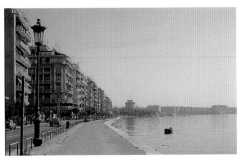

그리스 마케도니아 지방 테살로니카

인가? 바로 바오로다.

바오로는 제2차 전도
여행 때 테살로니카에
들렀다. 짧은 체류였지
만 훗날 바오로는 테살
로니카 첫째 서간과 둘
째 서간을 저술하였다.
첫째 서간에서 바오로
는 이렇게 말했다.

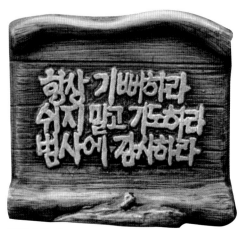

1테살 5 : 16~18

"언제나 기뻐하십시오. 끊임없이 기도하십시오. 모든 일에 감사
하십시오. 이것이 그리스도 예수님 안에서 살아가는 여러분에게 바
라시는 하느님의 뜻입니다(1테살 5:16-18)."

바오로의 이 말은 바오로의 말대로 하느님의 뜻이다. 그리스도
예수님 안에서 살아야 할 신자의 지킬 바이다. 그리고 이 말은 질병
을 이겨낼 유일한 길이며, 특히 암을 자연치유하는 기적의 메시지
이다.

사실 암의 자연치유, 즉 암의 자연퇴축은 종종 볼 수 있는 현상이다. 그래서 네덜란드에서는 암의 자연퇴축을 전문적으로 연구하는 재단법인이 있다고 한다. 이 재단의 조사에 의하면 1,000명에 1명꼴로 암이 저절로 치유되고 있다고 한다. 《암이 없어졌다》는 책을 저술한 미국의 허쉬버그의 조사에 따르면, 암의 자연퇴축을 경험한 사람들의 공통점은 '좋은 결과

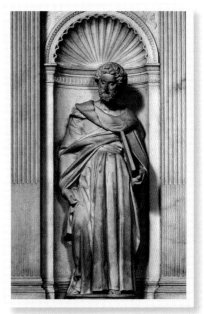

「성 바오로」(미켈란젤로 부오나로티, 조각, 시에나 대성당)

를 얻을 수 있을 거라고 믿는다'는 신념 또는 '투지' 등을 지녔으며, 기도와 명상, 그리고 이미지 요법 등을 행했다고 한다. 이러한 결과 암에 대항하는 '암 킬러 세포'가 활성화 되고 면역력이 상승되어 암이 자연퇴축되었다는 것이다.

'암 킬러 세포'는 잠자는 동안에 재충전되어 이른 아침에 가장 왕성해진다고 한다. 그래서 편한 마음으로 숙면하는 것이 좋으며, 또 웃음은 이 '암 킬러 세포'의 활성을 3~4배로 높여준다고 하니까 웃음의 생활이 필요하다고 한다. 따라서 항상 기뻐하고, 쉬지 않고 기도하며, 범사에 감사하는 생활이야말로 암의 자연치유력을 높이는 가장 확실하고도 가장 빠른 방법임에 틀림없다.

바오로와 항암식품, 브로콜리

바오로가 제2차 전도여행 때 들렀다는 테살로니카, 그곳은 일찍부터 번창하여 '전 마케도냐의 어머니'라 불리던 항구도시였다. 로마와 소아시아('태양이 솟는 곳'이라는 뜻의 '아나톨리아'라고 함)

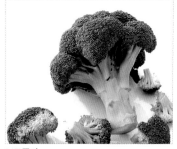
브로콜리

를 연결하는 '에그나티아 대로(Via Egnatia)'를 통해 상업과 문화의 중심지로 발전한 도시였다고 한다.

테살로니카를 중심으로 한 지중해 동부 연안과 아나톨리아 일대를 원산으로 하는 식물들이 많은데, 이 지역의 식물들은 동서 교류의 요충지인 이곳을 통해 서로는 유럽 대륙 깊은 곳까지, 동으로는 아시아 대륙 깊은 곳까지, 그리고 우리나라까지 전래되었다. 고수풀·양배추·브로콜리 등이 그런 식물들 중 하나다.

브로콜리는 꽃양배추와 동일 계열이며, 그래서 '녹색꽃양배추'라 불린다. 브로콜리는 비타민 C의 덩어리다. 레몬의 2배, 감자의 7배, 귤의 6~7배나 되는 비타민 C를 함유하고 있다. 브로콜리는 체내 노폐물을 제거하며 피의 흐름을 원활하게 하는데, 가장 주목받고 있는 효과는 항암작용이다. 항산화작용을 가진 베타카로틴·루테인·셀레늄 등이 풍부하고 발암물질을 해독하는 페놀·설파라페인 등이 풍부하기 때문이다. 존스홉킨스 대학병원의 연구 결과, 설파라페인 성분은 페이즈2 효소라는 단백질 그룹을 활성화시켜서 발암물질을 세포 밖으로 몰아내는 분자에 접착하여 없앤다고 한다. 또 발암물질인 Trp-P-2의 억제 효과는 채소류 중에서 브로콜리가 제일이라고 한다.

브로콜리는 꽃봉오리를 식용하지만 꽃봉오리보다 줄기부분의 영양가가 높고 식이섬유가 풍부하므로 줄기까지 함께 식용하는 것이 바람직하다. 심심한 소금물에 담갔다가 흐르는 물에 흔들어 씻어 먹는다. 데치기보다 물을 붓지 않고 쪄서 브로콜리 자체에서 나오는 수분을 함께 먹는 것이 좋다.

Plus Tip　브로콜리 배합 요령

브로콜리와 치즈를 배합하면 비타민 A의 효력이 상승한다. 브로콜리와 양파를 배합하면 브로콜리의 인터페론 분비촉진 작용을 양파가 증강시켜 줌으로써 면역력 증강작용이 커진다. 브로콜리와 고기나 달걀을 배합하면 철분의 흡수율이 높아진다.

브로콜리와 아몬드나 아보카도를 배합하면 브로콜리의 셀레늄이 아몬드나 아보카도의 비타민 E와 결합하여 강력한 항산화작용을 한다.

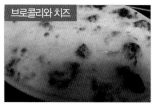
브로콜리와 치즈

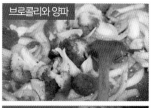
브로콜리와 양파

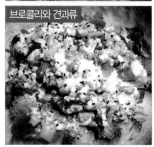
브로콜리와 견과류

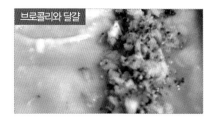
브로콜리와 달걀

이사악과 이스마엘,
구리와 염소

이사악과 구리

네겝 땅은 사해와 지중해의 중간지역이다. 강우량이 매우
적은 지역이기 때문에 '건조한 땅'이라는 뜻의 이름이 붙여진 땅이
다. 사막 같지만 그렇다고 불모의 사막은 아니었다고 한다. 아브라
함이 이집트로 오갈 때 머물렀던 곳이며, 이사악과 야곱이 거처했던
곳이니 불모의 땅은 아니었던 모양이다. 오히려 네겝은 전략적으로
나 경제적으로 매우 중요한 땅이었다고 한다.

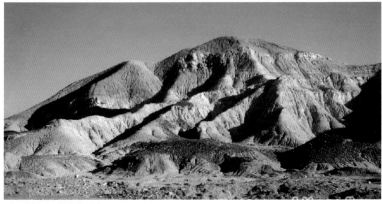

이스라엘 남부의 네겝 지역

이 땅에 구리 원광이 위치하고 있었기 때문이다. 구리는 성막과 성전, 그리고 그 부대 기구를 만드는 데 사용되었기 때문에 귀한 자원이 아닐 수 없었다. 그래서 사울이나 다윗은 구리 자원을 확보하기 위해 전쟁까지 일으켰던 것이다.

구리는 매우 적지만 사람의 몸에도 포함되어 있고, 의학적으로도 유용한 물질이다. 원자기호가 Cu인 구리는 성인의 경우 체내에 약 100mg이 포함되어 있다. 간·뇌·신장·심장 등에 그 농도가 높은데, 우리 몸에 흡수되면 히스티딘이나 알부민과 결합한다. 유아나 실험동물에 구리가 결핍되면 빈혈이나 탄력섬유의 발육장애를 초래한다.

한편 구리는 뼈가 부러진 병에 약으로 쓰인다. 이를 골절이라고 한다. 뼈의 연속성이 완전 혹은 불완전하게 소실된 상태다. 전자를 완전골절, 후자를 불완전골절이라고 한다. 흔히 골다공증에 의해서도 오고 뼈의 일정한 부분에 반복되는 스트레스가 가해져 오기도 한다. 골절이 되면 아프다, 붓는다, 피부색이 변하고, 기능장애나 변형 또는 비정상적인 운동과 염발음이라 하여 뼈끼리 부딪치는 소리가 난다. 출혈 또는 쇼크 등도 나타날 수 있다.

골절이 되면 가장 먼저 부목으로 고정해야 한다. 정복(整復)하거나 수술해야 할 경우도 있다. 때로 치료기간이 상당히 걸릴 수도 있다. 여하간 응급처치든 폐쇄적 치료든 수술이든 합당한 치료를 받아야 한다. 그 후 뼈의 회복을 빠르게 하는 데에 구리가 도움이 될 수 있다. 약명을 '자연동'이라고 한다. 일명 '산골'이라 한다. 골절이 아물어 붙는 것을 촉진하는 효과가 있다고 알려진 유화철 광석이 자연동이다. 맛은 맵다. 어혈도 풀고 근육이나 뼈를 잇고 붙이는 작용을 한다.

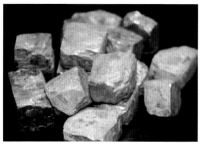
자연동

자연동은 불에 달구어 식초에 담금질하기를 7회 한 후에 약용해야 한다. 《동의보감》 등 여러 의서에는 몇 가지 약재와 배합하여 약용한다고 했지만, 민간에서는 법제로 만든 자연동을 가루 내어 사용하고 있다.

이스마엘과 석회

바오로가 말했다. "아브라함에게는 두 아들이 있었는데 하나는 여종에게서 났고 하나는 자유의 몸인 부인에게서 났다고 기록되어 있습니다. 그런데 여종에게서 난 아들은 육에 따라 태어났

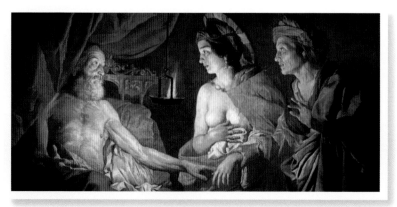
「잠자는 아브라함에게 하갈을 보내는 사라」(마티아스 스토메르, 캔버스에 유채, 콩데 미술관)

고 자유의 몸인 부인에게서 난 아들은 약속의 결과로 태어났습니다.(갈라 4:22-24)" 라고. 그리고는 또 이렇게 말했다. "형제 여러분, 우리는 여종의 자녀가 아니라 자유의 몸인 부인의 자녀입니다(갈라 4:31)" 라고.

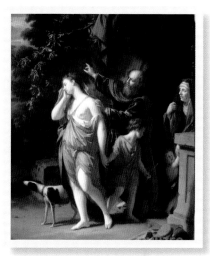

「이스마엘과 하갈을 돌려보내는 아브라함」
(필립 반 다이크, 유화, 루브르 박물관)

자유의 몸인 부인은 아브라함의 아내 사라요, 이 부인에게서 태어난 아들은 이사악이다. 성령을 통한 하느님의 약속의 결과로 태어난 아들이다. 그리고 여종은 하가르(하갈)요, 이 여종에게서 태어난 아들은 이스마엘이다. 육에 따라 태어난 아들이다. 그러니 두 아들이 함께 상속을 받을 수는 없는 일이며, 그래서 이사악이 젖을 떼던 날 여종 하가르와 이스마엘은 쫓겨났다.

쫓겨난 모자는 처참했다. 황량하고 메마르고 두려운 광야에서 굶주리고 물마저 떨어져 사경에 이르렀다. "아기가 죽어가는 꼴을 어찌 보랴!" 부르짖으며 하가르는 주저앉아 목 놓아 울었다. 광야의 모자는 이처럼 처절하고 참담했다. 이 광야가 바로 파란 광야였다.

파란 광야는 석회암으로 이루어졌다고 한다. 석회암은 동물의 껍질이나 뼈 같은 것이 물 밑에 쌓여서 생긴 퇴적암이다. 그러니까 이 광야는 노아의 홍수 때 물에 잠긴 채 오랜 세월 퇴적된 지역이었을 것이라고 한다.

돌에 석회를 발라 율법의 모든
말씀을 새겼고(신명 27:2 참조),
석회에 가는 모래와 황토를 섞어
반죽해서 건축 재료로 널리 쓰였
듯이, 오래 전부터 다양하게 석

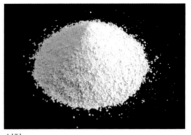
석회

회를 활용할 줄 알았기에 당연히 석회를 약용도 했었을 것으로 생각
되어진다. 칼로 베이거나 화살에 상처가 났을 때 석회로 지혈시키면
서 새살이 살아나게 하는 데 활용을 했을 것이다. 이스마엘이 광야
에서 자라 활잡이가 되었다니까 충분히 추측해 볼 만하다.

흔히 석회수와 참기름을 같은 양으로 섞어서 하얀 색의 진한 액
체가 될 때까지 휘저어 만든 '석회찰제'를 화상이나 욕창의 치료제로
한때 써왔던 것처럼, 사마리아인이 강도를 만나 초주검이 된 사람의
상처에 기름과 포도주를 붓고 싸매어 치료했던 것(루카 10:34 참조)
같이 기름을 치료제로 많이 써왔으니 마땅히 석회와 기름을 혼합한
외용제도 있었을 것으로 생각된다.

케다르와 염소고기
케다르는 아브라함의 첩 하가르가 낳은 이스마엘의 둘째아
들 이름인데, 케다르로부터 유래된 종족이나 그들의 영토를 '케다르'
라고 한다. 그들은 필리스티아 동쪽 사막 지역에 거주했는데, 아라
비아 유목민 중에 활을 잘 쏘고 가축을 많이 길러 부유했으며, 검은

염소 털로 만든 장막에 살았다고 한다. 성경에는 이 장막이 검은 염소 털로 지어졌기 때문에 이렇게 노래하고 있다.

"예루살렘 아가씨들이여
나 비록 가뭇하지만 어여쁘답니다.
케다르의 천막처럼"(아가 1:5)

그러니까 이들은 염소를 키우고, 염소 털로 장막을 지어 살았던 모양이다.

염소는 열악한 환경에서도 생존력이 뛰어나 척박한 땅에서 유목 생활을 해야 하는 그들에게는 매우 귀중했다. 그래서 어린 염소는 희생물로 올렸으며, 그 고기는 먹었고, 그 젖을 그대로 먹거나 치즈로 만들었다. 그 가죽은 물병이나 술병으로 이용했으며, 양가죽과 함께 성경 두루마리를 필사하는 데 이용했다. 털은 노끈이나 섬유로 썼으며, 머리털은 성막 덮개로 썼다. 그래서 "숫염소들은 밭을 살 돈이 된다. 염소젖은 넉넉하여 네 양식이 되고 네 집안의 양식과 네 여종들의 생계가 되어 준다.(잠언 27:26-27)" 라고 하였다.

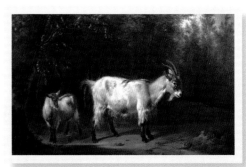

「염소와 새끼 염소」
(아드리안 반 드 벨트, 캔버스에 유채, 런던 내셔널 갤러리)

염소는 기원전에 메

소포타미아에서 사육되기 시작했다고 하며, 식용한 역사는 거의 5,000년 가량 된다고 한다. 염소는 독초가 아니면 무슨 풀이든 잘 먹을 정도로 식성이 좋다. 맛이 달고 성질은 뜨겁다. 독은 없다. 염소고기에 들어 있는 풍부한 단백질은 소화흡수율이 매우 높다. 특히 칼슘이 흑염소 고기에 무려 112mg%가 함유되어 있으며 철분·비타민 B_1·B_2 및 많은 양의 비타민 E(토코페롤)가 들어 있다. 대신 지방 함량은 적다. 염소고기는 속을 덥게 하고, 내장을 보하고, 기력을 증진시키며, 병후 회복기에 체력이 떨어진 환자의 영양식으로 안성맞춤이다. 특히 산후에 기혈이 허약하고 정신이 위축되고 소화불량이 있으며, 식은땀이 나고 손발이 차고 아랫배와 허리에 통증이 있을 때 좋다. 그래서 예로부터 염소는 '임산부의 보약' 또는 '부녀자의 성약'이라고 경찬을 받아왔다.

Plus Tip 염소고기와 남성불임증

약으로 쓰는 염소는 생후 1년이 안 된 흑염소가 좋다. 염소소주를 내어 먹으면 좋다. 염소고기와 인삼을 배합하면 궁합이 잘 맞는다. 철분과 단백질의 흡수를 상승시킬 수 있어서 좋다.

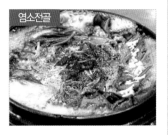

염소전골

염소고기와 음양곽, 염소고기와 마늘이나 부추를 배합하면 양기를 늘리고 속이 허하고 냉한 데 아주 효과적이다. 특히 염소고환과 녹용을 배합해 가루 내어 먹으면 정액의 양과 정자 활동을 늘려서 남성불임증 치료에 도움이 된다.

타마르와 양

예수님의 족보

아브라함은 이사악을 낳고, 이사악은 야곱을 낳았다. 야곱은 아내 레아로부터 여섯 아들을, 또 아내 라헬로부터 두 아들을, 그리고 라헬의 몸종과 레아의 몸종으로부터 각각 두 아들씩을 낳았다. 이 열두 아들 중 하나가 유다다. 유다는 수아라는 이름을 지닌 가나안 사람의 딸을 만나 아내로 삼고, 아들을 낳았다. 에르, 오난, 셀라다.

세월이 흐른 뒤 유다의 아내가 죽고, 애도 기간이 지나자, 유다는 팀나로 자기 양들의 털을 깎는 이들에게 올라갔는데, 이

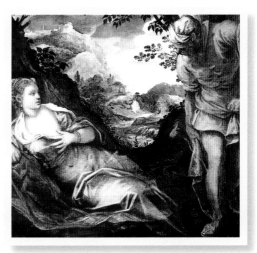

「다말과 유다의 만남」(자코포 로부스티, 캔버스에 유채, 마드리드 티센-보르네미사 미술관)

곳 팀나에서 유다는 사정을 알지 못한 채 며느리인 타마르(다말)를 임신시켰다. 때가 되자 타마르는 쌍둥이를 낳았다. 페레츠와 제라라는 쌍둥이다.(창세 38:1-5, 27-30 참조)

후일 페레츠의 자손이 퍼져 보아즈는 룻에게서 오벳을 낳았고, 오벳은 이사이를 낳고, 이사이는 다윗 임금을 낳았다. 아브라함부터 다윗까지가 14대이다. 다윗은 솔로몬을 낳고, 여기서 또 자손이 퍼져 요시야는 바빌론 유배 때에 여호야긴을 낳았다. 다윗부터 바빌론 유배까지가 14대이다. 바빌론 유배 뒤에 여호야긴의 자손이 퍼져 야곱이 마리아의 남편 요셉을 낳았는데, 마리아에게서 그리스도라고 불리는 예수님께서 태어나셨다. 바빌론 유배부터 그리스도까지가 14대이다.(마태 1:1-17 참조) 결국 유다는 다윗의 조상이 되었으며 예수 그리스도의 조상이 되었다.

시아버지와 며느리의 사연

그런데 어쩌다가 시아버지 유다가 며느리 타마르를 임신시키게 된 것일까? 유다와 타마르 사이에는 이런 사연이 있었다.(창세 38:6-15 참조)

유다에게는 에르, 오난, 셀라, 이렇게 세 아들이 있었다고 앞에서 말했는데, 타마르는 맏아들인 에르의 아내였다. 그런데 에르는 주님이 보시기에 악하였으므로, 주님께서 그를 죽게 하셨다. 에르가 죽자 타마르는 대를 잇는 결혼 풍습에 따라 둘째아들인 오난의 아내가 되었다.

이때 유다가 오난에게 "네 형수와 한자리에 들어라. 시동생의 책임을 다하여 네 형에게 자손을 일으켜 주어라." 하고 말하였다. 그러니까 죽은 형의 아내를 살아 있는 동생이 거두어 주는 것은 '책임'이라는 말이다. 그리고 시동생과 형수 사이

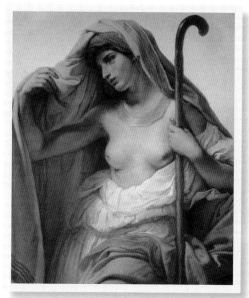

「유다의 여자, 타마르」(프란체스코 하예즈)

에서 낳은 아들은 마땅히 죽은 형의 아들이 되어, 죽은 형의 대를 이으면서 자손이 흥해져야 한다는 말이다.

그러나 오난은 타마르가 임신하면 죽은 형의 이름으로 유산의 몫이 나뉘는 것이 아까워 동침 때마다 바닥에 사정을 했다. 그가 이렇게 한 것이 주님께서 보시기에 악하였으므로, 주님께서는 오난도 죽이셨다.

그러자 유다는 셋째아들 셀라마저 그 형들같이 죽을까 염려하여 며느리인 타마르에게 친정에 가서 과부로 수절하면서 셀라가 장성하기를 기다리라고 하였다. 그래서 타마르는 친정으로 돌아가 살게 되었다. 그런데 셀라가 장성해도 유다는 며느리를 부르지 않았다. 바로 이럴 즈음에 유다가 팀나에 오게 된 것이다.

며느리 타마르는 과부의 옷을 벗고 너울로 얼굴을 가리고 팀나 길 곁 에나임 어귀에 나가 앉았다. 유다가 이 여인을 보았을 때 얼굴을 가리고 있었으

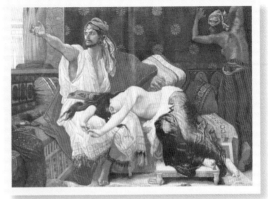

「타마르」 (알렉상드르 카바넬, 캔버스에 유채, 니스 미술관)

므로 창녀인 줄 알았고, 그래서 한자리에 들게 되었고, 그래서 타마르는 시아버지 유다의 아이를 낳게 되었다. 이렇게 해서 유다는 다윗의 조상이 되었고 예수 그리스도의 조상이 된 것이다.

매춘의 역사와 해웃값

유다가 팀나에 왔을 때, 그의 며느리 타마르는 과부의 옷을 벗고 너울로 얼굴을 가리고 에나임 어귀에 나가 앉아 있었다. 그래서 유다가 이 여인을 보았을 때는 얼굴을 가리고 있었으므로 창녀이려니 생각하였다. 그래서 유다는 그 여자에게 가서 "이리 오너라. 내가 너와 한자리에 들어야겠다."고 했다. 어쨌건 유다는 창녀로 여긴 그 여자에게 담보물을 맡기고 관계했다.

그런 후 자기 친구인 아둘람 편에 새끼염소 한 마리를 보내면서, 그 여자에게서 담보물을 찾아오게 했다. 아둘람은 그 여자를 찾지 못하자 그곳 사람들에게 "에나임 길가에 있던 신전 창녀가 어디 있

습니까?" 하고 물었고, 그곳 사람들은 "여기에는 신전 창녀가 없습니다." 라고 대답하였다. 아둘람은 유다에게 돌아가 말하였다. "그 여자를 찾지 못했네. 그리고 그곳 사람들이 '여기에는 신전 창녀가 없습니다.' 라고 하더군."(창세 38:15-22 참조)

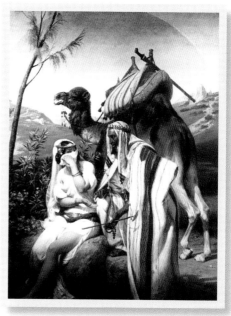

「유다와 다말」(오라스 베르네, 캔버스에 유채, 월리스 컬렉션)

이상의 내용에서 알 수 있는 것은 창세기 때부터 신전에는 으레 창녀가 있었다는 것이다. 신전 제의에서 신을 숭배하는 행위의 일부로 매음 행위를 하는 창녀를 '케뎃사' 라고 하였다. 한편 성경에는 "이스라엘의 딸은 신전 창녀가 되어서는 안 되고, 이스라엘의 아들은 신전 남창이 되어서는 안 된다.(신명 23:18)" 라고 했다. 그렇지만 유다 이야기가 보여주듯이 신전 창녀는 창궐했던 것 같다.

그렇다면 창녀의 해웃값은 얼마나 되었을까?

유다가 창녀로 알고 며느리에게 "한자리에 들어야겠다."고 했을 때, 그 여자가 물었다, "저와 한자리에 드는 값으로 제게 무엇을 주시겠습니까?" 그러자 유다가 말했다. "내 가축 떼에서 새끼염소 한

마리를 보내마.(창세 38:16-17)" 라고. 그러니까 창녀의 해웃값은 새끼염소 한 마리 정도의 값이었던 모양이다.

🕸 양고기의 약효

며느리 타마르는 시아버지 유다가 한자리에 드는 값으로 새끼염소 한 마리를 보내마 라고 하자, "그것을 보내실 때까지 담보물을 주시면 좋겠습니다." 라고 했고, 유다가 "너에게 무슨 담보물을 주랴?" 하고 묻자, "어르신네의 인장과 줄, 그리고 손에 잡고 계신 지팡이면 됩니다." 하고 대답하였다. 그래서 유다는 그것을 주고 그 여자와 한자리에 들었다.

그 후 유다는 친구 아둘람 편으로 새끼염소 한 마리를 보내면서 담보물을 찾아오게 했는데, 그 여자를 찾지 못했다. 그로부터 석 달쯤 후, 유다는 "그대의 며느리 타마르가 창녀 노릇을 했다네. 더군다나 창녀질을 하다 임신까지 했다네." 하는 말을 전해 듣게 되고, 유다는 "그를 끌어내어 화형에 처하여라."고 명령했다. 끌려 나온 타마르는 "저는 이 물건 임자의 아이를 배었습니다." 라고 하면서, "이 인장과 줄과 지팡이가 누구 것인지 살펴보십시오." 하며 내보였다.

이 모든 일이 유다가 팀나로 자기 양들의 털을 깎는 이들에게 올라갔다가 벌어진 사연이었다. 양은 성경에 제일 먼저 기록된 동물로 젖·가죽·털이 다 요긴하게 쓰였다.

한의학에서도 양의 각 부위가 요긴하게 약용된다. 양고기는 맛이 달며 성질은 따뜻하다. 기운을 돋우고 허한 것을 보하며 중초를 따뜻하게 한다. 식욕을 돋우며 살찌게 한다. 근육과 뼈를 강하게 하며, 마음을 가라앉히며 심장 두근거림을 멈추게 한다.

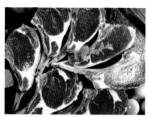
양고기

양의 췌장은 오래된 기침과 여자의 대하증 치료에 효과가 있고, 양의 간은 시력을 좋게 하며 빈혈을 개선한다. 양의 뼈는 근골을 튼튼히 하며 소변을 찔끔거리거나 오래 설사할 때 좋다. 양의 위장은 과로로 수척하거나 음식을 못 먹거나 수면 중 땀을 많이 흘릴 때 좋다. 양의 골수는 폐와 피부를 윤택하게 하여 해수나 피부소양증에 좋고, 양의 콩팥은 허리 아픔이나 발기부전에 효과가 있다. 특히 양의 담낭에 생긴 결석을 '양황'이라 하는데, 우황에 버금가는 약이다.

Plus Tip 양을 이용한 치료

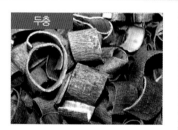
두충

만성기침에는 양의 췌장 3개와 대추 100개를 술 5되에 7일 동안 담갔다가 복용한다. 폐결핵에는 싱싱한 양의 담낭을 잘 동여매고 1~2시간 중탕으로 쪄서 1일 1개씩 복용한다. 허리가 안 좋을 때는 양의 콩팥 한 쌍에 두충을 넣고 고아 공복에 나누어 먹는다.

흰 양고기 반 근을 날것으로 마늘과 같이 3일에 한 번씩 자주 먹으면 신장의 기를 보양할 수 있다.

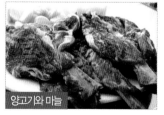
양고기와 마늘

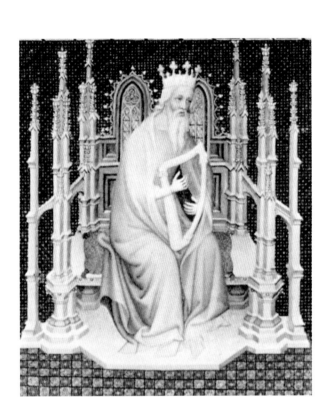

제3장

다윗과
왕조의 사람들

다윗과 처녀회춘술

골리앗과 돌

므나헴과 임신한 여인과 미라

사울과 음악치료

솔로몬과 상아와 청동

솔로몬과 생식기 숭배

아사 왕과 발의 건강

압살롬과 멋의 머리카락

엘리야와 까마귀, 엘리사의 인공호흡

예레미아와 눈물과 눈약

요나탄과 유익한 꿀

다윗과 처녀회춘술

유부녀(有夫女) 밧세바와 동녀(童女) 아비삭

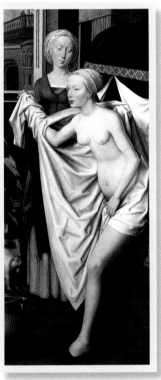

다윗 옆에는 많은 여인이 있
었다. 그 중에 유부녀 밧세바와 동녀
아비삭, 두 여인을 빼놓을 수 없다.

유부녀 밧세바, 이 여인은 어떻게
생겼기에 다윗이 그토록 미치게 되
었을까? 목욕하는 밧세바를 그린 그
림을 보며, 그녀가 어떤 모습인지 그
려보자.

먼저 멤링의 그림이다. 깡마른 얼
굴과 빈약한 상체, 한 주먹도 될까말
까한 유방, 모든 것이 애처롭기만 하
다. 이 모습이 그토록 다윗을 미치게
한 것일까?

이제 렘브란트의 그림이다. 커다

「목욕하는 밧세바」(한스 멤링, 패널에 유채,
슈투트가르트 미술관)

란 젖가슴은 탄력이 있다. 하지만 유륜과 배꼽이 크고 짙으며 뚜렷하다. 옆구리에 살이 붙었고 배에는 턱이 몇 겹 져 있고 엉덩이는 펑퍼져 있다. 유부녀 특유의 몸매다. 그 몸매에서 풍기는 성숙미와 중

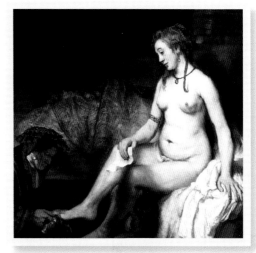

「목욕하는 밧세바」
(하르먼스 판 레인 렘브란트, 캔버스에 유채, 루브르 박물관)

후미 그리고 관능미가 휴화산처럼 숨은 채 그 속에서 살아 숨을 쉬고 있다. 이 모습이 그토록 다윗을 미치게 한 것일까?

다윗의 또 하나의 여인, 숫처녀 아비삭은 어떻게 해서 다윗의 곁에 있게 되었을까?

다윗의 옆에는 항상 여자들이 있었다고 앞에서 이야기했다. 그러니 과색할 수밖에 없었다. 다윗은 과색의 후유증으로 노년에 이르러서는 이불을 덮어도 몸이 따뜻해지지 않는 이상증세를 보이게 되었다. 한의학적으로 '신양허증(열에너지원이 고갈되어 생기는 병)'에 빠지고 만 것이다. 그러자 신하들이 다윗 왕에게 치료 방법을 제시했고, 결국 다윗 왕은 이 치료 방법을 수락하여 아비삭이 다윗 곁에 있게 된 것이었다.

그 사연을 좀 더 자세히 읽어보자.

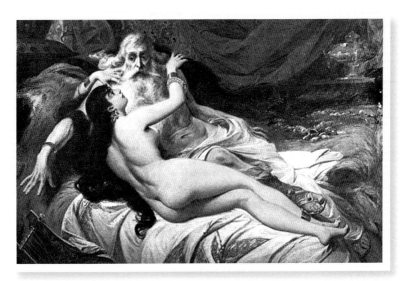

「다윗과 아비삭」(페드로 아메리코, 캔버스에 유채, 브라질 순수예술 국립박물관)

　"다윗 임금이 늙고 나이가 많이 들자, 이불을 덮어도 몸이 따뜻하지 않았다. 신하들이 그에게 말하였다. '주군이신 임금님께 젊은 처녀 하나를 구해 드려 임금님을 시중들고 모시게 하였으면 좋겠습니다. 그 처녀를 품에 안고 주무시면 주군이신 임금님의 몸이 따뜻해지실 것입니다.' 그리하여 신하들은 이스라엘 온 지역에서 아름답고 젊은 여자를 찾다가, 수넴 여자 아비삭을 찾아내고는 그 처녀를 임금에게 데려왔다. 그 젊은 여자는 매우 아름다웠다. 그가 임금을 모시고 섬기게 되었지만, 임금은 그와 관계하지는 않았다.(1열왕 1:1-4)"고 한다.

 ### 처녀회춘술의 정체

〈1열왕〉의 이야기를 다음과 같이 세 가지로 정리해 보자.

첫째, 신하들이 제시한, 그래서 실행한 치료법은 '처녀를 품에 안고 자는 것'이었다. 동양의 '대식(對食) 요법'과 같은 치료법이다. 소위 말해서 '처녀회춘술'이라는 요법이다.

둘째, 신하들은 아름답고 젊은 여자를 찾았다고 한다. 수넴 여자 아비삭이 바로 그런 여자였다고 한다. 다윗이 이스라엘을 다스린 지 마흔 해째에 죽고 솔로몬이 왕에 오르자, 다윗의 아들 아도니야가 밧세바를 찾아와 "솔로몬 임금님에게 말하여 수넴 여자 아비삭을 제게 주어 아내로 삼게 해 주십시오.(1열왕2:17)" 라고 청을 할 정도로 아름다운 여인이었다. 그러니까 '처녀회춘술'에 쓰이는 여인은 숫처녀에 아름답고 건강한 젊음을 지니고 있어야 한다는 것을 알 수 있다.

셋째, "임금을 모시고 섬기게 되었지만, 임금은 그와 관계하지는 않았다."고 했듯이 '처녀회춘술'의 주안점은 성교 없이 그냥 끌어안고 자며 항상 곁에 두었다는 데에 있다.

이것이 바로 '처녀회춘술'이다. 기름이 말라가는 노화기에 생활기능을 활성화하고 조절하는 윤활유의 역할을 하는 조절소를 주유(注油)하는 것과 같다고 알려진, 이 요법이 바로 처녀회춘술이다. 처녀회춘술은 정신적으로 대뇌를 자극하여 간뇌하수체전엽을 흥분시켜서 전신의 내분비선의 활동력을 촉진시키기 때문에 효과가 있는 회춘술로 꼽혀 왔다.

예로부터 회춘법은 여러 가지가 전해져온다. 칸타리스(cantharis)나 비타민 요법이 그렇고, 타액선 호르몬인 파로틴(parotin) 요법이

그러하며, 슈타이나흐가 제창
한 정관절단법이 그렇고, 바로
처녀회춘술이 그런 것이다.

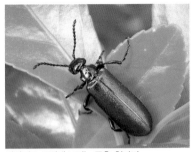
칸타리스 요법에 쓰이는 곤충, 청가뢰

처녀회춘술은 처녀와 성교하
지 않고 그저 가슴에 품고 처녀
와 살을 맞대고 같이 지내기만
해도 효험이 있다는 요법이다. 이를 '복기(服氣)'라 한다. 혹은 '대식
(對食)'이라고도 한다. 처녀를 구할 수 없으면 동남(童男)으로 대신
하기도 했지만, 다윗의 경우처럼 '아름답고 젊은 여자', 그것도 처녀,
그것도 숫처녀를 구해야 효과가 있다고 했다. 이때의 처녀를 '정(鼎)'
이라 한다. '정'은 솥을 말한다. 여자 성기의 상징이다. '정'이라고 무
조건 좋을 수는 없다.

택정(擇鼎)과 숫처녀 감별법

그렇다면 올바른 '처녀회춘술'을 하려면 어떤 처녀를 택해
야 할까?

어떤 처녀는 정확(鼎鑊)이다. '정확'은 사람을 처형(處刑)하는 기구
였듯이, 남자를 아예 죽음의 길로 재촉하는 처녀다. 어떤 처녀는 정
려(鼎呂)다. '정려'는 남자의 회춘에 으뜸가는 보기(寶器) 같은 처녀
다. 어떤 처녀는 정려보다 조금 밑돌아 정당(鼎鐺)의 구실밖에 못하
기도 한다. 솥같이 생긴 항아리인 정준(鼎樽) 같은 처녀도 있고, 솥
과 도마를 겸비한 정조(鼎俎) 같은 처녀도 있다. 그래서 '정'은 '정'이

되, 쓸 '정'이 있고 못쓸 '정'이 있는 것이다.

그래서 '정'을 잘 선택해야 한다. 이를 '선택정기(選擇鼎器)'라고 하며, 약칭해서 '택정(擇鼎)'이라 한다. 택정, 즉 여자 고르는 법만큼 어려운 것이 없다. 수경(首經 - 初潮)은 지나고, 미청목수(眉淸目秀)라, 눈썹이 맑고 눈매가 빼어나야 한다. 순홍치백(脣紅齒白)이라, 입술은 붉고 치아는 희어야 한다. 안색홍백(顔色紅白), 골육균정(骨肉均整), 부연발흑(膚軟髮黑)해야 하며, 언금성(言金聲)이라, 목소리가 맑고 뚜렷해야 한다.

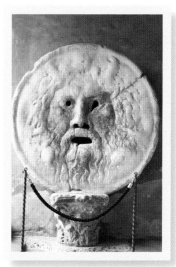

「진실의 입」(조각, 이탈리아 로마 코스메딘 산타마리아델라교회 입구)

그러나 무엇보다 중요한 것은 숫처녀여야 한다는 것이다. 그래서 예로부터 숫처녀 감별법이 발달해 왔다.

그러나 그 대부분이 황당한 것이었다. 고대 로마에서는 '진실의 입'이라는 석상(石像)의 입 속에 여자 손을 넣어서 잘리면 처녀가 아니라고 했다. 이 석상은 영화 〈로마의 휴일〉에 나오는 석상이다. 중국에서는 '영원(蠑蚖)'이라는 도마뱀의

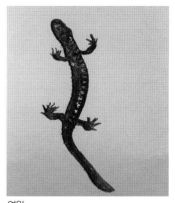

영원

일종을 여자의 피부 위에 올려놓았다가 한참 후에 뗄 때 피부에 착색이 되면 숫처녀가 아니라고 했다.

결혼식 때 처녀신부는 처녀막이 닫혀 있기 때문에 묶은 화환을 썼지만, 처녀가 아니면 처녀막이 열려 있기 때문에 열린 화환을 썼거나 화환을 못 쓰고 베일로 얼굴을 가려야 하는 모욕을 당했다. 그래서 처녀막을 인공적으로 만들어 주는 처녀막 재생 수술이 한때 번창하기도 했다.

성경에는 숫처녀 감별법이 아니라 여자의 정조를 가름하는, 즉 부정(不貞)했는지를 가리는 방법이 나온다. 사제는 "거룩한 물을 옹기그릇에 떠 놓고 성막 바닥에 있는 흙먼지를 긁어 그 물에 탄다." 그리고 그 물을 여자에게 주어 마시게 한다. 이때, 그 여인이 정말 몸을 더럽혀서 남편을 배신한 일이 있었다면, 그 저주를 내리는 물이 들어가면서 여자는 배가 부풀어 오르고 허벅지가 떨어져 나간다(말라 비틀어진다)고 했다.(민수 5:15-31 참조)

Plus Tip 만성기관지염의 치료

영원(蠑螈)을 약한 불에 쬐여 가루 내어 1회 0.6~0.9g씩, 1일 1회 복용한다. 속설에 영원을 불에 태워 그 가루를 짝사랑하는 사람에게 뿌리면 사랑의 결실을 맺을 수 있다고 한다. 영원은 금슬이 좋기 때문이다. 영원의 암수를 갈라놓고 불에 구우면 연기나마 한 데 얽혀 피어오고, 댓통 마디를 사이에 두고 격리하면 마디를 갉아 부수고 상봉한다는, 그토록 금슬이 좋다고 한다.

골리앗과 돌

거인 골리앗

다윗은 골리앗을 죽였다. "볼이 볼그레하고 용모가 아름다운 소년(1사무 17:42)"에 지나지 않는 다윗이 거구의 투사 골리앗을 죽였다.

필리스티아인 진영의 갓 출신 골리앗이 얼마나 거구였을까? 그리고 그는 얼마나 힘이 셌을까? "그는 키가 여섯 암마하고도 한 뼘이나 더 되었다"고 한다. 엄청 컸다는 얘기다. 그가 얼마나 힘이 셌는지는 그의 무장을 보면 짐작할 수 있다.

청동 투구를 썼고 청동으로 만든 경갑(정강이 가리개)을 찼고, 어깨에는 청동으로 만든 창을 메었는데, 그 창대는 베틀 용두머리만큼 굵었고, 쇠로 된 창날은 무게가 600세켈(8~10kg 정도)이나 되었다고 한다. 특히 그의 갑옷은 물고기 비늘 모양의 청동 판을 꿰매어 만든 '어린갑(魚鱗甲)'이었는데, 갑옷의 무게는 청동 5,000세켈(60~80kg 정도)이나 나갔다고 한다.(1사무 17:4-7 참조) 웬만해서는 이겨내지 못할 무장이었으니, 그만큼 힘이 셌다는 얘기다.

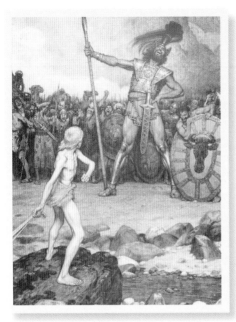

「다윗과 골리앗」 (오스말 쉰들러, 컬러 석판화, 1888년)

골리앗이 이렇게 어마어마한 거인 장수였으니 목소리 또한 쩌렁쩌렁했을 것이다. 골리앗이 방패병을 앞세우고 나서서 소리를 지르면 엘라 골짜기에 진을 치고 있던 사울 왕과 온 이스라엘군은 너무나 무서워서 부들부들 떨면서 어쩔 줄 몰랐다고 한다. 심지어 너무 무서워 도망을 쳤다고도 한다. 당연지사였으리라.

그런데 이때 애송이 다윗이 나섰다. 사울이 "너는 저 필리스티아 사람에게 마주 나가 싸우지 못한단다. 저 자는 어렸을 때부터 전사였지만, 너는 아직도 소년이 아니냐?" 라고 할 정도로 다윗은 애송이에 불과했다. 그러자 애송이 다윗은 자기 아버지의 양떼를 쳐올 때 "사자나 곰이 나타나 양 무리에서 새끼 양 한 마리라도 물어가면, 저는 그것을 뒤쫓아가서 쳐 죽이고, 그 아가리에서 새끼양을 빼내곤 하였습니다. 그것이 저에게 덤벼들면 턱수염을 휘어잡고 내리쳐 죽였습니다." 라고 말한다.

그제야 사울이 허락하고는 자기의 군복을 다윗에게 입히고 머리에는 청동 투구를 씌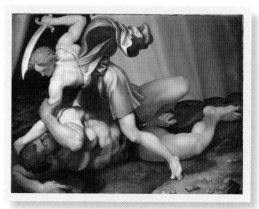
위주고, 몸에는 갑옷
을 입히고 자기의 칼
을 채워주며 골리앗
과 싸울 것을 허락한
다. 그러나 다윗은 이
런 무장을 해 본 적이
없기 때문에 제대로

「다윗과 골리앗의 싸움」(다이델레 리차이렐리, 루브르 박물관)

걷지도 못하였다. 결국 다윗은 그것들을 벗어 버리고 손에 자기의
막대기를 들고, 개울가에서 매끄러운 돌멩이 다섯 개를 골라서 메고
있던 양치기 가방 주머니에 넣은 다음, 손에 무릿매 끈을 들고 나선
다. 가관이 아닐 수 없다. 완전무장한 거인 골리앗에게는 웃음거리
요, 어찌 보면 조롱당하는 기분이었을 것이다. 그래서 골리앗은 "다
윗에게 '막대기를 들고 나에게 오다니, 내가 개란 말이냐?' 하고는,
자기 신들의 이름으로 다윗을 저주하였다."고 한다.(1사무 17:33-43
참조)

필리스티아, 영원한 반목

그런데 결과는 어떻게 되었는가? "다윗은 주머니에 손을 넣
어 돌 하나를 꺼낸 다음, 무릿매질을 하여 필리스티아 사람의 이마
를 맞혔다. 돌이 이마에 박히자 그는 땅바닥에 얼굴을 박고 쓰러졌
다"고 한다. 이렇게 다윗은 팔매질로 날린 작은 돌멩이 단 하나로 골

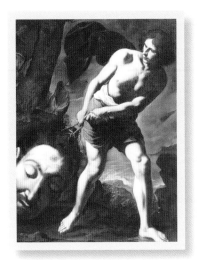

「골리앗의 머리와 다윗」(안드레아 바카로,
캔버스에 유채, 로스앤젤레스 카운티 미술관)

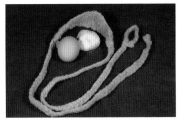

무릿매

리앗을 죽였다. 다윗은 손에 칼도 들지 않고 골리앗을 죽인 것이다. 다윗은 달려가 골리앗을 밟고 선 채, 그의 칼집에서 칼을 뽑아 그를 죽이고 목을 베었다.(1사무 17:43-51 참조) 실로 극적인 순간이었다. 실로 영광의 순간이었다.

무릿매는 넓은 가죽의 양 끝에 끈이 달려 있는데, 목자들이나 군인들의 무기로 사용되었다. 그래서 목동 다윗이 무릿매를 무기로 사용했던 것이다. 또 다윗이 사울 왕에게 포위되어 치클락에 있을 때, 다윗에게 가서 도와준 군인들이 있었는데, "그들은 좌우 양손으로 돌팔매질도 하고 화살도 쏠 수 있는 궁수(1역대 12:1-2)"였다고 한다.

벤야민 땅 기브아 사람들이 이스라엘에 저지른 추잡한 짓을 응징하려고 이스라엘의 모든 지파가 모여들었을 때, 벤야민의 자손들도 이스라엘 자손들과 싸우러 모였는데, "이 무리 가운데에는 왼손잡이 정병 칠백 명이 있었다. 그들은 모두 머리카락 하나 빗나가지 않게 맞히는 돌팔매꾼이었다.(판관 20:16)" 라고 할 정도로 무릿매를 무기로 쓰는 자들은 다윗처럼 솜씨가 뛰어났던 모양이다. 머리카락 하나 빗나가지 않게 맞히는 무릿매질 솜씨라면 돌은 치명적이지 않을 수 없다.

돌이 유난히 많은 곳이 필리스티아였다. 그래서 이 지역을 배경으로 한 기록에는 돌에 관한 기사가 많다. 필리스티아란 말은 '블레셋'에서 비롯된 말이고, 블레셋은 '이주자' 또는 '외국인'이라는 뜻이라고 한다. 카슬루인의 자손(창세 10:14)들이 캅토르(아모 9:7)로부터 이곳으로 이주해 왔기 때문에 붙여진 이름이었다.

이후 필리스티아와 이스라엘은 적대관계를 유지해 왔다. 아브라함은 우물 문제로 이들과 분쟁했고, 삼손은 이들과 다퉜으며, 사울은 이들과 전쟁했고, 다윗은 바로 이들의 거인 장수인 골리앗을 죽인 것이다.

약이 되는 돌, 반석(礬石)

돌은 성벽을 쌓고 집을 짓고 우물을 덮고 무덤을 막는 등 여러 용도로 쓰였는데, 무기나 극형에 처하는 도구로 쓰였을 때는 돌이 무서운 수단이 되었던 것이다.

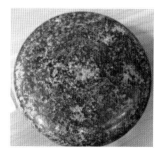

곱돌

《동의보감》에는 약으로 쓰는 여러 가지 돌에 대한 설명이 나온다.

우황청심원의 약재 중 하나인 주사·석웅황을 비롯해서 차돌·곱돌·맥반석 등 약으로 쓰는 돌들의 약효를 설명하고 있는데, 이 중

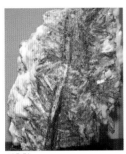
석웅황

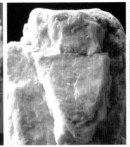
차돌

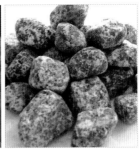
맥반석

에는 '반석'이라는 돌에 대한 설명도 있다. 반석은 '백반'이다. 봉선화 꽃물을 들일 때 사용하는 그 백반이다. 빛이 희고 광택이 있고 말간 것이 좋기 때문에 '백반'이라고 부르는 것이다.

백반의 성질은 차다(혹은 서늘하다고도 한다). 독이 없다. 단, 공업용 백반이 아니 고 의약용 백반의 경우를 말한다. 백반을 혀 위에 올려놓으면 시면서도 떫다. 신맛이 나 떫은맛은 수렴작용이 크다. 수렴작용이 란 거둬들이는 작용을 말한다. 그러니까 백

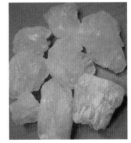
백반(반석)

반은 거둬들이는 작용이 크다는 말이다. 《동의보감》에 "백반을 물 에 풀어 종이에 글을 쓰면 그 물기가 마를 때부터 거기에 물이 묻지 않는다. 이것으로 백반의 성질이 습한 것을 없앤다는 것을 알 수 있 다."고 했다. 이것이 바로 거둬들이는 작용이다.

그러므로 가래가 많으면 가래를 거둬들이고, 설사하면 변을 거둬 들여 설사를 멎게 하며, 땀이 많으면 땀을 거둬들인다. 위산이 많으 면 위산을 거둬들여서 위산과다·위궤양 등에 쓴다. 또 백반은 피부

를 부드럽게 해준다. 그래서 면도할 때 백반 덩어리에 물을 묻혀 피부를 문지른 후 면도하면 피부도 안 아프고 깨끗이 면도할 수 있다. 이외에도 코의 군살을 없애고 갑자기 목구멍이 막힌 것을 낫게 한다.

가래를 삭이는 데는 백반을 생것 그대로 쓴다. 그리고 일반적으로는 보드랍게 갈아서 질그릇 또는 프라이팬에 넣고 한나절 동안 불에 달구면 고체인 백반이 녹아 물이 되고, 부글부글 끓으면서 당장 넘칠 것처럼 보이다가 좀더 지나면 잦아들면서 저절로 다시 고체가 되는데, 이것

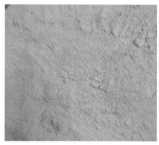
고백반

을 곱게 가루 내어 쓴다. 빛이 분같이 희게 된 이것을 '고백반'이라고 한다. 여러 가지 헌 데를 낫게 하는데, 굳은 것은 없애고 새살이 살아나게 하는 좋은 약이다.

Plus Tip 축농증과 고백반의 활용

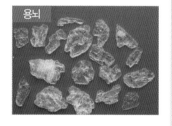
용뇌

무를 갈아 즙을 짜서, 그 즙에 고백반과 용뇌(혹은 박하뇌) 소량을 넣고 소금물로 희석시켜 용기에 담아 놓고 아침저녁으로 1일 2회씩 코를 세척한다. 혹은 탈지면에 적셔 콧구멍에 꽂는다. 코가 뻥 뚫리는 듯 화~하고 머리도 맑아진다. 축농증이나 말간 콧물을 줄줄 흘리는 경우에도 다 효과가 있다. 고백반 만드는 법은 위와 같다.

므나헴과
임신한 여인과 미라

임신한 여인의 배를 가른 므나헴

이스라엘의 최초 임금은 사울이었다. 그 뒤를 이어 다윗과 다윗의 아들 솔로몬이 왕위에 올랐다. 솔로몬이 죽자 예로보암의 반란으로 나라는 남북으로 갈렸다.

남유다 왕국은 솔로몬의 아들 르하브암과 그 자손으로 대를 이어갔

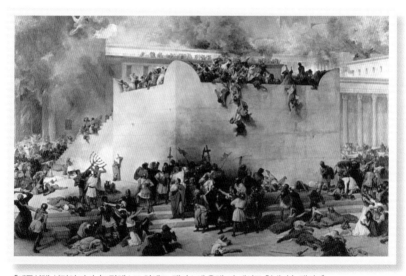

「예루살렘 성전의 파괴」 (프란체스코 하예즈, 캔버스에 유채, 카 페사로 현대미술 갤러리)

다. 그러나 북이스라엘 왕국은 예로보암에서 시작하여 마지막 임금 호세아까지 모반과 살육과 찬탈이 이어지면서 9왕조 19명의 임금으로 이어지는 파란만장한 사연을 겪었다. 대개의 임금들이 주님의 눈에 거슬리는 악한 짓을 저질렀고, 자기 아버지

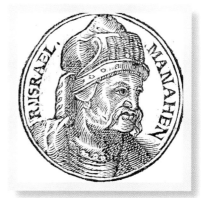

「므나헴」(기욤 루이예의 《위인전기 모음》에 수록된 삽화)

의 길을 걸어 아버지가 이스라엘까지도 죄짓게 한 그 죄를 따라 걸었다. 모반자는 왕위를 찬탈하자마자 앞선 왕은 물론 그 왕의 온 집안을 쳐서 그에 딸린 사람 가운데 일가든 친구든 사내는 단 하나도 남겨 두지 않았다. 왕궁에 불을 지르고 그 불 속에서 타 죽기까지 했고, 어떤 임금은 왕위를 찬탈한 지 이레 만에 죽었으며, 어떤 임금은 한 달 만에 죽임을 당하기도 했다.

이렇게 하나 같이 주님의 눈에 거슬리는 짓을 했는데, 그 중에도 극악하고 잔인했던 임금 중 하나가 므나헴이었다.

"가디의 아들 므나헴이 티르차에서 사마리아로 올라가서, 야베스의 아들 살룸을 쳐 죽이고 그 뒤를 이어 사마리아의 임금이 되었다…… 그때에 므나헴은 팁사와 그 안에 있는 모든 사람, 그리고 티르차를 비롯하여 그 일대를 쳤다. 그가 그곳을 친 것은 그들이 성문을 열어주지 않았기 때문이다. 그는 임신한 모든 여자의 배를 가르기까지 하였다(2열왕 15:14-16)"고 할 정도로 잔혹했던 임금이었다.

정말 끔찍하게 잔혹한 사건이 아닐 수 없다.

그러나 이처럼 아이 밴 여인의 배를 가르는 잔인한 만행은 므나헴이 아니더라도 동서를 막론하고 자주 있었던 일이었다. 중국의 고대국가였던 은나라 주왕 때는 달기라는 여인이 호기심이 많아 왕으로 하여금 임신한 여인을 잡아다 배를 갈라보게 했을 정도였다.

임신한 여인의 뱃속

과연 임신부의 뱃속에는 무엇이, 어떤 모습으로 들어 있을까? 과연 임신부의 뱃속은 달이 차오르고 배가 불러오를수록 어떻게 변화해 갈까? 궁금해서, 너무 궁금해서 임신부의 배를 갈라본 것이 달기라는 여인만의 호기심이 아니다. 많은 이들의 호기심이다. 이 궁금증을 《동의보감》으로 풀어보자.

대체로 사람이 생기는 것은, 어머니의 자궁이 열릴 때 아버지의 정액이 들어가서 합치면 음막이 둘러싸는 것이 주머니끈을 졸라매는 것처럼 되며, 자연히 쉬지 않고 돌면서 자그마한 구슬 같은 것

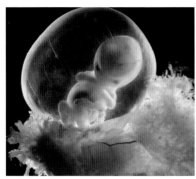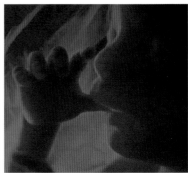

레나르트 닐슨이 촬영한 뱃속 태아의 모습 (왼쪽 : 8주 된 태아, 오른쪽 : 6개월 된 태아)

이 생긴다. 그 속은 자연히 비면서 한 개의 구멍이 생기는데, 그 구멍이 달걀 노른자에 생긴 한 개의 구멍과 비슷하다. 둥글게 생긴 겉에는 기가 엉키고 뭉쳐서 '태반'이 되는데, 처음에는 얇으나 점차 두터워지고 미음이나 콩죽 같은 것이 위에 덮이면서 두 겹의 막이 생긴다.

한 달이 지나면 구멍이 자연히 엉겨서 한 개의 낱알이 되는데 이슬방울과 같다. 이것을 '배(胚)'라고 한다. 임신 2개월이 되면 이슬방울 같은 것이 붉은 빛으로 변하여 복숭아 꽃판처럼 된다. 임신 3개월이 되면 남녀의 형체와 그림자가 생기면서 마치 콧물 속에 흰 베천 비슷한 것이 사람의 모양이 되며, 코와 생식기가 먼저 뚜렷이 구별되면서 몸체가 은연히 갖추어지게 된다. 이때부터를 '태(胎)'라고 한다. 비로소 이 시기부터 '태아'라 불리게 된다.

임신 4개월이 되면 남녀 구별이 분명해지고, 5개월이면 힘줄과 뼈와 팔다리가 다 생기고, 6개월이면 입과 눈 등이 모두 생긴다. 7개월이면 피부와 털이 생기며 왼손을 움직이고, 8개월이면 아홉 구멍이 다 생기고 오른손을 움직이며, 9개월이면 피부와 털과 모든 뼈마디가 완전해진다. 10개월이면 오장육부가 다 통하고 뼈마디와 신기가 다 갖추어진 다음에 낳게 된다.

임신은 이처럼 참으로 신비로운 변화를 거쳐 새 생명을 출산하게 되는 것이다. 따라서 어떤 목적으로든, 그리고 어떤 이유로든, 경우를 불문하고 임신한 여인의 배를 가른다든지 하는 것은 존엄하고도 신비로운 생명에 대한 배역이 아닐 수 없다.

티르차와 미라

역설적이지만, 정말 역설적이지만 전쟁으로 살육이 자행되고, 또 므나헴의 만행처럼 임신한 여인의 배가 갈리는 등 잔혹한 행위의 결과로, 인체에 대한 해부학적 지식이 쌓이고 나아가 의학의 비약적 진보를 가져왔던 일면이 있었음을 부인할 수는 없다. 미라의 제조도 이런 면에서 큰 공헌을 했다고 할 수 있다.

임신한 여인의 배를 가른 므나헴은 티르차 출신이다. 티르차는 요르단 강과 지중해 사이에 위치한, 지명이 '아름다움'이라는 뜻을 지니고 있듯이 무척 아름다운 성읍이었다고 한다. 이곳에서 나는 나무가 질이 좋아 '티르차 나무'라 하면 손꼽았는데, '티르차 나무'를 흔히 삼나무로 번역한다.

우상을 새기는 나무로 쓰였으며, 특히 미라를 넣어 두었던 관을 만드는 데 사용되었다고 한다. 그래서 이집트에서 높이 평가받는

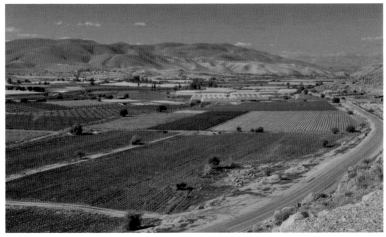

티르차

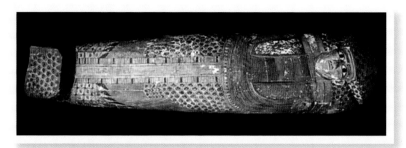
「이집트에서 발견된 3,600년 전 미라 목관」

나무였다고 한다.

동양에서는 미라를 진신(眞身)이라 했고, 수나라와 당나라 때 성행하여 우리나라를 비롯해 동양 삼국에서도 한때 유행한 것으로 알려져 있지만, 미라라면 역시 이집트를 먼저 상기하지 않을 수 없다. 이집트에서는 기원전 2,600년경부터 그리스도교 시대에 이르기까지 미라의 제조가 계속되었는데, 인간의 '배[魂]'의 분신이라고 할 '카아[靈魂]'가 미라 속에 영원히 머문다는 신앙에서 비롯된 것이었다.

미라의 제조는 다음과 같은 과정을 거쳐 이루어졌다고 한다.

첫째, 시체를 씻고, 뇌와 내장을 제거한다.

뇌는 콧구멍으로 고리를 넣고 꺼낸다. 내장은 간·폐·위·장 등의 네 장기를 들어낸다. 이들을 돌로 만든 4개의 단지, 즉 카노프스 단지에 각각 담아 홍옥수와 유리로 아로새겨진 황금관에 넣고 영원히 보존한다.

둘째, 두개강과 복강을 씻고 채운다.

뇌가 들어 있던 두개강과 내장이 들어 있던 복강은 향수로 씻고, 이제는 텅 비어 있는 그 속에 보릿짚·헝겊·약초 따위를 채워 몸의 형태를 유지하면서 나트론(점토·탄산염·황산염·염소화합물의 혼합물) 속에 70일 동안 담가 습기를 제거한다.

셋째, 마지막 손질로 마무리한다.

나트론에서 습기가 제거된 시신을 씻은 후, 보릿짚 따위로 채웠던 것을 모두 빼고, 복강 내도 다시 씻은 다음, 수지로 방부 처리하고 가느다란 질 좋은 아마포로 시체를 감싼다.

이런 과정을 거쳐야 했으므로 미라를 제조하는 과정에서 의학 지식이 발전하였음은 두말할 필요가 없다.

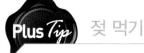 젖 먹기

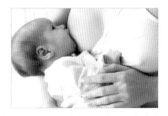

예전에는 젖을 귀하게 여겼다. 소젖이 제일 좋고, 양젖과 말젖이 그 다음이지만 다 사람의 젖보다는 못하게 여겼다. 옛날 장창(張蒼)이란 사람이 치아가 없어서 젖이 나는 여자 10여 명을 두고 매번 젖을 배불리 먹었는데 100살이 넘게 살았고, 살이 박속같이 희어지고, 아들을 여럿 낳았다고 한다.

젖은 오장을 보하고 살결이 고와지게 하며 머리털을 윤기 나게 한다고 했다.

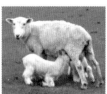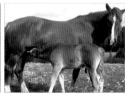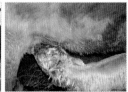

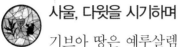

사울과 음악치료

사울, 다윗을 시기하며 죽이려 하다

기브아 땅은 예루살렘 북쪽에 위치한 곳인데, 사울의 고향이다. 이곳은 벤야민의 성읍이다. 그러니까 사울은 벤야민 지파 출신이다. 벤야민 사람으로서 힘센 용사였던 키스라는 사람의 외아들이 사울이다. "잘 생긴 젊은이였다. 이스라엘 자손들 가운데 그처럼 잘생긴 사람은 없었고, 키도 모든 사람보다 어깨 위만큼은 더 컸다.(1

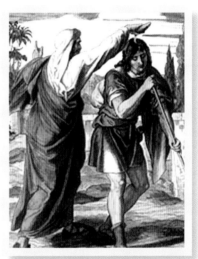

「왕으로 세워지기 위해 기름부음을 받는 사울」
(율리우스 슈노르 폰 카롤스펠트, 목판화, 1860년경, 〈그림으로 본 성서〉, 라이프치히)

사무 9:2-3)"고 한다. 키가 훤칠하고, 정말 깨끗하게 잘 생겼던 인물이었다고 한다.

그는 30살 나이에 이스라엘 최초의 왕이 되었으며, 그는 군대를 조직하고 국방을 튼튼히 하는 업적도 쌓았다. 사울은 "사방에 있는 모든 원수들, 곧 모압과 암몬 자손들과 에돔, 초바 임금들과 필리스티아인들과 싸웠다. 그리고 그는 어느 쪽으로 가든지 그들을 패배시켰다. 그는 아말렉도 용감하게 쳐부수어 이스라엘을 약탈자들의 손에서 빼내었다.(1사무 14:47-48)"고 한다.

"사울은 평생 필리스티아인들과 격전을 벌였다.(1사무 14:52)"고 하였는데, 다윗이 골리앗을 죽인 싸움도 이들과의 싸움이었다. 엘라 골짜기에 진을 친 사울과 그의 군대가 필리스티아 사람 골리앗이 두려워 어쩔 줄 몰라할 때 다윗이 돌멩이 한 개로 골리앗을 쳐 죽이자 전세가 바뀌었다. 필리스티아인들은 저희 용사 골리앗이 어처구니없이 죽자 달아났고, 이스라엘과 유다의 군사들은 사기가 충천하여 함성을 지르며 갓에 이르기까지, 에크론 성문까지 뒤쫓으며 칼로

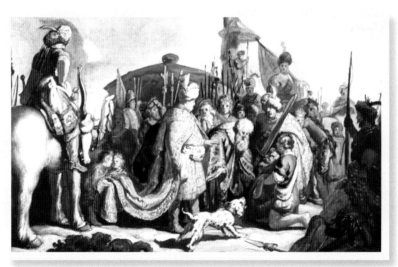

「골리앗의 머리를 사울 왕에게 넘기는 다윗」(하르먼스 판 레인 렘브란트, 패널에 유채, 바젤 미술관)

죽이고 약탈을 감행했다.

이 일이 있은 후 사울의 아들 요나탄은 다윗을 자기의 목숨처럼 사랑하여 겉옷도 벗어주고 군복과 심지어 칼과 활과 허리띠까지 주었으며, 사울은 다윗에게 군인들을 통솔하는 직책을 맡겼다. "그 일이 온 백성은 물론 사울의 신하들이 보기에도 좋았다.(1사무 18:5)"고 한다. 그러나 여기에서 그칠 수 있는 사안이 아니었

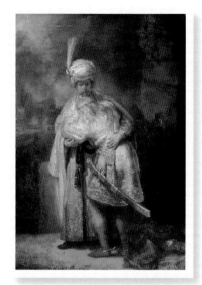

「다윗과 요나단」(렘브란트, 1642, 판넬에 유채, 헤르미티지 박물관, 상페테르스부르크)

다. 권력은 나눌 수 있는 것이 아니기 때문이다. 다윗이 골리앗을 죽이고 군대와 함께 돌아오자, 이스라엘의 모든 성읍에서 여인들이 나와 손북을 치고 환성을 울리며, 악기에 맞추어 노래하고 춤추면서 사울 임금을 맞았다. 그런데 여인들의 노래가 화단이었다. 그 노래는 "사울은 수천을 치시고 다윗은 수만을 치셨다네!(1사무 18:7)"라는 노래였다. 사울이 이 말에 몹시 화가 나고 속이 상하였다.

사울이 누구였던가? "그는 용감하고 힘센 사람을 보면 누구든지 자기에게 불러모았다.(1사무 14:52)"던 사람이 아니었던가! 그렇게 통 큰 사람이 아니었던가! 그런 사울이 화가 나고 속이 상해 "그날부터 사울은 다윗을 시기하게 되었다.(1사무 18:9)"고 한다. 그리고 다윗을 죽이려고 했다.

사울, 악령에 시달리다

사울은 끝내 필리스티아인들과의 전투에서 죽었다. 길보아 산에서 사울의 세 아들, 즉 요나탄과 아비나답과 말키수아는 전사했고, 사울은 적의 궁수들에게 큰 부상을 입었다. 사울은 자기의 무기병에게 칼을 뽑아 자기를 찌르라 했지만 무기병이 너무 두려워서 찌르려 하지 않자, 스스로 자기의 칼을 세우고 그 위에 엎어져 죽었다. 필리스티아 사람들에 의해 사울의 머리는 베어지고 사울의 시체는 벳 산 성벽에 매달렸다.(1사무 31:1-10 참조) 이스라엘 최초의 왕 사울의 최후는 이처럼 비참했다.

사울의 죽음만 처참했던 것이 아니라 그의 삶의 후반은 이보다 더 처참했다. 그의 삶의 후반은 하느님께서 내리신 악령으로 괴로움을 당하는 나날을 보냈다. 그는 불안해했고 의심을 많이 하게 되었으며, 갑자기 겁에 질린 눈으로 뒤를 돌아보기도 하고, 때로는 억제할 수 없는 분노로 고래고래 소리를 지르며 시종을 향해 창을 던지기도 했다. 기분이 지나치게 좋아졌다가 갑자기 기분이 나빠졌고 불안, 우울해지기도 했다. 악령에 들린 이 모습은 소위 조울증과 흡사하다.

당시의 치료법은 어떠했을까? 사울의 신하들은 "지금 하느님께서 내리신 악령이 임금님을 괴롭히고 있으니, 임금님께서는 여기 이 종들에게 분부하시어, 비파를 솜씨 있게 타는 사람을 하나 구해 오게 하시기 바랍니다. 하느님께서 보내신 악령이 임금님께 내릴 때마다 그에게 비파를 타게 하면, 임금님께서 편안해지실 것입니다.(1사무

16:15-16)" 라고 말했다. 그러니까 음악으로 불안이나 공포가 가시고 평안을 찾을 수 있으리라고 권했다는 것이다.

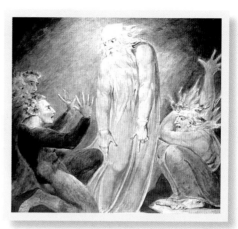

「사울에게 나타난 사무엘의 유령」
(윌리엄 블레이크, 수채화)

그래서 추천된 자가 다윗이었다. 추천한 자는 젊은 시종 가운데 하나였다. 그는 "제가 베들레헴 사람 이사이에게 그런 아들이 있는 것을 보았습니다. 그는 비파를 잘 탈 뿐만 아니라 힘센 장사이며 전사로서, 말도 잘 하고 풍채도 좋은 데다 주님께서 그와 함께 계십니다.(1사무 16:18)" 라고 추천했던 것이다.

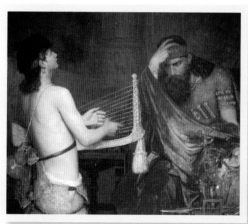

「다윗과 사울」
(에른스트 요세프손, 캔버스에 유채, 스웨덴 국립박물관)

이렇게 해서 다윗은 사울에게 와서 사울을 시중들게 되었고, 다윗은 하느님께서 보내신 영이 사울에게 내릴 때마다 비파를 타게 되었다. 그런데 얼마나 신기한 일인가! 정말 신기하

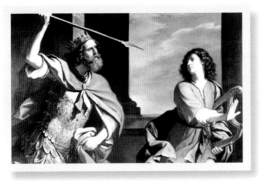
「다윗을 공격하는 사울」(조반니 프란체스코 바르비에리)

게도 다윗이 비파를 뜯으면 "악령이 물러가고, 사울은 회복되어 편안해졌다.(1사무 16:23)"고 한다. 사울이 다윗을 시기하고 죽이려 할 때도, 사울에게 악령이 들이닥쳐 발작을 일으킬 때도 다윗은 비파를 탔다. 이때 "사울은 '다윗을 벽에 박아 버리겠다.'고 생각하면서 창을 던졌다.(1사무 18:11)"고 한다.

음악치료와 비파

여하간 사울의 악령들림을 치료하기 위해 이른바 '음악치료'가 행해진 것이다. 음악치료(Music therapy)란 음악이 인간의 생리 및 심리에 미치는 기능적 효과를 이용하여, 음악을 심신건강을 위한 심리요법으로 응용하는 것이다. 결국 음악으로써 인간의 정신적·사회적·학문적·신체적 영역의 기능을 향상시키는 치료법이 음악치료다. 그러니까 음악을 매개로 하는 적극적인 심리치료이다.

음악치료에는 크게 두 가지 방법이 있는데, 외향적인 사람에게는 적극적인 방법으로 직접 노래를 하거나 연주를 하게 하는 방법이며, 내향적인 사람에게는 수동적인 방법으로 노래나 연주를 감상하게 하는 방법이다. 사울에게 행해졌던 음악치료는 후자에 속한다.

사울의 음악치료에는 비파가 이용되었다. 비파는 창세기 때부터 연주되던 악기였다. 카인이 동생 아벨을 죽인 후 에덴의 동쪽 놋 땅에서 살았는데, 이곳에서 에녹을 낳았다. 그리고 후손들이 태어났다. 야발, 유발과 투발

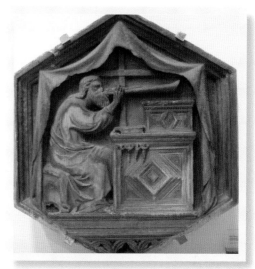

「유발(Jubal)」(니노 피사노, 조각)

카인도 모두 카인의 후손들이다. 야발은 집짐승을 치며 천막에 사는 이들의 조상이 되었고, 투발 카인은 구리와 쇠로 된 온갖 도구를 만드는 이였고, 유발은 비파와 피리를 다루는 모든 이의 조상이 되었다.(창세 4:20-22 참조)

비파는 그만큼 역사가 깊은 악기다. 비파나무의 잎 또는 열매의 모양과 비슷하게 생긴 악기라고 해서 '비파'라는 이름을 얻었다고 한다. 비파나무는 "환자의 신음 소리를 듣고 자란다."는 옛말이 있듯이 비파의 자비는 부처님의 손길을 상징한다. 불경 중 〈법화경〉에 스물다섯 보살이 나오는데, 그 중에는 좋은 약을 베풀어줌으로써 중생의 심신의 병고를 덜어주고 고쳐주는 보살이 나온다. 바로 '약왕보살'이다. 줄여서 '약왕'이라고 한다.

비파잎의 효능이 그 보살의 베푸심과 비견될 정도라고 해서 비파

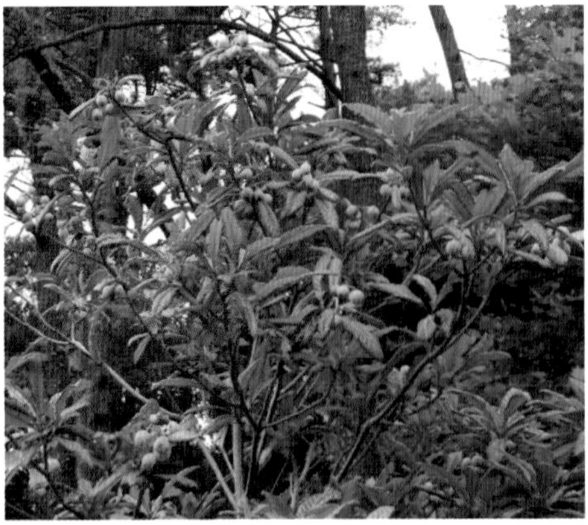
비파나무

나무를 일명 '대약왕수' 라고도 한다.

비파잎 뒷면의 털을 제거하고 감초탕으로 한 번 씻어 조금 눅눅하게 한 후 잘게 썰어 볕에 말려서 차로 끓여 내복하면 기침가래·구취 등에 아주 좋다. 인후암·폐암 등에는 생잎을 잘게 썰어 끓여, 그 증기를 흡입하거나 좌욕하면서 증기를 쐰다.

Plus Tip 암의 통증 완화와 비파의 활용

암의 통증에 비파 생잎이나 마른 잎을 물로 축여 광목주머니에 넣어 환부에 대고 뜨거운 타월 또는 소금주머니를 뜨겁게 해서 그 위를 온찜질하면 통증이 사라진다.

각종 통증질환, 예를 들어 두통일 때는 머리와 후두부에, 목통증에는 목에, 흉통일 때는 가슴과 등에, 요통일 때는 허리에, 신경통이나 류머티즘일 때는 환부에, 위궤양 통증일 때는 복부에 붙인다. 기막힌 효과가 있다.

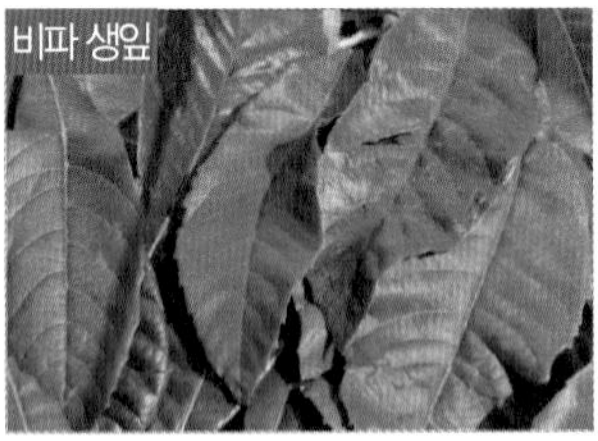
비파 생잎

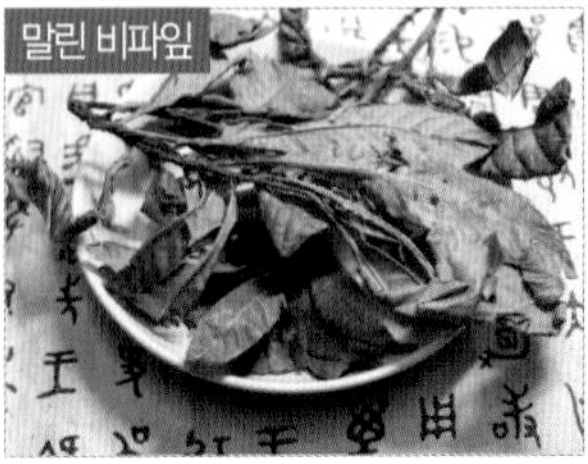
말린 비파잎

솔로몬과 상아와 청동

상아의 사치

타르시스는 지중해 연안, 스페인 땅에 있었던 항구 도시였다. 솔로몬은 멀고도 먼 이곳을 통해 금은을 비롯해서 원숭이나 공작, 그리고 상아 등을 교역했다. 타르시스는 금속의 주요 생산지였으며 이를 가공하는 기술 또한 정교하기로 정평이 있었고, 아프리카

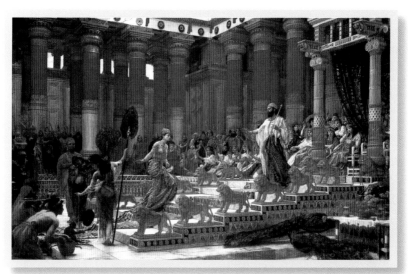

「솔로몬 왕을 방문한 시바 여왕」, (에드워드 포인터, 캔버스에 유채, 뉴사우스웨일스 주립 미술관)

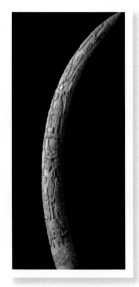

의 진귀한 물품들이 이곳으로 집결되었기 때문이다. 솔로몬은 3년에 한 차례씩 이런 물품들을 사들였는데, 특히 "상아로 큰 왕좌를 만들고 그것을 정순으로 입혔다.(1열왕 10:18)"고 할 만큼, 여러 가지 장식을 했던 모양이다.

상아는 이처럼 주요 교역품이었고 장식품이었으며 부를 과시하는 수단이었다. 기명이나 침대를 만들기도 했다. "몰약과 침향과 계피로 당신 옷들이 모두 향기로우며 상아궁에서 흘러나오는 현악 소리가 당신

「왕실 제단의 상아」(아프리카 공예품, 캐 브링리 미술관)

을 즐겁게 합니다.(시편 45:9)" 라고 할 정도였다.

상아는 코끼리의 어금니다. 실론코끼리의 어금니는 보잘것없고, 인도코끼리의 수컷 어금니는 그런대로 모양새가 있지만 암컷 어금

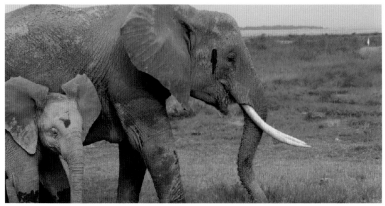

암보셀리 국립공원의 아프리카코끼리

니는 입 밖으로 나오지 않을 정도로 볼품이 없다. 여기에 비하면 아프리카코끼리의 어금니는 웅장하다. 암컷이나 수컷 모두 어금니가 잘 발달해 있다. 길이가 3m에 이르고, 무게는 100kg에 이를 정도다. 솔로몬이 사들였던 상아는 아프리카코끼리의 어금니였을 테니, 실로 거대하고 쓸모가 컸을 것이다.

상아를 아이보리라 한다. 색상 중에 아름답고 우아한 색상을 아이보리라고 한다. 그만큼 상아는 색이 좋다. 또 결이 곱고 유연하다. 그래서 조각하기도 쉽고 조각하면 아름답다. 많은 조각품이 상아

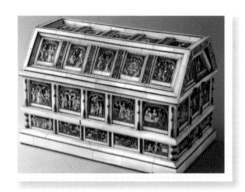

「상아로 만들어진 커다란 성골함 : 성서의 장면」
(공예품, 클뤼니 중세 박물관)

로 만들어지는 것이 이런 까닭이다. 조각을 하다 보면 부스러기가 생기기 마련이다. 이 부스러기를 약용한다. 칼슘이 풍부하고 케라틴 성분을 함유하고 있다. 그래서 지혈제나 해독제로 써왔다. 일찍이 고대 중국의 걸왕이 상아 젓가락을 썼던 이유가 상아의 이런 효능 때문이다. 상아는 새살도 돋게 한다. 신생육아 조직의 생성을 촉진한다는 뜻이다. 그래서 종기에 상아 가루를 물에 개어 바르면 종기가 쉽게 누그러진다. 쇠붙이가 몸에 박힌 데에도 이 방법으로 외용한다.

그러나 뭐니 뭐니 해도 상아의 주요작용은 열을 떨어뜨리는 작용

이다. 해열이 잘 된다. 상아의 성질이 차기 때문이다. 가슴이 두근거리는 때도 좋다. 이외에도 소변이 잘 나가게 한다. 물론 생으로 먹을 때 이뇨작용이 크다. 태워서 재로 만들어 먹으면 소변이 잦은 데 효과가 있다. 맛이 달고 냄새가 없고 독이 없는 최상의 약재다.

솔로몬과 청동

팁핫은 초바의 성읍이었다. 초바는 아람의 소왕국이었는데, 이들 소왕국 중 가장 강력한 세력을 이루고 있었다. 초바의 왕 하닷에제르가 유프라테스 강가에서 자기 세력을 펴고자 하여 다윗이 이를 쳤는데, 이때 "다윗은 하닷에제르의 신하들이 가지고 있던 금 방패들을 거두어 예루살렘으로 가져왔다. 또한 다윗은 하닷에제르의 성읍 팁핫과 쿤에서 매우 많은 청동을 거두었다. 그것으로 나중에 솔로몬이 청동바다와 기둥들과 청동 기물들을 만들었다.(1역대 18:7-8)" 라고 했듯이, 팁핫은 청동으로 유명했던 지역이었던 것 같다.

청동은 성막의 여러 도구들, 성전의 여러 건축물 등에 많이 쓰였는데, 솔로몬은 다윗이 빼앗아 온 청동으로 바다와 기둥과 기물들을 만들었다고 한다. 두께가 약

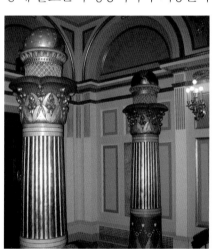
프리메이슨리 신전의 기둥. 야킨과 보아즈

8cm에 지름이 약 4.5m, 둘레가 약 13.5m나 되는 큰 대야는 성전 안 뜰 오른쪽에 놓았다고 하며, 높이가 약 8.1m, 둘레가 약 5.4m나 되는 야긴과 보아즈라는 두 개의 기둥을 만들어 성전에 세웠다고 한다. 또 청동은 무기나 장식품을 만드는 데 쓰였다. 골리앗의 경갑이나 창도 청동으로 만들었다.

청동은 아연과 구리의 합금이다. 아연은 질이 무르고 광택이 나는 청백색의 금속 원소로 원소 기호는 Zn이다. 구리는 부드러운 금속으로 붉은 빛이 나고 윤이 나는데 원소 기호는 Cu이다.

아연이나 구리는 미네랄의 일종으로 인체 내에서 여러 가지 생리적 의의를 갖는다. 특히 아연이나 구리는 극히 적은 양이지만 없어서는 안 되는 원소들이다.

아연은 체내에서 효소의 기능에 관여하며, 성 기능과 당 대사에도 관여한다. 따라서 아연이 부족하면 성 기능이 떨어진다. 피부염도 잘 앓게 되고 당뇨병도 악화된다. 어린이의 경우에는 발육이 부진해진다. 부족한 아연을 보충하는 데는 생굴이 제일 좋은데, 100g에 149mg의 아연을 함유하고 있는 것이 생굴이다. 그래서 예로부터 생

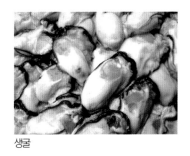

생굴

굴은 성능력 강화에 효과가 있다고 잘 알려진 것이다. 생강이나 고기에도 아연이 많이 들어 있다.

구리는 적혈구를 생성할 때 철분을 도와준다. 그래서 부정맥의

치료에 도움이 된다. 까닭에 구리가 부족하면 빈혈이 심해지고 심장 기능이 안 좋아진다. 그렇다고 과잉 섭취는 금물이다. 역시 생굴이 구리의 섭취에 제일 좋은데, 100g의 생굴에는 구리가 13.7mg이 들어 있다. 그 다음으로 호두나 견과류, 메밀, 그리고 인삼에 많이 들어 있다.

미네랄, 필수적인 영양소

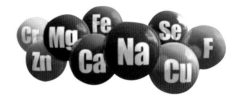

아연과 구리는 칼슘·칼륨·나트륨·마그네슘·인·황·염소·철·요오드·망간·코발트 등과 함께 미네랄이라 한다. 5대 영양소 중 하나인 미네랄은 무기질이라 한다. 인체를 구성하는 무기질은 50종인데, 이 중 인체에 반드시 필요한 무기질은 20여 종이다. 미량 영양소이지만 신체의 골격과 구조를 이루는 구성 요소이며, 체액의 전해질 균형을 이루고, 체내의 생리 기능을 조절하는 필수 영양소이다. 아연과 구리는 앞에서 살펴보았으니 여기서는 다른 몇 가지 무기질의 역할을 간략히 알아보자.

칼슘은 뼈를 만들고 근육이나 신경의 기능을 조절하며 혈액의 응고를 돕는다. 칼륨은 나트륨과 함께 작용하여 체내의 수분의 양과 산·염기 균형을 조절한다. 마그네슘은 칼슘과 더불어 '천연의 진정제'라 불릴 만큼 항스트레스 및 신경흥분을 가라앉히는 작용을 한다. 철은 혈액에 산소를 운반하는 데 필수적이며, 성장과 발육에

〈무기질의 역할〉

무기질	원소 기호	체내 역할	부족할 때 나타나는 현상	함유식품
아연	Zn	체내 효소의 기능에 관여, 성 기능 및 당 대사에 관여	성 기능 저하, 피부 염 및 당뇨병 악화, 어린이 발육부전	생굴, 생강, 육류
구리	Cu	적혈구 생성시 철분을 도움, 부정맥 치료	빈혈, 심장 기능 저하	생굴, 호두, 견과류, 메밀, 인삼
칼슘	Ca	뼈의 구성, 근육 및 신경 기능 조절, 혈액 응고를 도움	골다공증, 성장위축, 골연화증	우유, 멸치, 두부, 양배추
칼륨	K	나트륨과 함께 체내 수분의 양 및 산·염기의 균형 조절	근육경련, 식욕저하	해조류, 땅콩, 탈지분유
마그네슘	Mg	항스트레스 및 신경흥분 진정 작용	우울, 부정맥, 경련, 당뇨	견과류, 대두, 시금치
철	Fe	혈액에 산소 운반, 성장 및 발육 촉진, 면역 기능 향상	빈혈, 면역기능 감소	소, 돼지고기, 생선, 계란
셀레늄	Se	항산화작용, 활성산소 제거, 신체 조직의 노화와 변성 저지	갑상선 기능저하, 관절염	해조류, 고기, 곡류
크롬	Cr	지방 대사에 필수, 포도당 대사의 항상성 유지	호르몬 활동 저하, 콜레스테롤 증가	김
요오드	I	체내 대사율 조절, 갑상선호르몬의 구성 성분	임신부의 경우 - 유산, 사산, 기형아 출산. 출생 후 - 정신박약, 시각 또는 청각장애 확률이 높은 편.	미역, 김, 아스파라거스, 시금치

관여하고 면역 기능을 향상시킨다. 망간은 '정신 무기질'이라 불린다. 중추신경계가 정상적으로 기능하는 데 중요한 역할을 하기 때문이다.

셀레늄은 항산화작용으로 활성산소를 제거하여 신체 조직의 노화와 변성을 막아준다. 크롬은 지방대사에 필수이며 포도당 대사의 항상성 유지에 필요하다. 그리고 요오드는 체내 대사율을 조절하는 갑상선호르몬의 구성 성분이 되는 필수 무기질이다.

이들 무기질은 필수영양소이기 때문에 부족해도 병이 되고 과잉 섭취해도 병이 된다. 예를 들어 요오드의 섭취가 부족한 임신부의 경우에는 유산·사산·기형아 출산 확률이 높아지고, 출생 후에도 정신박약, 시각 또는 청각장애가 생길 비율도 높아진다.

그래서 무기질은 고루, 적당히, 그러나 꼭 섭취해야 한다.

Plus Tip 편도선염과 미역의 활용

편도선염에 잘 걸릴 때는 미역을 물에 불려 소금기를 조금 뺀 후 손바닥 크기만큼 잘라 마른수건에 감싸서 토닥토닥 두들겨 물기를 빼고, 알루미늄 호일에 싸서 프라이팬에서 타지 않을 정도로 볶아 다소 알갱이지도록 거칠게 가루 내어 찻숟갈 한 스푼씩 상복하면 편도선염을 예방할 수 있다.

이렇게 만든 미역 가루는 비만 예방에도 좋고, 당뇨병 치료에도 도움이 될 수 있다.

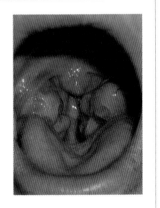

솔로몬과 생식기 숭배

솔로몬의 여자들

다윗은 헤브론에서 여섯 아들을 낳는다. 압살롬, 아도니야 등이 다 이때 낳은 아들들이다.(2사무 3:2-5 참조) 다윗은 헤브론에서 일곱 해 여섯 달 동안을 다스리고, 그곳을 떠나 예루살렘에 와서

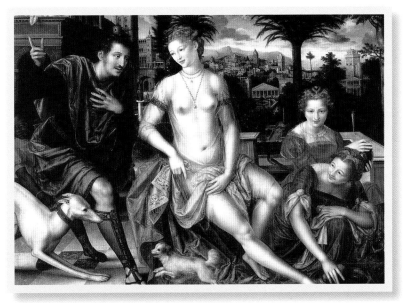

「다윗 왕과 밧세바」(얀 마시스, 패널에 유채, 루브르 박물관)

33년 동안 다스리는데, 그동안 후궁들과 아내들을 더 얻어, 여기에서 또 아들들을 낳는다. (2사무 5:13-16 참조) 예루살렘에서 낳은 아들 중 "암미엘의 딸 밧수아에게서 낳은 아들(1역대 3:5)"은 넷이다.

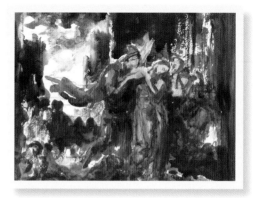

「술람밋 여인 〈아가서〉」
(귀스타브 모로, 수채화, 귀스타브 모로 미술관)

'밧수아'는 우리야의 아내였던 '밧세바'를 가리키며, 네 아들 중의 하나가 솔로몬이다.

여하간 밧세바가 그녀의 넷째아들이자, 다윗의 열 번째 아들을 낳자 다윗이 '평화' 라는 뜻을 지닌 '솔로몬'이라는 이름을 지어준 것이다. 그런데 솔로몬에게는 또 하나의 이름이 있다. 주님께서 이 아이를 사랑하셔서 예언자 나탄을 보내시어 "당신께서 사랑하시는 아이라 하여 그의 이름을 여디드야라고 부르게 하셨다.(2사무 12:25)"고 하는데, '여디드야' 라는 이름의 뜻은 '주님의 사랑받는 이' 라는 뜻이라고 한다.

솔로몬에게는 여자들이 많았다. 파라오의 딸을 비롯해 모압 여자와 암몬 여자, 에돔 여자와 시돈 여자, 그리고 히타이트 여자 등 많은 외국 여자를 사랑하였다. 그래서 솔로몬에게는 왕족 출신 아내가 700명, 후궁이 300명이나 있었다.(1열왕 11:1-3 참조)

그 외에도 솔로몬이 사랑한 여인이 있다. 그 중 하나가 술람밋 여인이다. 솔로몬은 술람밋 여인을 야자나무에 비유했다. 날씬한 큰 키의 여인이었던 모양이다. "그대의 배는 나리꽃으로 둘린 밀 더미, 그대의 두 젖가슴은 한 쌍의 젊은 사슴, 쌍둥이 노루 같다오. 그대의 목은 상아탑, 그대의 두 눈은 헤스본의 밧 라삠 성문 가에 있는 못, 그대의 코는 다마스쿠스 쪽을 살피는 레바논 탑과 같구려. 그대의 머리는 카르멜 산 같고 그대의 드리워진 머리채는 자홍 실 같아 임금이 그 머리 단에 사로잡히고 말았다오. 정녕 아름답고 사랑스럽 구려, 오, 사랑, 환희의 여인이여!(아가 7:3-7)"

솔로몬의 지혜와 주님의 진노

솔로몬은 부귀와 영화와 지혜를 상징하는 임금이다. 그는 레바논에 있는 삼나무부터 성벽에 자라는 우슬초에 이르기까지 모

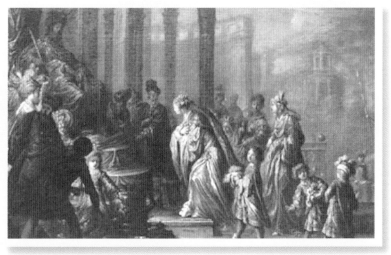

「솔로몬과 시바(스바) 왕비 (아하스에로스 왕 앞의 에스더)」(클로드 비뇽, 캔버스에 유채, 루브르 박물관)

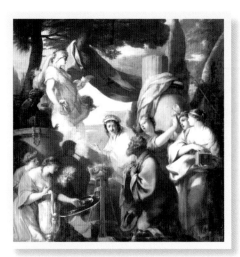

「우상에게 제물을 바치는 솔로몬」,
(세바스티앙 부르동, 캔버스에 유채, 루브르 박물관)

든 초목을 논할 수 있었으며, 야수나 날짐승이나 기는 짐승이나 물고기를 모두 논할 수 있을 정도로 지혜로웠다.

솔로몬의 지혜와 명성은 인근 나라에까지 퍼져 스바 여왕이 솔로몬을 방문하기도 했다. 여왕은 솔로몬에게 마음속에 품고 있던 것을 모두 물어보았다. 솔로몬은 여왕의 물음에 모두 대답하였다. 그가 몰라서 여왕에게 답변하지 못한 것은 하나도 없었다. 이뿐이 아니다. 여왕은 식탁에 오르는 음식과 신하들이 앉은 모습, 시종들이 시중드는 모습과 그들의 복장 등을 두루 살피고 넋을 잃는다. 영화 속에도 범절이 또렷했으니 넋을 잃을 수밖에. 그래서 여왕은 말했다.

"주님께서는 이스라엘을 영원히 사랑하셔서, 임금님을 왕으로 세워 공정과 정의를 실천하게 하셨습니다.(1열왕 10:1-9 참조)"라고. 그러나 어쩌랴! 솔로몬이 하느님에게서 돌아서고, 그래서 주님께서 솔로몬에게 진노하신 일이 벌어졌다.

솔로몬이 늙자 그의 외국인 아내들이 왕의 마음을 다른 신들에게 돌려놓은 것이다. 솔로몬은 시돈인들의 신인 아스타롯과 암몬인들의 혐오스러운 우상인 말콤을 따랐다. 솔로몬은 예루살렘 동쪽 산 위에 모압의 혐오스러운 우상인 크모스를 위하여 산당을 짓고, 암몬인들의 혐오스러운 우상인 몰록을 위해서도 산당을 지었다. 솔로몬은 그 신들에게 향을 피우고 제물을 바쳤다. 그래서 주님께서 솔로몬에게 진노하신 것이다.(1열왕 11:4-9 참조)

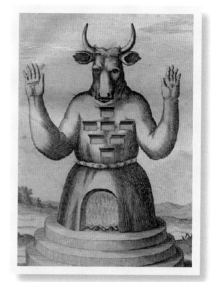

「암몬 족의 우상 '몰록' 신」(18세기 삽화)

솔로몬의 아들 르하브암

진노하신 주님께서 두 번이나 솔로몬에게 나타나시어 다른 신들을 따르는 일을 하지 말라고 명령하셨는데도, 솔로몬은 지키지 않았다. 그래서 진노하신 주님께서는 솔로몬에게 "내가 반드시 이 나라를 너에게서 떼어 내어 너의 신하에게 주겠다. 다만 네 아버지 다윗을 보아서 네 생전에는 그렇게 하지 않고, 네 아들의 손에서 이 나라를 떼어 내겠다.(1열왕

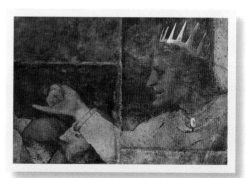

「르호보암」(한스 홀바인, 구운석고에 페인팅, 바젤미술관)

11:9-13 참조)"고 말씀하셨다.

진노하신 주님께서 솔로몬에게 말씀하신 '네 아들'은 누구인가? 바로 르하브암(르호보암)이다. 솔로몬의 아들로 통일왕국의 최후의 왕이었다.

정책적으로 여러 이방 여인들을 아내로 삼았던 솔로몬은 암몬 여인 나아마와의 사이에서 르하브암을 낳았다. 마흔한 살에 임금이 된 르하브암도 아버지 솔로몬처럼 정략결혼을 하여 마할랏, 마아카 등 아내가 18명과 소실 60명을 거느리고, 아들 28명과 딸 60명을 두었다.(2역대 11:18-21)

이방 여인을 아내로 맞다 보니 이방의 신도 따라들어올 수밖에 없었다. 시집올 때 자기들이 섬기던 신들도 가져왔기 때문이다. 솔로몬이나 르하브암은 아내들이 이방 신을 섬기도록 허용했을 뿐 아니라 왕 자신도 이방 신을 섬겼다. "높은 언덕과 푸른 나무 아래마다 산당과 기념 기둥과 아세라 목상들을 세웠다. 또한 그 땅에는 신전 남창들이 있었다.(1열왕 14:23-24)"

우상 숭배, 생식기 숭배

솔로몬이 아스타롯, 말콤, 크모스, 몰록 등의 이방인 우상을 위해 산당을 짓고, 그 신들에게 향을 피우고 제물을 바쳤다고 앞에서 밝힌 바 있다.

르하브암의 어머니 친정인 암몬 족은 몰록 신을 섬겼는데, 몰록은 말콤과 동일하다. 사람 몸에 황소머리를 하고 있다. 이 몰록 신을 위한 제사 때는 어린아이를 불태워 바쳤다고 한다.

모압 족의 코모스 신 제사 때도 인신제사가 행해졌다고 한다. 판관 입다는 코모스를 암몬 신이라고 했다. 모압의 왕 메사는 전쟁에서 불리해지자 맏아들을 번제물로 코모스에게 바쳤다. 모압 족은 코모스 신의 배우자가 아스타롯 여신이라고 여기고 이 여신도 섬겼다.

아스타롯은 시돈인들의 여신이다. 엘과 아세라의 딸이다. 아세라 여신은 바알을 포함한 70신들의 어머니이다. 바알의 아버지는 삼손이 다곤 신전을 무너뜨리고 죽었다는, 바로 그 다곤 신이다. 상반신은 사람이고 하반신은 물고기 모습을 하고 있다. 여하간 아스타롯과 바알은 아세라의 딸과 아들이니까 남매지간이 되는데, 이 둘이 부부를 맺었다고 한다. 아스타롯의 자매인 아낫 역시 바알과 부부관계다.

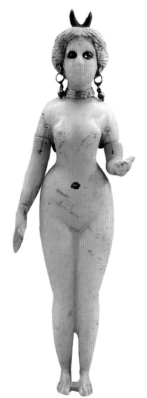

「뿔 달린 머리 장식의 아스타롯 여신 입상」
(조각, 루브르 박물관)

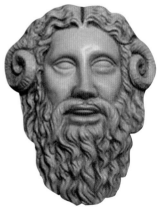

「제우스-암몬 신의 두상」
(뮌헨 국립 고대미술 박물관)

아스타롯이 풍요와 사랑의 여신이었다면,
바알은 땅의 생산력과 가축의 번식력을 주관
하는 남신이다. 그러니까 비와 풍요의 신이다.
풍요와 사랑의 여신인 아스타롯과 비와 풍요
의 남신인 바알이 부부결합을 잘 해야 땅의 소
출이 많아지고 가축이 불어나게 된다. 그래서
부부결합을 자극하는 제사를 드리게 되고, 자
연히 성애의 비밀스러운 의식이 행해지게
된다. 그리고 자연히 타락된 행위들이 이루

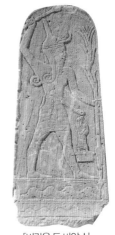

「벼락을 든 바알 신」
(루브르 박물관)

어지게 된다. 이렇게 아스타롯, 바알 등의 신을 섬겼던 것은 다산과
풍요를 기원하는 생식기 숭배의 일종이었다고 볼 수 있다.

Plus Tip 참새요리

아스타롯 여신은 그리스에서는 아프
로디테로, 로마에서는 베누스(영어로 비
너스)로 불렸다. 그리스 로마 신화에 의
하면 이 여신은 성스러운 동물과 식물
을 두 손에 들고 있다고 했는데, 그 중
하나가 참새다.

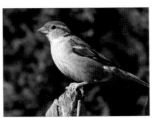

《본초습유》에는 참새고기는 정력을
일으키고 자식을 많이 두게 한다고 했
다. 백제 의자왕이 즐겨 먹던 정력제다.
'황작자(黃雀炙)', '황작혜(黃雀醢)', '황작
전유화(黃雀煎油花)' 등이 있다.

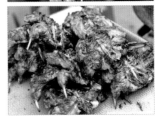

아사 왕과 발의 건강

남창(男娼)의 유구한 역사

게바는 예루살렘 북쪽에 있는 땅으로, 남유다의 3대 왕이었던 아사 왕이 이 성읍을 요새화했다고 한다.

아사 왕은 "그의 조상 다윗처럼 주님의 눈에 드는 옳은 일을 하였다. 그는 신전 남창들을 나라에서 몰아내고 조상들이 만든 우상

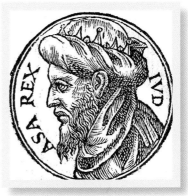

「유다의 아사 왕」(기욤 루이예의 《위인전기 모음》에 수록된 삽화)

들을 모두 없애 버렸다. 그는 자기 할머니 마아카마저 아세라를 위하여 역겨운 상을 만들었기 때문에, 모후의 자리에서 물러나게 하였다. 아사는 역겨운 상을 잘라 내어 '카드론 골짜기'에서 불살라 버렸다. 산당들은 없애 버리지 않았지만, 아사의 마음은 살아 있는 동안 내내 주님과 한결같았다.(1열왕 15:11-14)" 라고 할 정도로 백성들이 하느님을 따르도록 했다는 왕이었다.

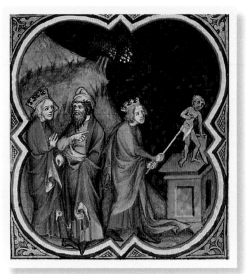

「우상을 파괴하는 아사 왕」
(페트루스 코메스토르의《역사성서》에 수록된 삽화)

아사 왕이 주님과 한결같았다는 그 업적은 첫째 남창(男娼)을 몰아낸 것, 둘째는 조상들이 만든 우상들을 모두 없애 버린 것, 셋째는 자기 할머니마저 역겨운 상을 만들었다 하여 모후의 자리에서 물러나게 한 것, 넷째는 역겨운 상을 잘라 내어 불살라 버린 것 등이다.

그렇다면 그 당시에도 남창이 있었다는 것인가? 그렇다. 남창의 역사는 유구하다. 고대 그리스 때에는 2,000명 가량의 남창이 있었다고 할 정도로 번창했다고 한다. 토마스 아퀴나스는 이렇게 말한 적이 있다. "도시의 매춘은 궁정의 변소와 같은 것이다. 변소를 없애 버리면 궁정은 더럽혀져서 악취가 나는 장소가 될 것이다." 깔

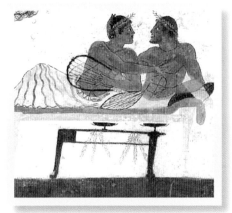

「고대 그리스 무덤 벽화에 묘사된 동성애 장면」

끔한 궁정을 유지하기 위해서는 악취를 도맡은 변소가 필요하다는 역설이다. 그래서 여창이든 남창이든 모두 사회의 악이긴 하지만 필요악(必要惡)이라는 것이다.

우리나라에서도 남창을 '면', '미동', '툣장이' 등으로 불렀을 정도로 예전부터 번창하던 직업이었다. 예전에는 주로 남성들을 위한 남창이 번성했다면 요즘은 여성을 위한 남창이 늘고 있는 추세라는 것이 다를 뿐이다. 그러다 보니 약물 의존이 점점 심각해지고, 성도덕의 유폐와 타락과 함께 성병의 만연이 문제가 되고 있다.

발이 썩는 병

주님과 한결같았다던 아사가 주님을 의지하지 아니하고 아람의 왕 벤 하닷과 동맹했고, 이를 책망하는 선견자 하나니를 감옥에 가두고 백성을 학대했을 뿐 아니라, 늘그막에는 발에 병이 났다. 그 병이 매우 깊어졌다. 그렇게 아픈데도 그는 주님을 찾지 않고 의사들을 찾았다. 그리하여 아사는 자기의 조상들과 함께 잠들었다. 임금이 된 지 41년째 되던 해에 죽은 것이다.(2역대 16:12-14)

어쨌거나 아사 왕의 발병은 어떤 병이었을까?

성경에는 발이 병들어 "매우 위독"했다고 한다. 이 말의 히브리어 '할라'는 '닳아빠지다' 라는 뜻을 가진 말이라고 한다. 그래서 아사 왕의 발병은 가려움증이 아주 심한 피부병을 수반한 발병이었을 것이라고 한다. 한의학에서는 담음(痰飮)이 있으면 발이 차고 저릿저릿하며 피부가 검게 변하면서, 심하면 발끝이 썩는다고 하였다.

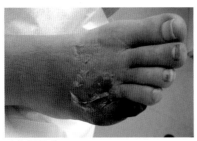
버거씨병(탈저)

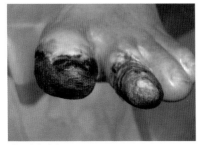
당뇨병성 괴저

발이 썩는 병 중에는 '버거씨 병'이라는 것이 있다. 중국 춘추전국시대에 쓰여진 것으로 알려진 《황제내경》에는 '탈저'로 기술된 병이다. 처음에는 발끝이 차디차고 감각이 없다, 화끈거린다, 통증이 심하다, 피부색이 붉어진다. 심하면 검게 변한다, 절름거린다. 그러다가 썩고 뼈가 드러나고 그러면서 맥박이 끊어지면서 전신증세까지 나타날 수 있는 병이다.

《동의보감》에는 먼저 썩다가 갈증이 나는 것이 있고, 먼저 갈증이 있다가 썩는 것이 있다고 했다. 후자는 '당뇨병성 괴저'에 속한다.

이집트의 파피루스에 이미 당뇨병의 증세가 기록되어 있듯이 당뇨병의 역사는 유구하다. 따라서 고대 이집트 당시에 이미 당뇨병 합병증에 의해 발이 썩는 병이 있었을 것으로 미루어 본다면, 아사 왕의 발병은 당뇨병성 족괴저에 해당할 수 있을 것으로 보여진다.

발과 내장의 기능

전족은 옛날 중국에서 여성의 발을 묶어 잘 걷지도 못하게 한 폐습이었다. 그러면서도 이렇게 전족을 만들어 발이 작은 여성

을 미인으로 여겼다. 조
그맣게 묶여진 발을 '금
련'이라 불렀는데, 발을
이렇게 가꾸지 못한 여
성은 결혼을 할 수도 없
었고, 심지어 첩이 되는
것마저 쉽지 않았다.

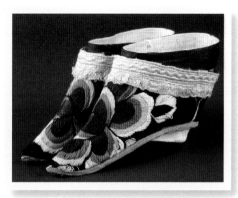

「중국 전족의 관습으로 작아진 발에 맞게 직물로 만든
작은 신발」

작은 발은 미인을 가

름하는 중요한 조건이었을 뿐만 아니라 남성의 사회적 신분을 드러
내는 상징이기도 하여 발이 작은 아내와 사는 남성은 특권 계급이
라는 등식이 성립되었다. 아내가 생활력이 없다는 것은 한 남자가
몇 명의 여성을 먹여 살릴 만한 재력이 있다는 뜻이었다. 그래서 여
성의 활동을 제약하여 집에 앉혀 놓고 한 남자만을 바라보고 살게
하면서 무기력하고 약한 여성을 미녀라고 강조하며, 귀족의 신분을
나타내 주는 증명서로 삼았던 것이다.

혼자서는 움직이기 어려울 정도로 작은 발, 완전히 생활력을 박탈
하고 오직 아름다운 감상의 대상으로나 묶어 둘 전족을 만드는 데
는 무려 3년 여의 시간을 들여야 했다. 게다가 전족을 만들기 위해
서 감수해야 하는 고통도 엄청났다.

우선 엄지발가락 이외의 발가락을 발바닥 쪽으로 꺾고 백반가루
를 뿌린 뒤 천으로 동여매고 바느질로 누빈 다음 특수 버선과 특수
신발로 고정시켜 두고 점점 강하게 졸라맨다. 시간이 흘러 어느 정

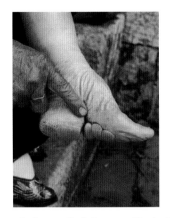

도 형태가 잡히면 발등마저 구부려 묶어 두었다가 발등이 앞으로 굽으면 발바닥 가운데에 깊은 도랑이 패이도록 발등을 좀더 둥글게 휘어 놓는다. 이렇게 하여 겨우 10㎝에 지나지 않는 작은 발을 '만드는' 것이다.

이 고비를 넘기면 그래도 고통은 끝난다. 그렇지만 그 고통이 오죽했으면 작은 발을 만들 때까지 눈물을 한 동이나 흘린다고 하여 '소각일쌍 안루일정(小脚一雙 眼淚一釘)'이라 했을까! 어쨌든 강제로 발가락과 발등을 꺾이는 아픔, 꽁꽁 동여매여 압박당하는 괴로움, 잠시도 아물지 않는 염증과 피고름, 정신이 아득해질 정도로 높은 열 등 헤아릴 수도, 형언할 수도 없는 고통에서 벗어나는 일은 대단한 기쁨이었을 것이다.

전족은 전신건강에 안 좋은 폐습이었다. 그렇다면 발과 내장기는 어떤 연관이 있을까?

예를 들어 간이 안 좋

〈발과 내장의 관계〉

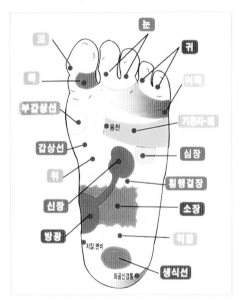

으면 발바닥이 붓는다. 신장의 정액이 부족하면 손발이 화끈거리며, 비뇨생식기가 약하면 발뒤꿈치가 자주 아프다. 특히 발뒤꿈치에서 바깥 복사뼈 사이를 잇는 선의 중앙은 고환이나 난소의 반응처이며, 발뒤꿈치에서 안쪽 복사뼈를 잇는 선의 중앙은 전립선, 고환, 자궁의 반응처이다. 담낭 기능에 이상이 있을 때는 발등의 살집이 빈약하거나 아프거나 혹은 발바닥까지 아프다.

한편 오른발에 이상이 있으면 폐로 보내지는 혈액에 문제가 생기고, 호흡기 질환, 순환기 질환 또는 원인불명의 발열을 쉽게 일으키게 된다. 왼발에 이상이 있으면 전신으로의 혈액공급 기관에 이상이 생기며, 소화기 질환, 비뇨기 질환, 부인병 또는 복통을 쉽게 일으킨다.

Plus Tip 발의 건강법

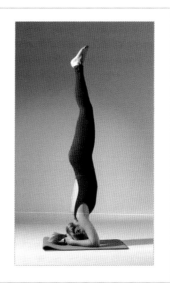

전신건강을 위해서는 발을 단련해야 한다. 엄지발가락 밑이나 족심을 지압하고 발꿈치를 자주 두드려 주며, 자주 발꿈치를 들어 장딴지 근육을 단단하게 한다. 또 발목을 빙글빙글 돌리거나 물구나무서기를 하는 것이 좋다.

참고로 가장 이상적인 걸음걸이는 바른 직립자세로 발자국이 일직선으로 남도록 걷는 것이며, 적당한 보폭으로 발 안쪽에 몸무게를 실 듯 걷는 것이다. 적당한 보폭이란 골반부터 발끝까지 길이의 1/6 정도다.

압살롬과 멋의 머리카락

모발의 영화, 모발의 몰락

키드론 시내는 올리브 산과 예루살렘 사이를 흐르는 시내로 유대 광야를 지나 사해로 흘러 들어가는데, 우기에는 격류가 소용돌이 칠 정도이지만 그 나머지 때는 내내 말라 있었다고 한다.

다윗은 압살롬의 반역을 피해 도망할 때 머리를 가리고 맨발로

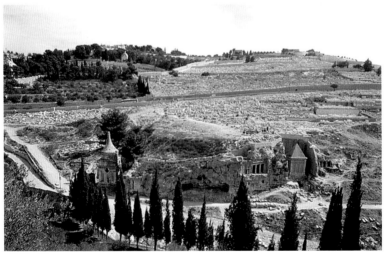

키드론 계곡

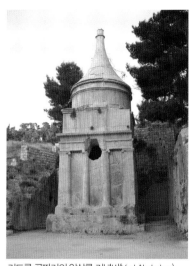

키드론 골짜기의 압살롬 기념비(Yad Abshalom)

울면서 이 시내를 건넜으며, 다윗의 자손인 예수님도 잡히시기 전에 기도하시기 위해 이 시내를 건너 겟세마니 동산으로 가셨다고 한다. 또 '압살롬의 비석'이라 불리는 기념 기둥을 세웠다는 '임금의 골짜기'가 바로 키드론 골짜기다.

다윗은 첩의 소생은 제외하고라도 8명의 아내와의 사이에서 10명의 아들을 두었고, 또한 다른 아내에게서 9명의 아들을 두는 등 많은 아들을 두었는데, 압살롬은 다윗의 셋째아들이었다. 그런 아들이 아버지를 대적하여 반란을 일으켰다.

결국 다윗은 아들에 쫓겨 키드론 시내를 건넜고, 대격전이 에프라임 수풀에서 벌어졌다. 전사자가 20,000명이나 되는 싸움 끝에 압살롬이 패주하게 되었다. 이때 압살롬이 노새를 타고 달아나는데, 그 노새가 큰 향엽나무의 얽힌 가지들 밑으로 들어가는 바람에, 그의 머리카락이 향엽나무에 휘감기면서 그는 하늘과 땅 사이에 매달리게 되고, 타고 가던 노새는 그대로 지나가 버렸다. 이렇게 대롱대롱 매달려 있던 중에 장수 요압이 표창 셋을 손에 집어들고, 압살롬의 심장에 꽂았다. 요압과 그의 군사들은 압살롬의 시체를 들어다가 숲속 큰 구덩이에 던져 넣고, 그 위에 커다란 돌무덤을 쌓았다. 결국

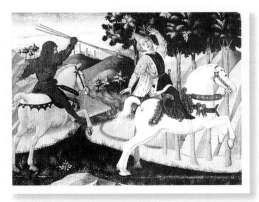

「압살롬의 죽음」(프란체스코 디 스테파노, 캔버스에 유채)

압살롬은 비참하게 죽었다.

온 이스라엘 가운데에서 압살롬만큼 "잘 생기고 그만큼 칭찬을 받는 사람은 없었다. 그는 머리끝에서 발끝까지 흠잡을 데가 없었다.(2사무 14:25)" 라고 할 정도였다고 한다.

그런데 왜 하필 향엽나무에 머리카락이 걸렸을까? 그의 머리카락이 아름다우면서도 길었기 때문이다. "그는 머리가 무거워지면 해마다 연말에 머리카락을 자르곤 하였는데, 그가 머리카락을 자르고 나서 그것을 달아 보면 왕궁 저울로 이백 세켈이나 나갔다.(2사무 14:26)" 라고 할 정도로 압살롬의 머리카락이 대단히 수려했다고 한다. '200세켈'이면 2.3kg이나 된다.

그런데 이 머리카락 때문에 죽고 만 것이다. 살아생전의 모발의 영화가 모발의 몰락을 불러온 것이었다.

병적인 모발의 모양

머리카락이 부드럽고 검고 길고 숱이 많아야 신장과 간장이 간직하고 있는 정혈(精血)이 풍족한 것이다. 정혈이 부족하면 머리카락의 숱이 적고 누렇고 메마른다. 한의학에서는 머리카락은 혈액을 통해 영양을 받으며, 그 생성·성장·형상 등이 신기(腎氣)의 힘에 의한다고 본다. 그래서 신기가 충실하면 머리카락에 윤기가 있고 굵고 곧으며 치밀하지만, 신기가 허약하고 불충실하면 머리카락이 가늘고 잘 부서지며 뿌옇게 윤기를 잃거나 곱슬머리가 되며 쉽게 빠진다고 보고 있다.

후두골에서 머리카락이 생장하는 가장자리를 후발제라 하고, 이마 위에서 머리카락이 있는 가장자리를 전발제라고 하는데, 후발제의 머리카락이 윤기를 잃고 잘 빠지면 정력감퇴를 의미하며, 전발제의 머리카락에 이런 변화가 일어나면 신기가 허약하여 허화(虛火)가 망동한 소치이며 아울러 호흡기가 약하다는 징조로 보고 있다. 전발제보다 위, 그러니까 숫구멍 주위에 이런 변화가 보이면 위장 기능이 안 좋은 징조이다.

물론 머리카락이 윤기가 나고 검다고 다 좋은 것은 아니다. 간 기능 이상일 때는 머리카락의 색이 짙고 윤기가 나면서 여드름이 생긴다. 머리카락이 윤기가 나고 눈썹이 짙으며 수염까지 난 여자는 지방간에 잘 걸릴 수 있다. 암일 때도 머리카락이 갑자기 검어진다.

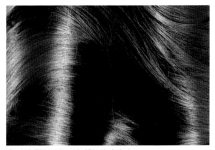
윤기와 힘이 있는 건강한 머리카락

한편 탈모나 새치가 많아도 안 좋다. 이마 위 머리카락이 새치로 변하면 호흡기가 약한 징조요, 뒷머리카락 끝부분이 새치이면 고혈압이나 중풍 등의 질환에서 비롯된 것일 가능성이 높다. 숫구멍의 머리카락이 유난히 빠지면 위장이 약한 징조요, 두정부 옆쪽 머리카락이 빠지면 간과 담낭이 약한 징조이다. 고지혈증일 때는 비듬이 많아지고 모근은 영양불량 상태가 되어 머리카락이 빠지게 된다. 정상인은 모공마다 머리카락이 세 올씩 나지만, 류머티즘 질환이 있으면 한두 올밖에 나지 않으며 백발이 늘어간다.

특히 뒷머리카락이 가늘고 잘 부서지며 뿌옇게 윤기를 잃으면 정력이 급속히 감퇴한다는 징조다. 또 곱슬머리가 되며 잘 빠질 때, 직모(곧은 머리카락)가 파상모(곱슬머리)로 변할 때 역시 체력이 급속히 감퇴하고 있다는 징조이며, 혹은 어떤 질병이 나타날 수 있다는 징조다.

한의학에서는, 모발은 신장의 영화가 반영되는 곳이라고 본다. 그러니까 신정(腎精)이 충분하면 머리카락이 가늘고 부드러우며 숱이 많다고 본다. 아울러 정혈(精血)은 그 근원이 같기 때문에 간혈(肝血)이 충족된 상태면 머리카락이 굵고 부드럽다고 본다. 또 폐장의 기가 원활히 순환되면 머리카락이 굵고 질기며 색이 짙다고 본다. 물론 다혈(多血)하면 머리카락이 굵고 부드러우며 윤기가 흐르고, 다기(多氣)하면 굵고 단단하며 짙어진다고 본다. 그렇다면 압살롬은 정혈이 풍족하고 혈기가 왕성했다는 이야기가 된다.

두한족열(頭寒足熱)
명의 부르하페가 죽자 그가 남긴 저서 《의학사상 유례없는 가장 신비로운 비밀》이란 책이 경매에 나왔다. 사람들은 서로 낙찰을 받으려고 아우성을 쳤다. 명의가 남긴 책, 더구나 '의학사상 유례없다'지 않은가! 더구나 '가장 신비로운 비밀'을 밝혔다지 않는가! 그래서 엄청난 가격에 낙찰되었다.

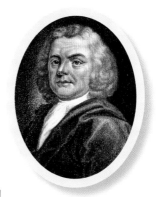

「네덜란드의 의학자 헤르만 부르하페(Hermann Boerhaave)」

책을 산 사람이 두근거리는 마음으로 책을 펼쳤다. 그런데 이게 어찌된 일인가. 빈 종이다. 첫 장도 빈 종이고, 다음 장도 빈 종이고, 책장을 넘기고 또 넘겨도 다 빈 종이였다. 그런데 마지막 장에 단 한 줄이 써 있었다.

"머리를 차게 하고 발을 따뜻하게 하라"

이것이 바로 '의학사상 유례없는 가장 신비로운 비밀'이라고 명의 부르하페가 남긴 말이었다.

바로 명의 부르하페가 하고 싶었던 말이 두한족열(頭寒足熱), 즉 머리는 싸늘하고 발은 항상 따뜻해야 건강하다는 말이었다.

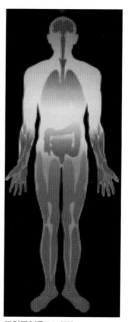

두한족열을 보여주는 체열의 분포 상태

이것이 음양의 정상적인 본래 상태다. 이와 반대로 두열족한(頭

熱足寒), 즉 허리 아래 다리는 차고 시리고 머리나 얼굴이 벌겋게 달아오르는 현상은 병적인 증세이다. 물을 끓이면 불기운을 세게 받는 아래쪽 더운 물은 위로 올라가고 불기운을 덜 받는 위쪽 찬물은 아래로 내려오면서 물은 고루고루 끓여지게 된다.

그래서 위로 열이 오르면 건강이 안 좋아진다. 빨리 죽는다. 눈이 충혈이 되고 코가 마르고 입안도 마른다. 그리고 머리카락도 빠진다. 머리카락이 빠지지 않게 하려면 두한족열이 가장 확실한 방법이다.

Plus Tip · 대머리의 묘약

《의종손익》이라는 의서에 다음과 같은 글이 있다.

"남쪽에 있는 관왕묘의 묘지기가 수염과 머리털이 점점 빠져서 한 올도 없었는데…… 하루는 어떤 사람이 골풀 속살과 맥문동을 달여 먹으라고 하였다. 그대로 약을 먹었더니 한 달이 되어 머리털이 다시 나서 전과 같이 되었으니 정말 이상한 일이다. 대체로 위의 두 가지 약은 심, 폐의 화를 잘 없애고 풍을 제거하고 건조한 것을 윤택케 해서 머리털을 자라게 한다는 것을 알 수 있다."

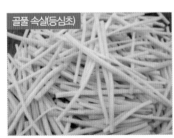
골풀 속살(등심초)

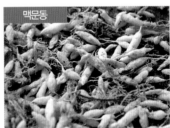
맥문동

엘리야와 까마귀, 엘리사의 인공호흡

까마귀 고기의 약효

크릿 시내는 요르단 강 동편에 있는 시내인데, 비가 오지 않을 때는 바닥이 드러날 정도로 말라 있다가 비가 오면 물이 흐르는데, 우기 때는 격류가 휘돌아 흐를 정도가 되는 시내라고 한다. 그래서 건기 때는 황량하고 우기 때는 시냇가에 꽃들이 흐드러지게 핀다고 한다.

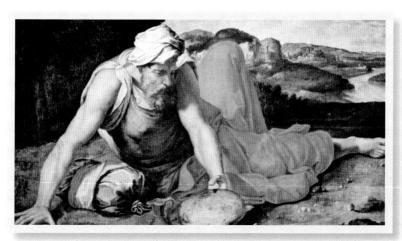

「선지자 엘리야」 (다니엘레 다 볼테라, 1550년~1560년경, 캔버스에 유채, 판노키에스키 델치 박물관)

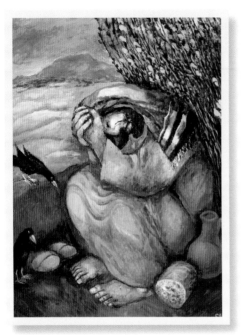

「호렙 산에서의 엘리야」(지거 쾨더)

바로 이 크릿 시냇가에서 엘리야가 숨어 지냈다. 엘리야는 길앗의 티스베에 살던 사람이었는데, 아합에게 "내가 섬기는, 살아 계신 주 이스라엘의 하느님을 두고 맹세합니다. 내 말이 있기 전에는 앞으로 몇 해 동안 이슬도 비도 내리지 않을 것입니다.(1열왕 17:1)"라고 예언한 후, 이 시냇가에서 숨어 시냇물을 마시며 지냈던 것이다. 그러나 땅에 비가 내리지 않아 얼마 후에 그 시내가 말랐기 때문에 엘리야는 크릿 시냇가를 떠날 수밖에 없었다.

엘리야가 이 크릿 시냇가로 가서 숨어 지내게 된 것은 주님의 말씀에 따른 것이었다. "이곳을 떠나 동쪽으로 가, 요르단 강 동쪽에 있는 크릿 시내에서 숨어 지내라. 물은 그 시내에서 마셔라. 그리고 내가 까마귀들에게 명령하여 거기에서 너에게 먹을 것을 주도록 하겠다." 라고 하셨기 때문이었다. 과연 까마귀들이 아침에도 빵과 고기를, 저녁에도 빵과 고기를 가져왔다고 한다.(1열왕 17:1-7 참조)

까마귀가 주님의 명령에 따라 빵과 고기를 아침·저녁으로 엘리야에게 날라 왔다고 하지만, 성경에서의 까마귀는 부정한 새였다. 그래서 〈레위기〉나 〈신명기〉에는 제물로 드릴 수도 없고 먹을 수도 없다고 금지된 새였

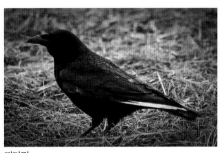

까마귀

다. 또 "아버지를 비웃고 어머니에게 순종하기를 하찮게 여기는 눈은 개울의 까마귀들이 쪼아 내고……(잠언 30:17)"라고 했다.

그러나 까마귀는 겉모습이나 흉측한 울음소리에 비해 숲의 해충을 잡아먹는 익조이며, 특히 엘리야에게 먹을 것을 물어다 주었다 했듯이 까마귀는 어미새에게 먹이를 물어다 준다는 효성이 지극한 새이다. 그래서 '반포조(反哺鳥)' 또는 '효조(孝鳥)'라고 한다.

더구나 까마귀는 약으로도 쓰인다. 흔히 건망증이 심한 사람을 농으로 "까마귀 고기 먹었나."라고 하지만, 몸이 야위고 기운이 없을 때 까마귀 고기를 삶아 곰국으로 1개월 동안 먹으면 틀림없이 효과를 본다고 알려질 정도다. 자음(滋陰) 및 보허(補虛) 효능이 있기 때문이다. 까닭에 몸이 약해서 기침이 떨어지지 않을 때, 혹은 뼛속부터 열이 솟구치는 것 같고 발바닥이 뜨거울 때도 좋다. 속방이지만 까마귀 고기는 정력제로도 알려져 있다. 맛이 약간 시고 짜다.

엘리야의 기적

"나의 사랑하는 책 비록 해어졌으나

어머님의 무릎 위에 앉아서 재미있게 듣던 말
그때 일을 지금도 내가 잊지 않고 기억합니다.

....

옛날 용맹스럽던 다니엘의 경험과 유대 임금 다윗왕의 역사와
주의 선지 엘리야 병거타고 하늘에 올라가던 일을 기억합니다.
귀하고 귀하다. 우리 어머님이 들려주시던 재미있게 듣던 말
이 책 중에 있으니 이 성경 심히 사랑합니다."

찬송가 중에 언제 들어도 참 좋은 찬송이 윌리암스가 작시하고
틸만이 작곡한 '나의 사랑하는 책(원명 : 내 어머님의 성경)'이다.
〈티모테오에게 보낸 둘째 서간〉 3장 15절의 "또한 어려서부터 성
경을 잘 알고 있습니다. 성경은 그리스도 예수님에 대한 믿음을 통
하여 구원을 얻는 지혜를 그대에게 줄 수 있습니다."를 소재로 하여
만들어진 찬송이다. 이제 나도 늙고 내가 갖고 있는 어머니가 물려
준 성경책도 다 해어졌지만, 어린 시절 어머니 무릎 위에 앉아서 어
머니가 읽어주던 그 사랑과, 그 평안함과, 그 감동, 그리고 한 구절
한 구절마다 나의 구원에 이르는 지혜를 얻게 된 것을 지금도 잊을
수 없다는 내용이다.
어머니가 그랬던 것처럼 아마 나도 어린 자식을 무릎에 앉히고 성
경 말씀을 들려주며 키웠을 것이고, 어머니가 그랬던 것처럼 아마 늙
은 나도 나이 들어가는 자식에게 이 성경책을 손에 쥐어주고 떠나게
될 것을 이 찬송을 통해 진하게 느끼게 된다. 종교적 감흥에 앞서 인

간적인 아름다운 사랑이 대를 물리면서 보다 완전을 향해, 보다 저 높은 곳을 향해 가고 있는 것이 눈에 선하여 가슴이 찡해져 온다.

여하간 이 찬송가에 엘리야 선지자가 나온다. 엘리야는 기적을 행한 선지자다. 엘리야는 겉옷을 벗어 말아서 그것으로 요르단 강물을 쳐서 강물을 갈라지게 하고, 마른 땅을 밟고 강을 건넌 기적만 행한 것이 아니다.

죽은 아이도 살려내는 기적을 행하기도 했다. 그 내용은 이렇다.

엘리야는 주님의 말씀에 따라 시돈에 있는 사렙타의 과붓집으로 갔다. 그런데 어느 날 과붓집 여자의 아들이 병들고, 병이 매우 심해져 끝내 숨을 거두고 말았다. 그러자 여자가 엘리야에

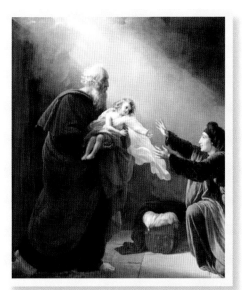

「사렙타 과부의 아들을 소생시킨 엘리야」 (루이 에르장)

게 말하였다. "하느님의 사람이시여! 어르신께서 저와 무슨 상관이 있다고 저한테 오서서, 제 죄를 기억하게 하시고 제 아들을 죽게 하십니까." 라고. 그러자 엘리야는 죽은 아이를 달라 하여 받아 안고 자기가 머무르는 옥상 방으로 올라가서, 자기의 잠자리에 눕히고, 주님께 부르짖었다. "주 저의 하느님, 당신께서는 제가 머물고 있는 이

집 과부에게까지 재앙을 내리시어 그 아들을 죽이셨습니까." 하고는, 그 아이 위로 세 번 자기 몸을 펼친 다음 주님께 다시 부르짖었다. "주 저의 하느님, 이 아이 안으로 목숨이 돌아오게 해 주십시오" 하니, 주님께서 엘리야의 소리를 들으시므로 그 아이의 안으로 목숨이 돌아오게 하시자, 아이가 다시 살아났다.(1열왕 17:8-23 참조)

엘리사의 인공호흡

엘리야의 아이 살린 기적은 주님께서 하신 일이었다. 그러나 숨을 거둔 아이 위에 세 번 엎드려 몸과 몸을 맞추고 생명의 호흡을 주어 소생시킨 엘리야를 우리는 심폐소생술의 시조라고 말하고 있다.

엘리야의 후배 선지자인 엘리사도 죽은 아이를 살려낸 적이 있다. 수넴 땅에서의 일이다. 그 내용은 이렇다.

수넴 여자의 아들이 죽었다. 엘리사가 아들을 낳게 될 것이라고

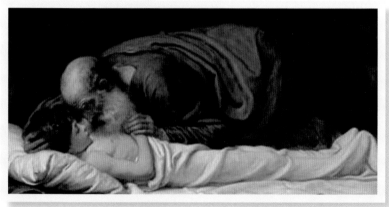

「수넴 과부의 아들을 소생하는 엘리사」(프레더릭 레이턴, 캔버스에 유채)

예언해서 낳은 아들인데, 머리가 아프다고 하더니 죽고 만 것이었다. 여자는 카르멜 산에 있는 엘리사를 찾아가 살려 달라고 애걸했고, 엘리사는 죽은 아이를 찾아가 주님께 기도를 드린 다음, 침상에 올라가 자기의 입을 아이의 입에, 자기의 눈을 아이의 눈에, 자기의 손을 아이의 손에 맞추고 그 위에 엎드렸다. 이렇게 아이 위에 몸을 수그리고 있자, 아이의 몸이 따뜻해지기 시작하였다. 이렇게 다시 하자, 아이가 재채기를 7번 하고는 눈을 떴다.(2열왕 4:8-35 참조)

엘리사의 아이 살린 기적 역시 주님께서 하신 일이었다. 그러나 입에 입을 대고, 눈에 눈을 대고, 손에 손을 포개고 아이 위에 엎드려 소생시킨 엘리사를 우리는 심폐소생술과 함께 인공호흡을 실시한 것이라고 말하고 있다.

Plus Tip 인공호흡의 방법

인공호흡법 중 가장 일반적인 것은 엘리사처럼 입에 입을 대고 하는 것이다. 우선 입안에 이물질이 있는지 확인하고 있다면 제거한 후 실시하는데, 머리 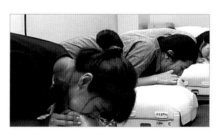 가 완전히 뒤로 젖혀져 기도가 열리게 한 상태에서 손가락으로 혀를 눌러 혀를 꺼내고, 한 손으로 코를 막고, 입과 입을 밀착시키고 가슴이 부풀어 오를 때까지 숨을 불어넣는다. 코를 잡은 손과 입을 떼고 5초 후 다시 반복한다.

예레미아와 눈물과 눈약

눈물의 선지자

멤피스는 나일 강 서쪽에 위치한 이집트의 성읍이다. 이집트의 초기 왕조 시대부터 고왕국 시대까지 번성했던 중요한 도시였다고 한다.

유다인들이 이곳에 많이 거주하였는데, 예레미아는 바빌론의 임금 네부카드네자르가 이집트 땅을 치러 온다는 주님의 말씀을 이렇게 일러주었다.

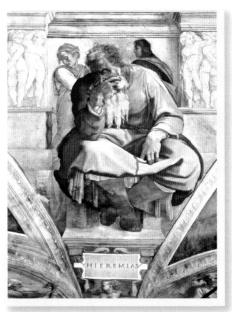

「선지자 예레미아」(미켈란젤로 부오나로티, 프레스코화, 시스티나 예배당 천장)

"너희는 이집트에 알려라.…… 너희는 이렇게 말하여라. '전열을 가다듬고 너의 각오를 다져라. 칼이 너의 주변을 삼키려 한다.'……

내가 살아 있는 한 – 그 이름 만군의 주님이신 임금님의 말씀이다. – 산들 가운데에서는 타보르 같고 바닷가에서는 카르멜 같은 자가 반드시 쳐들어온다. 딸 이집트의 주민들아 유배 짐을 꾸려라. 멤피스가 폐허가 되고 불에 타 인적 없는 곳이 될 것이다.(예레 46:13-19 참조)"

예레미아 선지자는 이렇게 탄식했다.

"슬픔이 나를 덮쳐 오고 내 마음은 병들었다.

이 땅 저 멀리서부터 내 딸 내 백성의 울부짖는 소리가 들리는구나.

·········· (중략)

내 딸 내 백성의 상처 때문에 내가 상처를 입었다.

나는 애도하고 공포에 사로잡혔다.

길앗에는 유향도 없고 그곳에는 의사도 없단 말이냐?

어찌하여 내 딸 내 백성의 건강이 회복되지 못하는가?

아, 내 머리가 물이라면, 내 눈이 눈물의 샘이라면

살해된 내 딸과 내 백성을 생각하며, 밤낮으로 울 수 있으련만!"(예레 8:18-23 참조)

이렇듯이 예레미아는 '눈물

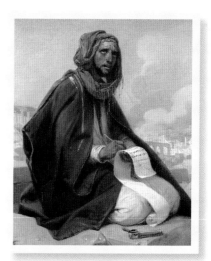

「폐허가 된 예루살렘의 예레미아」
(오라스 베르네, 암스테르담 박물관)

의 선지자'로 불린다. 그만큼 한평생을 눈물이 마를 날 없이 지냈던 선지자였다.

눈물의 맛

눈물에는 가엾게 여기는 자비의 마음에서 흐르는 눈물이 있다. '자루(慈淚)'라고 한다. 또 슬픔 때문에 흘리는 '비루(悲淚)'가 있다. 예레미아의 눈물이 바로 자루요, 비루다. 슬픔의 눈물일수록, 그리고 피눈물이 날 정도로 원통하고, 비통해 흘리는 눈물일수록 맛이 짭짤해진다. 거짓으로 펑펑 쏟아내는 눈물은 싱겁기 짝이 없다.

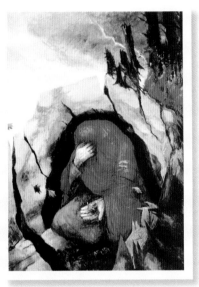

「예루살렘의 패망을 슬퍼하는 예레미아」(지거 쾨더)

〈남도잡가〉에는 "고추방아 눈물은 싱겁디싱겁고, 시모구박 눈물은 누리다누린데, 팔자타령 눈물은 이다지 짜디짜냐, 주르륵 흐르는 눈물은 시큼한데, 괴었다가 넘치는 눈물은 매캐하더라."고 하였다.

왜 이렇게 눈물 맛이 달라지는가? 눈물은 이름 그대로 물이다. 98%가 물이다. 다만 약간의 단백과 소금, 그리고 인산염 등이 함유되어 있을 뿐이다. 그런데 왜 눈물 맛이 달라지는가? 감정의 농도에 따라 눈물의 양과 맛과 농도가 달라지는 까닭은 눈물 속에 있는 로

이시닌케팔린 성분에 의한 것이
라고 한다.

예전에는 눈물을 받아두는 눈
물 병이 있었다고 한다. 이 병은
바닥이 넓고, 몸통은 가느다랗고,
입구는 깔때기 모양이었다고 한
다. 네로 황제는 불타는 로마를
바라보며 노래를 부르다가 흘러
내리는 눈물을 이 병에 담아 간직

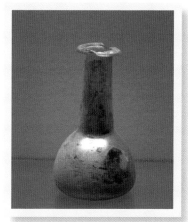

「녹색의 눈물 병」
(조지 잔슨, 포르투갈 레인하 레오노르 박물관)

했다고 한다. 이스라엘 사람들도 평생 흘리는 눈물을 병에 담아 간
직했다가 훗날 무덤에 함께 묻었다고 한다. 네로의 눈물 맛과 이스
라엘 사람의 눈물 맛이 같을 수 없었을 것이며, 네로의 눈물 맛과 예
레미아의 눈물 맛이 같을 수 없을 것이다.

눈물 많은 삶. 과연 눈물 없는 곳은 없을까? 그곳은 딱 한 곳. "하
느님께서 그들의 눈에서 모든 눈물을 씻어 주실" 바로 하느님 나라
뿐이다.

 ## 유명한 눈약과 눈을 밝게 하는 법

참고로 《신약성경》 시대의 눈병을 알아보자. 그리고 《동의
보감》을 근거로 눈을 밝게 하는 방법을 알아보자.

첫째, 《신약성경》 시대의 눈병을 알아보자.

라오디케이아, '백성의 정의' 라는 뜻을 가진 이곳은 소아시아의

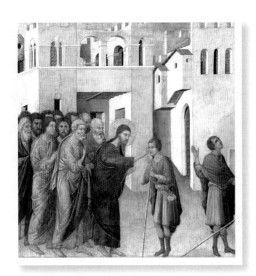

「마에스타, 시에나 대성당의 제단 장식화. 뒷면, 그리스도의
유혹과 기적들의 장면을 그린 제단 장식대 : 눈먼 자의 치유」
(두초 디 부오닌세냐, 목판에 템페라, 런던 내셔널 갤러리)

한 도시였다. BC 3세기 경 안티오커스 2세가 이 지역을 재건하면서 자기 아내의 이름을 따서 이 렇게 이름 지었다고 한 다. 라이커스 계곡에 있 는 여러 도시들 중 하나 였는데, 물 사정이 좋지 않았다고 한다. 그래서 10km 떨어진 히에라볼 리와 14km 떨어진 콜로 새로부터 수로를 이용해 물을 공급 받았다고 한다.

라오디케이아는 동서 교통의 요지였으며 동서 사상의 교류 장소 였고, 상업의 발달로 부유를 누리던 곳이었다. 모직물 공업의 중심 지였으며 치유의 신전과 함께 의과대학도 있었던 곳이었다.

"라오디케이아 교회의 천사에게 써 보내라……. '나는 부자로서 풍족하여 모자람이 없다.' 하고 네가 말하지만, 사실은 비참하고 가 련하고 가난하고 눈멀고 벌거벗은 것을 깨닫지 못한다. 내가 너에 게 권한다. 나에게서 불로 정련된 금을 사서 부자가 되고, 흰옷을 사 입어 너의 수치스러운 알몸이 드러나지 않게 하고, 안약을 사서 눈 에 발라 제대로 볼 수 있게 하여라.(묵시 3:14-18 참조)"고 했듯이, 라 오디케이아 사람들은 스스로 부자라고 여겨 부족한 것이 없다고 자랑했으며, 또 이 도시는 안약의 생산지로 유명했다. 눈에 바르면 금방 눈병이 낫는다는 희한한 이 안약을 '브루기아(phrygia) 가루'라 불렀다고 한다.

당시에는 눈병이 흔했다. 그래서 시력을 상실한 자들이 많았고, 예수님의 치유 기적 중 눈 먼 자들의 눈을 뜨게 해준 경우가 많다. 이집트에서는 눈병을 예방하기 위해 눈가에 약을 발랐는데, 이것이 요새의 아이섀도(eye shadow)가 되었다. 자연히 안약이 발달하였고, 그 중 유명했던 것이 라오디케이아의 '브루기아 가루'였다.

이제 《동의보감》을 근거로 눈을 밝게 하는 방법을 알아보자.

《동의보감》에는 눈병을 조리하는 방법이 나온다.

요약하면 다음과 같다.

첫째, 늘 눈을 감는 것이 좋다. 눈을 똑바로 뜨고 자세히 보다가 감고, 감았다가 자세히 보곤 한다.

둘째, 캄캄한 방에 단정히 앉아 눈동자를 81번 굴리고는 눈을 감고 정신을 모으기를 반복한다.

셋째, 두 손바닥을 뜨겁게 비빈 다음 매번 14번씩 두 눈을 눌러준다. 손가락으로 두 눈썹 끝의 작은 구멍이 있는 곳을 27번 누르고, 또 손바닥이나 손가락으로 양쪽 눈 밑의 관골 부위를 비빈다. 또 손으로 귀를 40번 잡아당기면서 비비

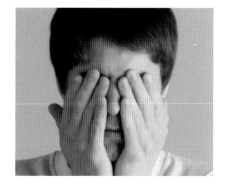

어 약간 따뜻하게 하고는 곧 손으로 이마를 27번 쓸어 올리는데, 눈썹 한가운데서부터 머리카락이 난 짬 사이까지 들어가서 27번 비비고는 침을 여러 번 삼킨다.

Plus Tip 눈 건강을 돕는 식품

당근·냉이·호박·고구마·시금치·상추·브로콜리·블루베리·오디·복분자·포도·전복·굴 등이 좋다. 차로는 오미자·구기자·결명자 등이 좋다.

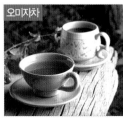
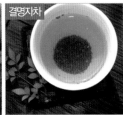
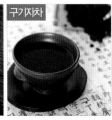

오미자차　　결명자차　　구기자차

단, 눈은 더운 것이 좋지 않기 때문에 열성식품을 제한하는 것이 바람직하다. 예를 들어 마늘·생강·인삼·꿀 등이다. 물론 열성식품을 제한하듯이 환경도 지나치게 더우면 안 되고 정서적으로도 열을 받으면 안 좋다.

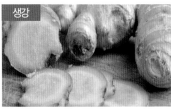
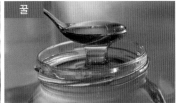
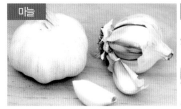
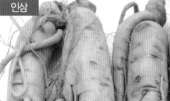

생강　　꿀　　마늘　　인삼

요나탄과 유익한 꿀

요나탄의 꿀

가나안은 하느님
께서 아브라함과 그 자손들
에게 주시겠다고 약속한 땅
(창세 12:7, 탈출 6:4)이며,
젖과 꿀이 흐르는 곳으로
불린 땅(탈출 3:8, 신명 6:3)
이다.

성경에 40번이나 나오는
'젖과 꿀이 흐르는 땅'이란

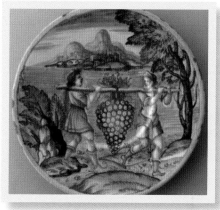

「접시 : 가나안의 포도송이, 약속의 땅」
(공예품, 루브르 박물관)

그만큼 목축을 통해 젖을 많이 얻을 수 있고, 포도 재배로 포도즙을
풍성하게 얻을 수 있으며(때때로 꿀은 포도시럽을 말하기도 함), 또
실제로 꿀을 그만큼 많이 얻을 수 있기 때문에 비옥한 풍요의 땅으
로 표현된 것이라고 한다.

삼손이나 세례자 요한이 먹었다는 꿀, 그리고 요나탄이 먹었다는

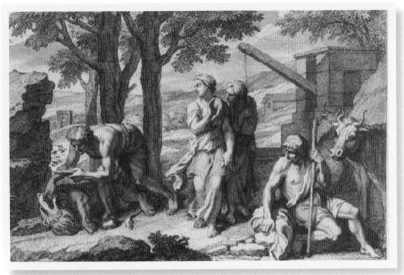

「사자의 입에서 꿀을 꺼내는 삼손」(프랑수아 베르디에, 판화, 마냉 미술관)

꿀은 모두 힘을 길러주는 효능을 잘 말해주고 있다.

　필리스티아와 싸울 때였다. 이스라엘군이 곤경에 처하자, 사울은 군사들에게 저주를 씌우는 맹세를 하였다. "오늘 저녁 내가 원수를 다 갚기 전에 음식을 먹는 자는 저주를 받는다." 라고. 그래서 군사들은 모두 음식을 맛보지 못하였다. 숲에 들어가서 꿀이 떨어지는 것을 보고도 손으로 찍어 입에 대는 이가 없었다. 그 맹세가 두려웠기 때문이다. 그런데 사울의

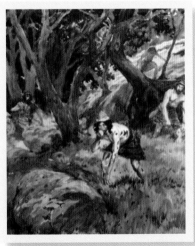

「꿀을 맛보는 요나탄」
(제임스 티소, 뉴욕 유대박물관)

아들 요나탄은 아버지가 군사들에게 저주를 씌우는 맹세를 하였다는 말을 듣지 못하였으므로, 손에 든 막대기를 내밀어 그 끝으로 벌집에서 꿀을 찍어 입에 넣었다. 그러자 눈이 번쩍 뜨였다. 군사들 가운데 하나가 요나단에게 알려주었다.

"아버님께서 군사들에게, '오늘 음식을 먹는 자는 저주를 받는다.' 면서 맹세를 시키셨습니다. 그래서 이렇게들 지쳐 있는 것입니다."

그러자 요나탄이 말하였다.

"아버지께서 이 나라를 불행에 빠뜨리셨구나. 이 꿀을 이렇게 조금만 맛보고도 내 눈이 번쩍 뜨였는데, 오늘 군사들이 적군에게 빼앗은 것을 마음대로 먹었더라면 얼마나 좋았겠느냐? 지금쯤은 필리스티아인들을 더 많이 죽이지 않았겠느냐?(1사무 14:24-30 참조)"

그렇다. 꿀은 기력을 돋우는 약효가 있는 것으로 당시에 이미 인식했던 것 같다. 꿀을 이렇게 '조금만 맛보고도' 눈이 번쩍 뜨였다고 할 정도로 기운이 난다고 믿었던 것이다. 물론 꿀을 기력을 돋우는 식품으로만 알고 있었던 것이 아니라, 치료제로도 쓸 줄 알고 있었다. 탈무드에 설사를 멈추려면 포도주에 꿀을 타 먹으라고 했듯이, 꿀을 치료제로 사용할 줄도 이미 알았던 것 같다.

🌸 사랑의 꿀과자
꿀은 분명 약 중의 약이다. 히포크라테스나 모세에 버금간다고 존경 받던 유대인 마이모니데스(Moses Maimonides ; 1,135~1,204)의 19조 항의 〈장수론〉에서 강조된 것 역시 바로 꿀이다. 그는, "꿀은 어른의 겨울철 보약이며, 변비에는 아침마다 더운물에 꿀을 타서 마시고, 목욕 후 목이 마르면 꿀을 먹으라"고 했다.

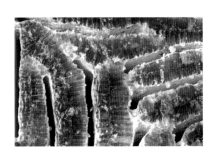

탈무드나 마이모니데스의 말대로 꿀은 정장건위작용을 한다. 설사에도 좋고 변비에도 좋으며 비위를 튼튼하게 해준다. 또 체내의 독을 해독시키고 살균작용을 하며, 진통소염작용과 진해작용과 신경안정작용을 한다. 이처럼 꿀은 만병통치약이다. 포도주에 꿀을 타든 더운물에 꿀을 타든 어떻든 적당히 먹으면 무병장수에 도움이 된다.

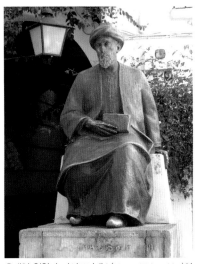

유대인 철학자 마이모니데스(Moses Maimonides)의 조각상 (스페인 안달루시아 코르도바)

특히 성경에 나오는 '아쉬쇼트'를 만들어 먹어도 좋다. 이것이 '사랑을 북돋아 주는 것'으로 알려진 것이다.

"그이가 나를 연회장으로 이끌었는데
내 위에 걸린 그 깃발은 '사랑'이랍니다.

여러분, 건포도 과자로 내 생기를 돋우고
사과로 내 기운을 북돋아 주서요.
사랑에 겨워 앓고 있는 몸이랍니다."(아가 2:4-5)

사랑에 지친 이 몸 힘을 내라고, 기운을 내라고 입에 넣어주시는 건포도 과자가 바로 꿀로 만든 단 과자, 즉 '아쉬쇼트'다. 옛날 한 랍비에 의해 2,000년 동안 전해 내려온 아쉬쇼트 만드는 법은 의외로 간단하다. 볶아서 빻은 불콩가루에 올리브유·계피

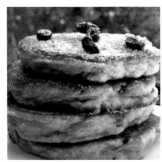

아쉬쇼트 (乾葡萄 餠, cake of raisins)
(성경의 '건포도로 만든 과자')

가루·꿀을 섞어 반죽하여 과자 굽듯이 프라이팬에서 부친다는 것이다. 맛도 좋은 건강식이요 사랑까지 북돋아 주는 강정식이니 한번쯤 해 먹어볼 만하다.

 ## 꿀과 어울리는 식품 궁합

첫째, 먹으면 좋은 궁합이 있다.

꿀과 검은깨를 배합하면 허약체질의 변비 치료 및 여위고 무기력한 여성의 냉증에 좋다. 둘 다 자양강장하며 변비에 좋고, 허약체질을 개선해 주며 열에너지를 충족시켜 주기 때문이

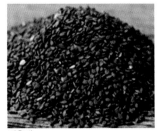

검은깨

다. 볶은 검은깨를 꿀에 개어 먹는다.

꿀과 매실을 배합하면 목이 쉬거나 갈증이 심한 데 좋다. 꿀은 목을 부드럽게 하고 갈증을 달래주며, 매실도 침의 분비를 촉진시켜 갈증을 달래준다. 매실차에 꿀을 타서 마신다.

꿀과 두유의 배합도 궁합이 맞는다. 꿀은 소염작용이 강하고 두유는 이뇨작용을 하므로 둘을 배합하면 방광염에 좋다. 두유를 따끈하게 데워 꿀을 넣어 녹이고 식기 전에 마신다.

꿀과 녹차를 배합해도 좋다. 꿀은 살균력이 강하고 녹차의 타닌도 항균작용을 하며, 둘 다 지사작용을 하므로, 둘을 배합하면 세균성 설사에 좋다. 진한 녹차에 꿀을 타서 마신다.

꿀과 생강을 배합하면 식욕이 없고 몸이 허약한데 좋다. 강판에 간 생강즙에 꿀을 넣어 마신다. 위장형 감기에도 좋다.

꿀과 무즙을 배합하면 기관지형 감기에 효과가 좋으며 차멀미도 예방할 수 있다.

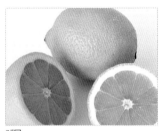
레몬

꿀과 레몬즙 혹은 꿀과 사과식초를 배합하면 불면증을 개선하고 비만을 해소한다.

꿀과 로열젤리를 배합하면 좋다. 로열젤리는 여왕벌의 먹이로 맛이 시고 달며 젖색이고 특이한 냄새가 난다. 강장 및 강정작용, 조혈 및 생

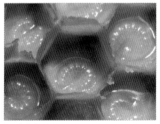
로열젤리

장촉진작용, 혈압강하 및 강심작용, 혈당강하 및 항암작용을 한다. 로열젤리와 꿀을 1:9의 비율로 섞어 공복에 5g씩 먹는다.

둘째, 외용하면 좋은 궁합이 있다.

꿀과 코코아를 배합하면 입안이 잘 헐 때 좋다. 꿀은 소염 및 살균작용을 하며, 코코아는 점막 염증을 소염 및 수렴하기 때문이다. 코코아는 이뇨와 강장 효과도 있다. 코코아가루를 꿀에 잘 개어 헐은 입안에 자주 덧발라 준다.

꿀과 복숭아꽃가루를 배합하여 내복하면 부종이나 전립선염 치료에 도움이 되고, 외용하면 피부미용에 좋다. 복숭아꽃을 따서 서늘한 곳에서 바짝 말려 갈아 적당량의 꿀에 개서 내복 또는 외용한다.

꿀과 참기름을 배합하여 외용하면 건조성 변비에 좋다. 꿀 60g과 참기름 30g을 팔팔 끓인 물과 섞어 고루 저어 내복하거나 관장한다.

Plus Tip　티눈을 효과적으로 제거하려면……

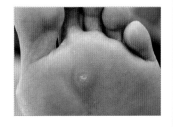

프로폴리스(propolis)와 율무를 배합하면 티눈을 없앨 수 있다. 칼로 티눈의 표층 병변 조직을 깎아낸 다음 율무가루를 프로폴리스 원액으로 반죽하여 병변 조직보다 약간 크게 떡처럼 만든 것을 붙이고 고정시킨다. 1주 후에 티눈이 빠지는데, 그 자리에 새살이 나올 때까지 매일 갈아 붙인다.

프로폴리스를 봉교(蜂膠)라 한다. 항염증, 항바이러스작용, 조혈 및 혈류 촉진작용 등을 한다.

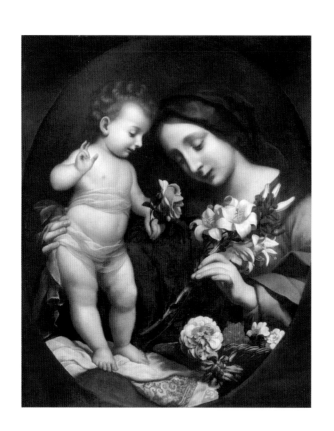

제**4**장

성경의 꽃

갈대, 갈꽃과 갈대뿌리

겨자, 작디작은 씨와 생명력

나리꽃, 100개의 비늘이 합쳐진 '백합'

밀, 약이 되는 쭉정이

박하, 멘톨의 산뜻함

보리, 소양체질 식품

사프란, 진정제인 요리 재료

수박, 영과 육을 모두 시원하게 하는 식품

아주까리, 고운 꽃과 독성 종자

양파, 회회아비의 스태미나 식품

엉겅퀴와 패랭이꽃

우슬(牛膝), 소의 무릎을 닮은 풀

창포, 머리 기름부음과 머리의 총명함

콩, 렌즈콩과 팥과 완두

회향, 검정풀씨와 회향초씨

갈대, 갈꽃과 갈대뿌리

예수님의 갈대, 노아 손자의 갈대

예수님 머리에 가시왕관을 씌운 로마병정들은 예수님 손에 갈대를 쥐어주며 조롱하고 침을 뱉으며, 그 갈대를 빼앗아 머리를 때렸고, 또 십자가에 못박혀 목말라 하시는 예수님께 신포도주에 해면을 적시어 갈대 끝에 꽂아 주기까지 했단다.

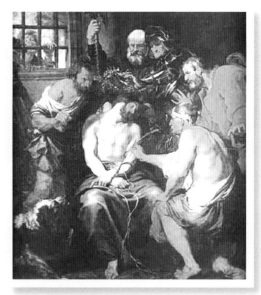

「가시면류관을 쓰는 그리스도」
(안톤 반 다이크, 캔버스에 유채, 프라도 미술관)

그러니까 갈대가 조롱과 고통을 주기 위해 쓰였고, 또 예수님의 생명을 조금 더 연장시켜 과연 엘리야가 예수님을 구해주는지 보려고 한 악한 의도로 이용되었던 것이다. 갈대는 이외에도 성경에서 연약한 것, 변덕스러운 것, 날카롭게 찌르는 것 등에 비유적으로 쓰였다.

갈대에 얽힌 이런 이야기도 있다.

아담의 후손들이 최초의 도시를 이룬 에리두가 갈대 우거진 메소포타미아 늪지대였으며, 이곳과 더불어 최고(最古)의 도시문명을 이루었던 우루크와 우르로부터 노아의 손자들이 대원정을 감행해 이집트를 점령할 때 탄 배 역시 갈대로 만들었단다. 그들은 아라비아 반도를 돌아 홍해 해협 한 곳에 상륙하여 갈대배를 갈대 밧줄로 묶어 끌면서 사막을 가로지른 후, 나일 강에 다다라 다시 갈대배를 띄워 타고 이집트로 쳐들어갔단다.

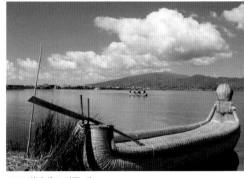

그리하여 그들의 후손들은 대를 거듭하며 파라오가 되었는데, 항상 본향을 잊지 못해서 파라오들은 한 쌍의 높은 깃털을 부착한 갈대 왕관을 썼으며, 석조 신전을 지을 때도 본향의 갈대 신전을 흉내 냈고, 죽은 후 부활하는 곳도

토토라(갈대)로 만든 배

갈대가 우거진 늪지대, 바로 본향이라고 믿었단다.

왕골의 정체, 갈대의 효능

성경에는 갈대와 함께 왕골이 나온다. 성경의 왕골은 파피

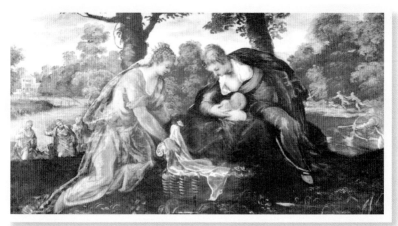

「모세를 발견함」(자코포 로부스티, 캔버스에 유채, 메트로폴리탄 미술관)

루스를 번역한 말이다. 까닭에 모세가 태어난 지 석 달 만에 왕골상
자에 담겨져 강가 갈대 숲속에 놓아졌다는, 이때의 왕골은 우리가
알고 있는 왕골과 다르다.

　〈욥기〉에 "왕골이 수렁 아닌 곳에서 자라나느냐? 갈대가 물 없는
곳에서 자라나느냐?"는 말이 있듯이,
두 식물 모두 습지에서 자라는 다년생
풀이다. 갈대나 파피루스는 고갱이가
많아 충분히 먹을거리가 되었으며, 배
도 만들고 집도 짓고 옷을 만들기도 했
다. 특히 종이를 만들어 갈대로 만든
펜으로 잉크를 찍어 글자를 썼다. 이
중에는 의학을 기록한 귀중한 파피루
스도 많다.

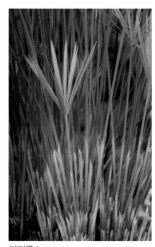

파피루스

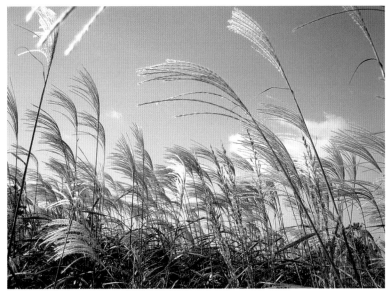
갈대

갈대는 벼과에 딸린 다년생 풀이다. '갈꽃'이라는 말이 있듯이 갈대의 꽃은 참으로 예쁘며, 식용하는 어린 순이나 뿌리줄기처럼 약으로 쓴다. 특히 뿌리줄기를 '노근(蘆根)'이라고 하는데, 셀룰로오스가 많고 다량의 비타민 $B_1 \cdot B_2 \cdot C$ 등을 함유하고 있다.

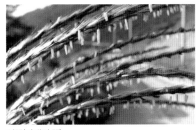
갈꽃(갈대의 꽃)

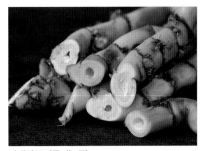
갈대의 뿌리줄기(노근)

갈대, 특히 갈대의 뿌리줄기인 노근의 효능을 살펴보자.

첫째, 열을 내리며 진액을 생성하기 때문에, 열병이나 탈수증으로 갈증이 심하거나 위장의 열로 메스꺼울 때 좋다.

둘째, 이뇨작용이 있어 부종을 내린다.

셋째, 안개가 낀 듯 눈이 흐릿하고, 머리가 어찔하며, 밤에 꿈이 많아 정신이 산란한 데에 좋다.

넷째, 잇몸에서 피가 잘 날 때 좋다.

다섯째, 과음 후 깨지 못할 때 숙취를 해소시키며, 복어·게·생선 등에 중독된 때 해독 효과가 있다.

여섯째, 최근에는 식도암·위암·폐농양·당뇨병 및 특히 비만증에 좋다고 알려졌다.

이상의 경우에는 노근을 1일 20g(신선한 것일 때는 80g)씩 끓여 차 대신 마시면 된다.

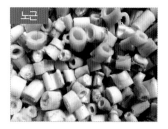

Plus Tip 노근의 활용

헛구역질이 나와 음식을 먹지 못할 때는 신선한 노근을 썰어 멥쌀·생강·죽여(竹茹)라는 약재와 함께 끓여 수시로 마신다.

숙취 해소에는 노근과 후박(厚朴)이라는 약재를 같은 양씩 배합해서 끓여 마신다. 《뇌공포자론》에 "술을 많이 마시려면 노박(蘆朴)을 달여 먹어야 한다."고 했는데, 여기서 말하는 '노박'이 바로 노근과 후박이다.

노근

겨자, 작디작은 씨와 생명력

알렉산더의 겨자씨, 예수님의 겨자씨

영화 〈알렉산더〉는 마케도니아의 알렉산더 대왕의 일대기를 그린 매우 감동적인 영화다. 콜린 파렐·안젤리나 졸리·발 킬머·안소니 홉킨스의 열연이 대단하지만, 알렉산더가 페르시아의 다리우스 군대를 격파하는 이수스 전투(지금의 터키 이스켄데룬 만의 해안 평원에서의 전투) 장면은 그야말로 압권이다.

그런데 이 전투에 얽힌 일화 하나가 있다. 물론 영화에는 안 나오

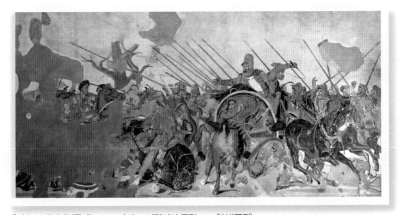

「이수스 대전」(필록세누스, 모자이크, 이탈리아 국립 고고학 박물관)

는, 그저 구전되어져 내려오는 일화다. 이수스 전투에 앞서 다리우스 왕이 알렉산더에게 참깨가 가득 든 자루를 보냈단다. 군사가 깨처럼 엄청나니 항복하라는 뜻이었단다. 그러자 알렉산더는 거자씨한 알을 보냈단다. 지극히 작지만 놀라운 생명력이 있고 끈질기니 최후까지 싸워보자는 뜻이었단다.

거자씨

거자씨는 "땅에 심을 때에는 세상의 어떤 씨앗보다도 더욱 작은 것"(마르코 4: 31)으로 눈에 잘 띄지 않을 정도로 지름이 고작 1~1.6mm에 불과하다. 비록 식물의 씨 중 난초의 씨가 가장 작다지만 이것은 씨젖이 없기 때문에 유대인들은 가장 작은 것을 의미할 때 거자씨로 비유하는 격언을 써왔다고 한다. 이토록 작은 거자씨를 확대경으로 보면 그 표면에 가는 그물무늬가 있고 점 모양의 밑씨가 뚜렷이 보인다고 한다. 이것이 한번 싹트면 어김없이, 그리고 놀랍도록 빨리 자란다.

그래서 예수님께서는 거자씨가 "싹이 트고 자라나면 어느 푸성귀보다도 커져서 공중의 새들이 날아와 가지에 깃들일 만큼 큰 나무가 된다.(마태오 13: 32)"고 하셨다.

그러나 거자는 한해 또는 두해살이 푸성귀일 뿐, 나무처럼 그렇게 크지 않는다. 다만 거자씨가 폭발적인 생명력을 지니고 있는 것처럼 믿음의 본질은 그 생명력에 있고, 또 거자씨 한 알만한 믿음이라도 있다면 산이 옮겨지고 뽕나무가 뿌리째 뽑혀 옮겨지는 초월적인 일이 가시화될 것이라는 믿음의 능력을 강조하신 것이리라!

겨자씨의 식용, 겨자씨의 약용

"봄이 무르익으면 골짜기에는 온통 겨자의 노란 꽃들로 황금물결이 넘실거린다."는 시적 표현도 있듯이, 향긋한 네 잎의 노란 꽃이 십자가 모양으로 군집해서 피어나면

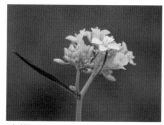
겨자꽃

넘실대는 황금물결이 따로 없었으리라! 예전에는 이때쯤 잎과 줄기를 채취하여 식용했다.

그러나 식용이나 약용으로 겨자씨가 더 널리 쓰어 왔다.

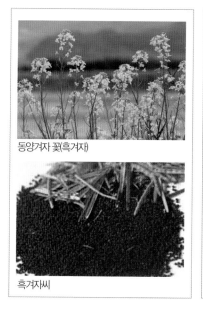
동양겨자 꽃(흑겨자)

흑겨자씨

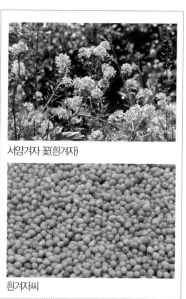
서양겨자 꽃(흰겨자)

흰겨자씨

식용으로는 씨를 가루로 내어 향신료로 쓰거나 물에 개어 샐러드의 조미료로 쓰는데, 전통적인 한국의 술안주인 겨자채(菜)나 겨자선(膳)은 만들기 쉽고 모양이 예술적이며 맛이 독특하여 오늘까지 맥을 이어오고 있다.

동양의 겨자는 특유의 향기와 톡 쏘는 매운맛이 있어 좋다. 그러나 서양겨자는 씨에서 기름을 짜낸 후 얻은 부산물로 만들기 때문에 매운맛이 덜한 반면 변질이 쉽게 안 되어 요즘 애용도가 높아지고 있다. 특히 육류의 냄새를 없애고 타액 분비를 촉진하며 디아스타제 활성을 증가시키기 때문에 스테이크나 기름진 음식에 곁들이면 그만이다.

겨자씨는 첫째, 심장박동을 안정시킨다. 둘째, 위액과 췌액의 분비를 증가시킨다. 셋째, 심한 딸꾹질을 가라앉힌다. 넷째, 진해거담 작용까지 한다.

Plus Tip 겨자씨와 겨자줄기의 활용

기침이 심하고 묽은 가래가 한없이 나오며 가슴과 옆구리가 그득하고 아플 때는 겨자씨 6g을 물 500cc로 끓여 반으로 줄여 하루 동안 나누어 마시면 좋다.

잇몸이 헌 데는 겨자줄기를 말려 태운 재로 잇몸을 마사지해 주면 좋다.

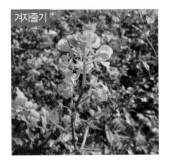
겨자줄기

나리꽃, 100개의 비늘이 합쳐진 '백합'

 그 어느 누구도 창조할 수 없는 나리꽃의 아름다움
예수님께서 말씀하셨다.

"들에 핀 나리꽃들이 어
떻게 자라는지 지켜보아
라……. 솔로몬도 그 온갖
영화 속에서 이 꽃 하나만
큼 차려입지 못하였다.(마태
6:28-29)"

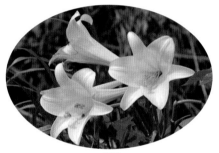

백합

이생에서 누릴 수 있는 온갖 부귀영화를 다 누렸다는 솔로몬마저
"이 꽃 하나만큼 차려입지 못하였다."고 하신 나리꽃(백합)은 그만큼
아름다운 꽃으로 일컬어져 왔다. 그래서 일찍이 "이스라엘은 나리
꽃처럼" 피어날 것(호세 14:6)이라고 했고, 또 "아가씨들 사이에 있는
나의 애인은 엉겅퀴 사이에 핀 나리꽃 같구나.(아가 2:1-2)" 라고 노
래했다.

솔로몬은 궁전의 청동 기둥머리를 나리꽃 모양으로 치장했으며,

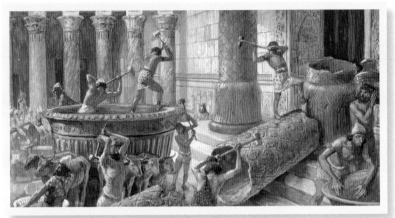

「청동 바다를 파괴하는 칼데아인들」(제임스 티솟, 보드에 과슈, 뉴욕 유대 박물관)

청동 바다(물두멍)를 만들 때도 그릇의 가장자리는 나리꽃 모양으로 장식하여 황소 12마리 위에 얹혀 놓았다고 한다.

그러나 그 어느 누가 나리꽃 같은 아름다움을 창조할 수 있을까. 그 어느 누가 이같은 찬란함을 꾸밀 수 있을까. 조화롭고도 완벽한 이 꽃을 솔로몬도 흉내낼 뿐이었다.

그렇다면 나리꽃은 과연 어떤 꽃이었을까? 원어 '크리나'는 나리꽃뿐만 아니라 아네모네·양귀비·글라디올러스·붓꽃 등 여러 종류의 들꽃들을 포함한 말인 것 같다는 것이 정설이다. 그러니까 갈릴래아에서 흔히 볼 수 있는

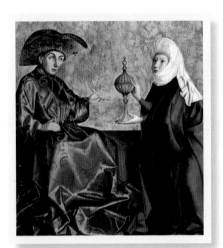

「솔로몬 왕과 시바 여왕」
(콘라트 비츠, 목판에 템페라, 베를린 국립미술관)

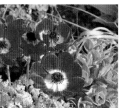
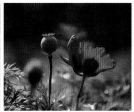
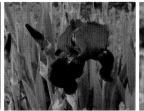
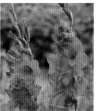

아네모네 양귀비   붓꽃   글라디올러스

모든 야생화를 대표하는 꽃으로 볼 수 있다는 것이다.

그 어느 약초도 따라올 수 없는 나리꽃의 효능

나리꽃은 꽃이 흰 것을 약용한다. 꽃이 붉은 '산단'이나 꽃이 노란 '야합'은 관상용으로 할 뿐 약용하지는 않는다. 주로 약용하는 부위는 비늘줄기인데, 여러 개의 쪽으로 이루어져 있다. 흔히 100개의 비늘이 합쳐져 비늘줄기를 이루었다고 해서 '백합(百合)'이라고 부른다. 콜히친 등 여러 가지 알칼로이드 및 전분·단백질·지방 등이 함유되어 있다.

실험에 의하면 암모니아로 해수를 일으킨 실험쥐에 대해 진해 작용을 하고, 히스타민으로 유발시킨 두꺼비의 천식을 가라앉힌다고 한다. 그러니까 해수와 천

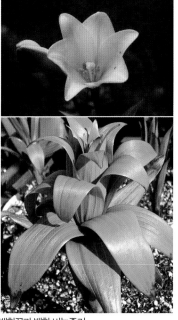

백합꽃과 백합 비늘줄기

식에 특효라는 말이다.

나리꽃은 기운을 돋우는 익기(益氣)작용과 기를 순환시키는 이기(理氣)작용을 동시에 하기 때문에, 특히 체력이 쇠약해져서 해수·천식이 오래가는 경우에 좋다. 그래서 노약자의 만성기관지염, 기관지천식, 기관지확장증 등에 유용하다. 특히 신경쇠약증을 겸한 경우에는 더 효과가 있다. 나리꽃은 단맛으로써 수렴하는 효능이 있는데, 그 효력은 오미자가 신맛으로써 수렴하는 효력보다 더 강하다.

나리꽃의 비늘줄기를 꿀물과 함께 약한 불에 누렇게, 손에 묻지 않을 정도로 볶아서 1일 8~12g을 물 700cc로 끓여 반으로 줄여 하루 동안 여러 차례 나누어 마신다. 혹은 쪄서 먹거나 죽을 쒀 먹어도 좋다. 정력이 약한 경우에도 묘약이다.

Plus Tip   백합의 활용

기침이 멎지 않거나 가래에 피가 섞여 나올 때는 구워서 쪄낸 백합과 머위꽃을 같은 양으로 배합해서 곱게 가루 내어 풀로 4g정도 크기의 알약을 만들어 1회에 1알씩 식후나 잠들기 전에 씹어서 생강차로 복용한다. 입에 물고 녹이면 더욱 좋다.

불면증·신경쇠약에는 백합과 산조인(볶은 것) 각 20g, 원지 12g을 배합해서 끓여 마신다.

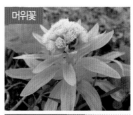
머위꽃

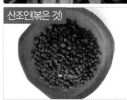
산조인(볶은 것)

밀, 약이 되는 쭉정이

 밀더미 같은 환희의 여인

"정녕 아름답고 사랑스럽구려, 오, 사랑, 환희의 여인이여!"

환희의 여인, 술람밋 여인은 얼마나 아름다웠을까? 〈아가서〉에는

그녀의 아름다움을 이렇게 표현하고 있다. 히브리인 관습은 아름다움을 표현할 때 눈이 어떻고, 가슴이 어떻고, 허리가 어떻고, 발이 어떻고, 이런 식으로 표현하지 않고, 발에서 머리까지 역순으로 표현한다.

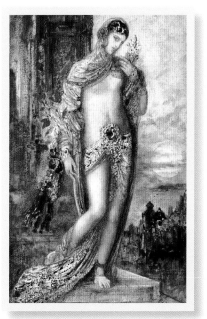

「곡의 노래 : 술람밋 처녀」
(귀스타브 모로, 수채화, 일본 오하라 미술관)

〈아가서〉도 히브리인 관습대로 술람밋 여인의 아름다움을 역순으로 노래하고 있다. 그러니까 두 젖가슴은 쌍둥이 노루 같고, 두 눈은 못처럼 맑으

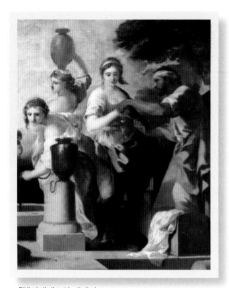
「엘리에제르와 레베카」
(세바스티앙 부르동, 캔버스에 유채, 블루아 성 미술관)

며, 코는 레바논 탑 같이 오뚝하고, 머리채는 자홍색의 실 같다고 하였다. 특히 "배는 나리꽃으로 둘린 밀더미" 같다고 했는데, 이때의 '배'는 〈창세기〉의 레베카의 '배'와 같이 여성의 상징어이며 따라서 여성의 풍성한 생산력을 은유적으로 표현한 것이리라.

여하간 '밀더미' 라는 표현처럼 이 지역은 밀의 작황이 풍성하던 곳이다. 그래서 솔로몬의 하루 양식 중 밀가루만 해도 고운 밀가루 30코르, 거친 밀가루 60코르가 될 정도였다고 한다. 이 정도면 1만 4,000여 명의 하루치 빵을 만들 수 있는 양이라고 한다.

솔로몬은 이만큼 부귀와 영화를 누렸다고 한다. 그러나 예수님께서는, 솔로몬도 그 온갖 영화 속에서 들에 핀 나리꽃만큼도 차려입지 못하였다고 하시면서 "오늘 서 있다가도 내일이면 아궁이에 던져질 들풀까지 하느님께서 이처럼 입히시거든, 너희야 훨씬 더 잘 입히지 않겠느냐?(마태 6:30)"고 하셨다.

그리고 예수님께서는 "밀알 하나가 땅에 떨어져 죽지 않으면 한 알 그대로 남고, 죽으면 많은 열매를 맺는다."고 하시어 사람들이 어떻게 살아야 할 것인가를 함축적으로 가르쳐 주셨다.

밀의 효능과 건강한 여인

아담이 낙원에서 쫓겨날 때 낙원에 있는 '세 가지 왕'을 갖고 갈 수 있게 하느님으로부터 허락 받았다는 이야기가 있다.

이 속설에 나오는 '세 가지 왕'은 무엇이었을까? 첫째는 과일의 왕 대추야자다. 대추야자가 과일 중에 제일 맛있다 하여 지어낸 속설일 것이다. 둘째는 향료의 왕 은매화다. 은매화가 향료 중 가장 향기롭다 해서 지어낸 속설일 것이다.

그리고 셋째는 음식의 왕 밀이다. 밀이 음식 중에서 가장 요긴하다 해서 생긴 속설일 것이다. 그러니까 밀은 음식 중에서 가장 요긴했을 뿐더러 가장 보편적이었다는 말이 된다.

밀은 유목민들이 정착하여 농경생활을 하면서부터 주요 곡물로 없어서는 안 될 필수품이 되었다. 예수님의 제자들이 밀밭 사이를 지나다가

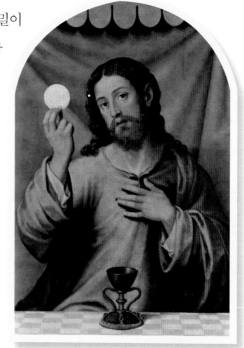

「성체를 든 그리스도」
(호안 데 호아네스, 린덴 패널에 유채, 에슈테르하지 미술관)

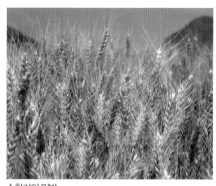
수확기의 밀밭

밀 이삭을 뜯어 먹기도 했지만, 그들은 주로 밀로 빵을 만들어 먹거나 볶아 먹기도 했다.

밀의 원산지는 페르시아다. 3월 말경이 밀의 개화기다. 그래서 이스라엘 자손의 이집트 탈출을 파라오가 거부하자 주님께서 우박을 쏟아붓는 재앙을 내렸는데, 그때가 1월 말에서 2월 초순경이었기 때문에 이삭이 패고 있는 보리며 꽃이 피고 있는 아마는 못쓰게 되었지만 밀은 멀쩡했다. 또 그곳에서는 밀을 5월 초순경에 거두어들인다. 야곱의 아내 레아의 아들 르우벤이 레아에게 합환채를 갖다드린 때가 바로 합환채 열매가 한창 익어가는 5월 초순경인데, 〈창세기〉에는 "밀을 거두어들일 때" 라고 했다.

밀을 보리보다 작다고 해서 소맥(小麥)이라 하며, 일명 진맥(眞麥)이라고도 한다. '참밀'이라는 뜻이다. 〈시편〉에도 '기름진 참밀'이라는 말이 나온다. 맛이 달다.

성질은 《동의보감》에 의하면 차다(혹은 서늘하다). 그래서 가슴이 답답하면서 열이 나고 갈증이 날 때 좋다. 소변을 원활하게 해주며, 간이 혈액을 듬뿍 간직할 수 있도록 돕는다. 또 심장 기능을 돋우기 때문에 심장병에 좋고 아이를 갖고 싶어하는 여성들에게도 좋은 식품이다. 또 밀은 항암식품이며, 종기를 없애는 소옹(消癰)작용과 피를 맑게 하는 산혈(散血)작용을 한다. 여성의 급성 유선염에 밀가루를 볶아 식초로 끓여 풀을 쒀 헝겊에 고루 펴 발라서 환부에 붙이면 효과가 있다.

밀기울은 밀을 빻아 밀가루를 내서 체로 친 후에 남은 찌꺼기로, 속껍질이 많은 무거리인데, 소화흡수가 좋고 영양 가치가 높아서 밀기울이 들어간 검은 빵이 흰 빵보다 건강에 좋다. 솔

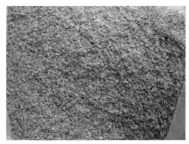
밀기울

로몬의 하루 양식 중 고운 밀가루가 30코르인데 반해서 거친 밀가루가 60코르였다는 것은 그래서 영양적 의미가 있다고 하겠다. 여성이 출산 후 진땀을 많이 흘릴 때 먹으면 효과가 있다.

부소맥도 좋다. 통밀을 물에 넣었을 때 물 위에 뜨는 쭉정이다. 바싹 마르고 쪼글쪼글한 밀이다. 맛이 달고 짜며 성질은 서늘하다. 여성의 갱년기장애로 번열하고 갈증이 나며 땀을 흘

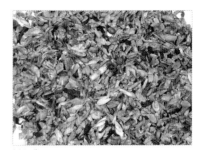
부소맥

릴 때 좋다. 남녀노소를 불문하고 수면중에 땀을 많이 흘릴 때 좋다. 또는 여성의 신경쇠약증으로 자꾸 울려고 하며 하품이 잦을 때도 좋다. 이렇게 신경안정의 효능도 있기 때문에 주의력 결핍으로 부산한 어린이를 안정시키며 우울증이나 불안·초조를 없앤다. 잠도

잘 오게 한다.

부소맥만 끓어 마시거나 볶아 가루 내어 10g을 밥물로 먹어도 좋지만, 다른 약재와 배합하면 더 좋다. 예를 들어 통밀과 황기를 배합하면 땀을 많이 흘릴 때 좋고, 통밀과 인삼을 배합하면 기력증강에 효과가 있다.

Plus Tip   밀가루와 부소맥의 활용

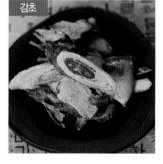
감초

소아가 열이 많을 때는 밀가루, 꽉 짜서 물기 뺀 두부, 이 두 가지를 같은 양씩 배합해서 잘 반죽한 후 거즈에 고루고루 펴 발라 이마에 대준다. 마르면 갈아준다. 열을 떨어뜨리는 효과가 크기 때문에 삐어서 환부가 붓고 열이 나고 아플 때도 이렇게 해주면 좋다.

여성이 신경과민으로 우울해 하거나 괜히 울고 제 감정을 자제하지 못하는 경우에는 부소맥·감초·대추를 함께 끓여 차로 마신다. 소아의 주의력결핍·과잉행동장애에도 도움이 된다. 이 처방은 《동의보감》의 [감맥대조탕]이다.

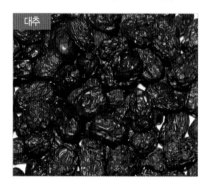
대추

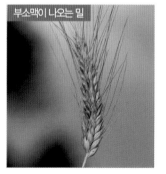
부소맥이 나오는 밀

박하, 멘톨의 산뜻함

 박하사탕 같은 예수님 말씀

예수님께서 율법학자들과 바리사이들을 통박하신 말씀이

있다.

"잔과 접시의 겉은 깨끗이 하지만, 그 안은 탐욕과 방종으로 가득
차 있다." "겉은 아름답게 보이지만 속은 죽은 이들의 뼈와 온갖 더
러운 것으로 가득 차 있는 회칠한 무덤 같다." "겉은 다른 사람들에
게 의인으로 보이지만, 속은 위선과 불법으로 가득하다."

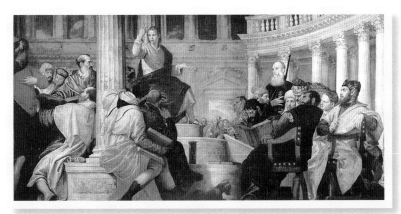

「그리스도와 유대의 율법학자들」(칼리아리 파올로 베로네세, 캔버스에 유채, 프라도 미술관)

그러니까 겉은 깨끗한 척, 산뜻하게 회칠한 척, 의인인 척, 그렇게 자신들의 외양을 포장하지만, 그 속은 탐욕과 방종, 시체와 더러움, 위선과 불법 등으로 가득 차 있다고 지적하신 말씀이다.

그러면서 예수님께서는 그들에게 6가지 '화'를 선포하셨는데, 그 중 하나는 "너희가 박하와 운향과 모든 채소는 십일조를 내면서" 정작 해야 할 일인 하느님을 사랑하며 이웃을 사랑하는 데는 아랑곳하지 않기 때문에 화를 입을 것이라고 질타하셨다.(루카 11:37-42 참조)

같은 이야기이지만 예수님께서는 이런 말씀도 하셨다.

"너희가 박하와 시라와 소회향은 십일조를 내면서, 의로움과 자비와 신의처럼 율법에서 더 중요한 것들은 무시"하고 있다고. "그러한 십일조도 무시해서는 안 되지만, 바로 이러한 것들을 실행해야만 했다." 라고.(마태 23장 1-28 참조)

그러니까 사소하고 세분된 규정과 전통도 중요하지만, 그보다 더

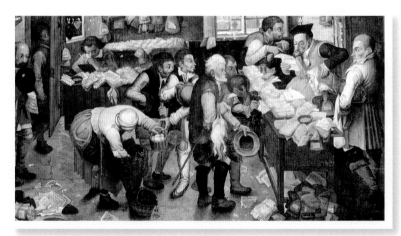

「십일조」(소 피테르 브뢰헬, 패널에 유채, 루브르 박물관)

중요한 근본적인 율법 정신에 대해서도 소홀해서는 안 된다는 질타의 가르치심이다. 그야말로 박하사탕 같이 산뜻한 가르치심이다.

박하차 같은 산뜻한 효능

마태오는 예수님의 말씀을 박하·시라·소회향으로 표현(마태 23:23)했지만, 루카는 박하·운향·모든 채소로 표현(루카 11:42)했다. 박하만 공통이다.

그렇다면 시라·소회향·운향은 어떤 식물인지 먼저 알아보자.

첫째, '시라(蒔蘿)'는 미나리아재비과의 한해살이 또는 두해살이풀로 열매는 향기롭고 맵다. 모양이 소회향과 비슷해서 시라를 소회향으로 쓰기도 하는데, 시라 열매는 약간 작고 둥글며 향기는 조금 약하다.

둘째, '소회향(小茴香)'은 향기가 강렬한 초본식물로 열매가 향기로우며 맛이 달면서 매운데, 유다인들은 빵에 소회향 가루를 뿌려 먹는 등 향료로 이용했다고 한다. 배가 냉하고 음식을 먹지 못하며 아플 때나 위장의 연동운동이 제대로 안 되어 가스가 차서 배가 팽

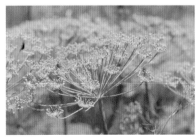

시라(회향) 꽃

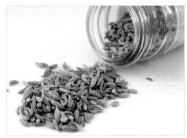

시라(회향) 씨

만할 때, 또는 요통이나 삔 데 차로 끓여 먹으면 좋다.

셋째, '운향'은 헬라어로 '페가논(πήγανον)'이며, 시라(蒔蘿:Anethum graveolens L.)일 것이라는 설이 있고, '운향'은 이름 그대로 운향(芸香:Ruta graveolens L.)이라는 설이 있다. 다만 운향은 운향과의 다년생 초본식물이지만 독한 냄새가 나서 한의학에서는 취초(臭草)라 불리기 때문에 〈루카〉에서 말한 '운향'이 아닐 수 있다. 그렇다면 〈루카〉에서 말한 '운향'은 '시라'일 수 있다. 그러나 시라는 운향과 식물이 아니라 미나리아재비과 식물이다. 그래서 뭐가 뭔지 모르고 설만 난무하고 있다.

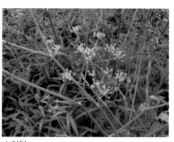
소회향

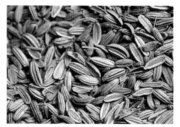
소회향 씨

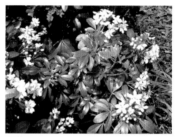
운향

그렇다면 본론으로 돌아오자. 〈마태오〉와 〈루카〉에 공통으로 표현된 '박하(薄荷)'는 어떤 식물일까?

박하는 꿀풀과의 다년생 초본식물로 독특한 향을 지니고 있다. 그래서 회당의 방향제로 쓰였다고 한다. 맛은 맵고 성질은 서늘한데 잎에 있는 정유의 주성분이 멘톨이기 때문에 머리를 맑게 하며,

감기를 예방하거나 감기로 열이 나고 머리가 아프며 눈이 충혈되고 목구멍이 붓고 아플 때 쓴다. 소화불량으로 헛배가 부르고 입에서 냄새가 심하게 날 때나 악취가 나는 비염에 쓴다. 결핵균을 완전히 억제하고 티푸스균에 대해서 현저한 억균작용도 한다.

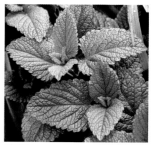

박하잎

박하차의 산뜻한 효능을 만끽하려면 박하잎을 끓이지 말고 뜨거운 물에 우려내어 마신다. 단, 모유분비를 저하시키므로 수유중의 부인은 많이 마시지 않도록 한다.

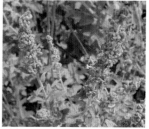

박하꽃

Plus Tip 박하의 활용

가래가 목에 걸려 답답할 때 박하를 가루 내어 꿀에 넣고 달여서 3~4g 크기의 알약을 만들어 하루에 1알씩 씹어 먹는다.

박하의 줄기와 잎을 증류하여 얻은 액체, 또는 방향유, 또는 그것의 결정체를 각각 '박하로(薄荷露)', '박하유(薄荷油)', '박하뇌(薄荷腦)'라 하는데, 근육통이나 관절통에 외용하면 좋다. 두통에는 관자놀이에 바르고, 코막힘에는 콧구멍 입구에 살짝 발라준다.

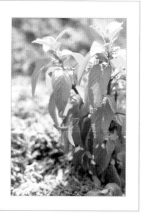

보리, 소양체질 식품

저주의 보리, 영광의 보리

저주의 보리 이야기는 '질투에 관한 법'에 대한 〈민수기〉의 이야기이다.

아내가 불륜을 저질렀으나 들통나지 않았을 경우나 남편이 질투심으로 아내를 의심하게 되면, 그 남편은 보릿가루를 예물로 챙기고 아내를 데리고 사제에게 와야 했다. 이 보릿가루는 질투의 곡식 제물이며, 죄를 상기시키는 기억의 곡식 제물이라고 했다.

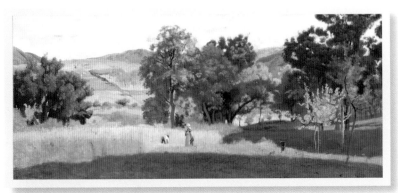

「모르방의 보리밭」(장 밥티스트 카미유 코로, 캔버스에 유채, 리옹 미술관)

사제는 여자의 머리를 풀고 보릿가루를 여자의 손바닥에 얹어 놓았다가 제단 위에서 사르고, 성막 바닥의 흙먼지를 긁어 탄 물을 마시게 했다. 만일 여자가 남편을 배신했으면 저주를 부르는 그 물을 마시자마자 배가 부풀고 허벅지가 떨어져 나간다고 했다. 그러니까 저주를 부르는 그 물이 여자의 생식기에 수종을 일으키고, 이

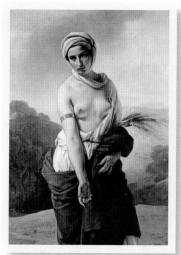

「룻」 (프란체스코 하예즈,
캔버스에 유채, 볼로냐 시립미술관)

수종에 의해 림프액이나 장액이 괴어 몸이 엄청나게 부어오르면서,

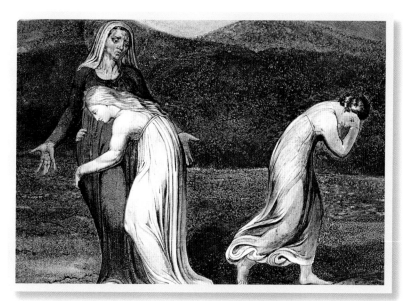

「룻과 오르바에게 모압 땅으로 돌아가도록 당부하는 나오미」 (윌리엄 블레이크)

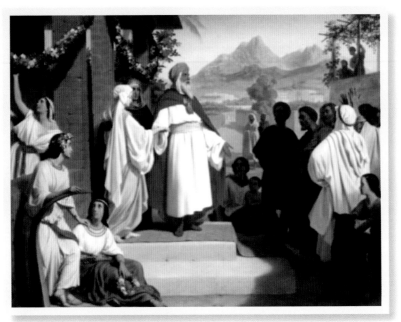

「룻과 보아즈의 결혼」(장 밥티스트 오귀스트 를루아르, 캔버스에 유채, 조르주 가레 미술관)

급기야는 치명적으로 생식기가 파손되어 더 이상 여성으로서의 기능을 수행할 수 없는 지경에 이른다는 것이다.

한편 영광의 보리 이야기는 〈룻〉의 이야기이다.

나라에 기근이 들자 유다 베들레헴에 살던 나오미 가족은 나그네살이를 하려고 길을 떠나 모압 지방에 가서 살았다. 10년쯤 지난 후, 두 자식과 남편을 여읜 나오미는 고향으로 돌아가고자 하여 모압 출신인 두 며느리에게 친정에 가서 새 남편을 만나라고 하였다. 그러나 며느리 중 룻은 "어머님의 하느님이 제 하느님이십니다." 라며 끝내 우기며 시어머니와 동행했다.

베들레헴에 다다른 때는 보리 수확이 시작될 무렵이었다. 해발

700여 미터 산언덕에 위치하고 있는 베들레헴이니 4월은 지나 5월 어름 때였을 것이다. 먹고 살기 위해 룻은 보릿단 사이에서 이삭을 주워 모으는 일을 했다. 그 보리밭은 나오미의 남편 쪽 친족인 보아즈의 것이었다. 이를 계기로 룻은 보아즈의 아내가 되었고 아들을 낳았으니, 다윗의 할아버지가 되는 아이였다. 예수님에게로까지 이어지는 다윗 왕가의 기원이다.

가축의 사료 보리, 빈자의 식량 보리

게제르는 팔레스타인 평지에 위치한 고대 가나안의 성읍이었는데, 여기에서 기원전 10세기경에 글씨가 새겨진 석회석을 발견했다.

지금까지 발견된 히브리어 새김 글씨 중 가장 오래된 것으로 팔레스타인의 추수기에 대해 알려주는 귀중한 자료라고 한다. 그러니까 농사 절기를 부르기 쉽게 나열한

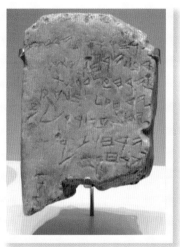

「게제르 농사력(Gezer calendar)」
(이스라엘 박물관)

농사력(農事曆)이라는 것이다. 이것이 바로 '게제르의 달력'이다.

나오미가 며느리 룻과 함께 "보리 추수를 시작할 때에 베들레헴에 이르렀더라.(룻 1:22)"고 할 때, 그때가 언제였을까? '게제르의 달력'에 의하면 그때는 4월이 된다. 이렇게 이 농사력에는 파종하는

달, 추수와 잔치의 달, 포도나무 가지 치는 달, 무화과와 포도 거두는 달 등 농사 절기를 자세히 알려주고 있다.

보리의 경우를 농사력에서 보았듯이 팔레스타인의 중요한 농산물인 보리는 보통 가을의 이른 비가 내린 후에 파종하여 보통 4월에 수확하였다고 한다. 물론 수확은 곳에 따라 달라서 여리고 같은 곳에서는 3~4월경, 구릉지대에서는 5~6월경에 했다고 한다. 보리가 익은 정도에 따라 그 해의 달수를 정했기 때문에 어떤 해에는 봄이 시작되었어도 보리가 어물지 않았으면 한 달을 더 보태기도 했다고 한다. 그래서 보리추수 축제가 다가오면 보리가 다 익었는지 살펴보게 했다고 한다.

보리는 주로 가축의 사료로 썼다. 하지만 밀의 반값 또는 1/3 값에 불과했기 때문에 가난한 사람들의 식량이기도 했다. 가뭄이 들어 어려울 때 먹는 마지막 먹을거리였다고 한다.

보리가 좋은 체질, 좋지 않은 체질

보리는 소양인에게 좋은 식품이다. 소양인은 보리를 많이 먹어야 핏속의 열기와 독기가 풀리고 피가 맑아진다. 따라서 몸이 냉한 체질은 많이 먹지 않는 것이 좋다. 특히 속이 냉하여 설사를

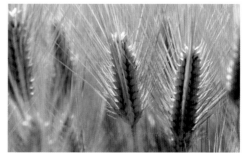

잘 여문 수확기의 보리

잘 하는 체질에는 안 좋은 식품이다. 또 모유가 적은 산모도 먹지 않는 것이 좋다.

여하간 평소에 열이 많아서 입안이나 혀가 패이면서 잘 곪거나 구취가 심한 체질에 좋다. 입이 항상 쓰고 백태가 잘 끼는 데도 좋다. 열성 변비로 피부 트러블이 잦거나, 열에 의해 방광염을 잘 앓거나, 소변이 찔끔거리고 농축이 되어 뻑뻑하고 배뇨통이 있을 때도 좋고, 부석부석 부을 때도 좋다. 위궤양이나 변비·치질·고혈압·당뇨병·비만증 등에 시달리는 환자의 식사로도 보리가 그만이다.

보리에는 뛰어난 해열작용과 이뇨작용, 소염작용이 있어서 이와 같은 병증을 개선하는 데에 큰 도움이 되는 것이다.

어린 싹을 짓찧어 즙을 내어 먹거나 보리 알갱이를 푹 끓여 생강즙과 꿀 조금을 타서 식전에 마셔도 좋고,

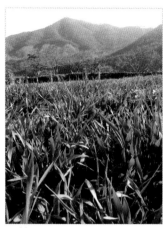
보리순

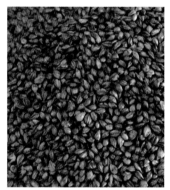
볶은 보리

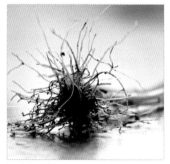
보리의 수염뿌리

보리가 다 자란 다음 시들어 노랗게 된 것을 끓여 자주 마셔도 좋다.

　이외에도 보리에는 풍부한 식물성 섬유와 피틴 성분이 있어서 장의 활동을 돕고 소화를 촉진하며, 타액의 분비를 활발하게 해준다. 헛배가 잘 부르고, 가슴이 울렁거리며 숨이 찰 때 좋다. 특히 보리가 각기병 예방에 좋은 것으로 잘 알려져 있듯이, 항상 나른하고 손발이 저리며 가슴이 울렁거리고 숨이 차며 식욕이 없고 다리가 잘 부으면 평소에 보리를 자주 섭취하는 것이 좋다.

　볶은 보리를 끓여 물이 노랗게 우러나고 보리알이 푹 퍼졌을 때 체에 걸러 그 물을 마신다. 혹은 보릿가루를 볶아 1회에 4g씩 온수로 먹는다.

　한편 보리의 수염뿌리를 달여 마시면 협심증에 도움이 되며, 고지혈증·고혈압·당뇨병·비만증 개선에 도움이 된다.

Plus Tip 보리의 활용

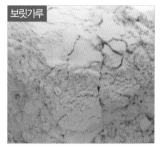
보릿가루

　갑자기 소변이 찔끔거리고 배뇨통이 있을 때는 보리를 진하게 달인 후 생강즙과 꿀을 섞어 마신다. 인후염이나 편도선염에는 보릿가루로 죽을 쒀 먹는다.

　《본초연의》에 이런 글이 있다.

　"어떤 사람이 목젖이 붓는 급성염증으로 음식물을 넘기지 못하게 되어 보릿가루로 죽을 쒀 마시게 하니 활이(滑膩)하기 때문에 쉽게 먹일 수 있었고 위기(胃氣)를 도울 수 있었다."

사프란,
진정제인 요리 재료

연인의 정원에 피는 향초

여성 중에 자식을 위해 헌신하며 온갖 인고 끝에 풍성한 수확을 통해 집안을 일구어 내는 여성을 '밭 같은 여성'이라고 한다면,

남성에게 안식과 활력을 주며 아름다움과 사랑의 열매를 안겨주는 여성을 '정원 같은 여성'이라 할 수 있다.

솔로몬은 정원 같은 여성을 사랑했다. 그것도 오로지 자신만을 위해 사랑하며 위락을 주는 여인을 사랑했다. 그래서 "그대는 닫혀진 정원, 봉해진 우물"이라고 노래했다. 솔로몬은 그 정원이 맛깔스런 과일로 가득하고

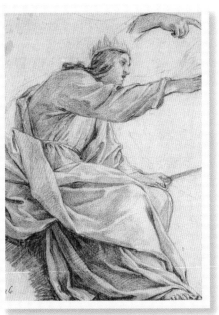

「왕관을 쓰고 앉아 있는 솔로몬 왕」
(메리 커셋, 캔버스에 유채, 오르세 미술관)

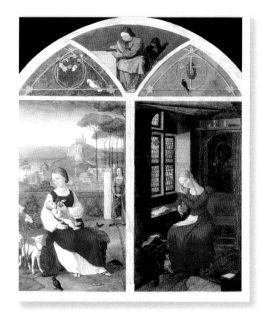

「술람밋과 마리아」
(프란츠 포어, 목판에 유채, 게오르크 셰퍼 미술관)

온갖 향기가 진동하기를 바랐으며, 그 정원의 샘과 우물이 그치지 않기를 원했다.

그러자 솔로몬의 연인도 맞장구를 쳤다.

"일어라, 북새바람아! 오너라, 마파람아! 불어라, 내 정원에. 온갖 향료들이 흘러내리도록!"

예로부터 "마파람에 곡식이 혀를 빼물고 자란다."는 말이 있지만 사랑에 흠뻑 빠진 연인은 북새바람마저 마다하지 않는다. 그리고 정원 같은 연인은 이렇게 노래한다. "나의 연인이 자기 정원으로 와서 이 맛깔스런 과일들을 따 먹을 수 있도록!"이라고. 앞 절에서는 '내 정원'이라고 했는데 이제는 '나의 연인의 자기 정원'이라고 한다.

자신의 몸이 너의 몸이며, 자신의 아름다움과 사랑을 네가 누릴 수 있기를 바란다는 노래다.

여하간 솔로몬이 술람밋 여인을 우물과 샘이 있는 정원에 비유했는데, 이곳에서 핀다고 묘사했던 꽃 중의 하나가 무엇이었을까? 〈아가〉 4:14에 의하면 그 중 하나가 사프란이다.

음식 재료로 쓰는 약용식물

사프란은 붓꽃과에 속하는 다
년초다. 소아시아가 원산이기 때문에 서
홍화·장홍화·번홍화로 불린다.

마늘 비슷한 둥근 갈색의 지하 비늘줄
기에서 가늘고 긴 비늘 모양의 잎이 여
러 가닥 자란다. 꽃줄기도 긴데, 그 끝에
엷은 자줏빛 여섯 잎의 꽃이 거꿀달걀
꼴로 핀다. 향기가 아주 좋다. 수술은 화
살촉 모양이고, 암술은 진홍색으로 끝이
조금 부풀어 있고 깔때기 모양의 구멍이
뚫어져 있다. 꽃이 핀 후에도 충분히 자
라서 겨울을 나고 이듬해 봄에 시든다.

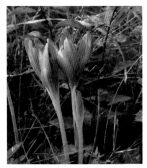

사프란 꽃줄기

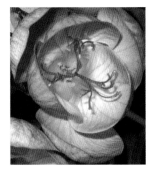

사프란 암술머리

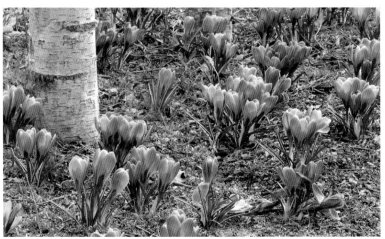

사프란 군락지

맑은 날 이른 아침에 핀 꽃을 뜯어 암술머리를 채집하여 그늘에 말리거나 불에 쬐어 말려서 쓴다. 맛은 달고 성질은 차다. 혈액순환을 촉진하고 어혈을 없애며, 뭉쳐 있는 기를 흩어지게 하는 효능이 있다.

또 자궁수축 작용과 위장을 튼튼하게 하고 식욕을 늘리는 작용이 있으며, 아울러 진정 효능이 있다. 따라서 우울증이나 잘 놀라고 가슴이 후들후들 떨리는 데 쓰인다. 이외에도 장시간 지속적인 혈압을 강하시키는 작용을 하며, 관상동맥을 확장시키는 작용까지 한다.

또 호흡흥분작용도 있어서 기침과 천식을 다스린다. 여하간 사프란은 방향제나 건위제·진정제로 쓰이며, 음식의 맛을 내는 데나 또는 음식에 노란 물을 들이는 데 쓰인다. 프랑스나 이태리 요리에 많이 쓰인다.

Plus Tip 사프란의 활용

천식에는 사프란의 땅 위로 나온 부분을 5개 정도 가위로 잘라서 따뜻한 물에 넣은 다음 5분 동안 우려내어 마신다.

공포로 인한 정신장애, 또는 심장이 놀란 듯 심하게 뛸 때에는 사프란 1~2g을 물 한 컵에 하룻밤 담가 우러난 물을 마신다.

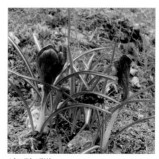
사프란 새싹

수박, 영과 육을 모두 시원하게 하는 식품

목 타는 광야에서 생각나는 수박

이스라엘 자손들이 430년 만에 마침내 이집트에서 탈출했다. 그러나 탈출의 환희도 잠시 뿐, 그들의 여정은 험난하여 광야에는 먹고 마실 것이 없었다. 그러자 불평이 터져 나왔고, 그들은 이렇게 울부짖었다.

"우리가 이집트 땅에서 공짜로 먹던 생선이며, 오이와 수박과 부추와 파와 마늘이 생각나는구나.(민수 11:5)" 라고.

하느님께서 아담과 하와를 창조하신 후 그들에게 복을 내리시며 말씀하시기를 "이제 내가 온 땅 위에서 씨를 맺는 모든 풀과 씨 있는 과일나무를 너희에게 준다. 이것이 너희

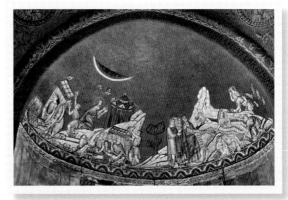

「베네치아 산 마르코 성당의 모자이크 : 출애굽 (이스라엘인들의 이집트 탈출) 동안의 기적」(모자이크, 산 마르코 성당)

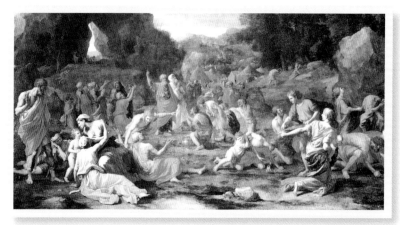

「사막에서 하늘의 선물 만나를 받는 이스라엘인들」(니콜라 푸생, 캔버스에 유채, 루브르 박물관)

의 양식이 될 것이다.(창세 1:29)"라고 하셨고, 대홍수 후 하느님께서 노아와 그의 아들들에게 복을 내리시며 말씀하시기를 "살아 움직이는 모든 것이 너희의 양식이 될 것이다. 내가 전에 푸른 풀을 주었듯이, 이제 이 모든 것을 너희에게 준다.(창세 9:3)"고 하셨다.

그러니까 하느님께서 인간에게 주신 첫 번째 양식이 채식이라는 말인데, 그렇다면 창세기 이래 이스라엘 자손들은 씨를 맺는 풀과 씨 있는 과일 중 어떤 것을 즐겨 먹었을까?

당연히 지중해 연안이 원산지인 것들이었을 것이다. 예컨대 고수풀·쑥·회향·겨자·짠나물·대싸리 뿌리를 비롯

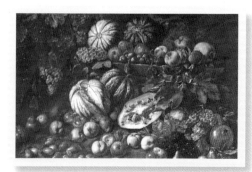

「포도, 수박 및 여러 과일이 있는 정물」(지오반니 바티스타 루오폴로, 캔버스에 유채, 페슈 미술관)

해서 밀과 보리, 그리고 유향나무 열매·편도·올리브·포도·석류·무화과·대추야자·오디·잣·상수리 열매·능금·호두·살구·종려·송백 열매·소귀나무 열매·비자·아몬드 등이었을 것이다. 그리고 이집트로부터 탈출한 백성들이 울며 그리던 오이·수박·부추·파·마늘 등을 즐겨 먹었을 것이다.

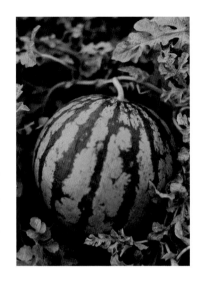

목 타는 질병에 생각나는 수박

성경에 나오는 수박은 히브리어로 '아바티힘', 아랍어로 '바티흐' 라고 한다는데, 요새 우리가 먹는 수박처럼 둥근 모양은 아니었지만 생김새에 큰 차이는 없는 것이라고 한다. 이집트에서 4,000년 이전부터 재배되어 온 수박이 11세기에 터키에서 중앙아시아, 중국을 거쳐 우리나라에 전해져 왔기 때문이라고 한다. 우리나라에는 연산군 시절 조금 이전에 전래되었을 것으로 추정하고 있다.

수박은 목이 타는 질병에 가장 효과가 있다. 번갈이 심하고 구강이 패이고 갈라져 말하기 힘들며, 인후와 편도가 붓고 아프며, 정서 불안과 초조, 불면에 좋다. 주독을

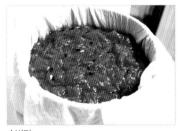

수박당

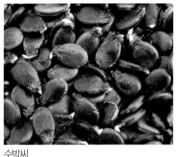
수박씨

풀 뿐 아니라 과음 후 갈증까지 가시게 한다. 또 시트룰린 성분이 많이 함유되어 있어서 혈압을 떨어뜨리고 소변을 잘 나오게 한다. 때문에 고혈압·방광염이나 신장 질환·부종 등에 좋다.

열성체질은 수박 생즙을 내어 마시고, 냉성체질은 '수박당'을 만들어 먹는다. 수박 생즙을 약한 불에서 걸쭉하게 졸여 물엿처럼 만든 것이 '수박당'이다.

한편 수박씨도 갈증과 부종에 좋다. 고혈압·동맥경화·심장병·류머티즘에도 효과가 있다. 수박 생즙이나 '수박당'을 만들 때 씨를 함께 넣고 만들면 된다. 혹은 씨만 말려 가루 내어 한 작은술씩 온수로 복용한다.

Plus Tip 수박껍질의 활용

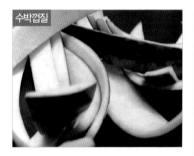
수박껍질

좌골신경통에 수박껍질을 그늘에 말려 가루 내어 1회에 12g을 따끈한 술이나 따끈한 물로 먹는다. 1일 3회 먹는다.

손발이 터져 아픈 데에 수박껍질을 말려 가루 낸 것을 참기름에 개어 바른다. 이렇게 외용하면서 수박껍질 말린 것을 달여서 먹으면 더 효과가 있다.

아주까리,
고운 꽃과 독성 종자

요나와 아주까리

예수님의 고향 나자렛에
서 10리쯤 거리에 있는 성읍인 갓
헤페르 출신인 요나는, 주님을 피
하여 배를 타고 도망치다가 큰 폭
풍을 만나 뱃사람들에 의해 바다
에 내던져졌다가, 큰 물고기에 잡
혀 먹혀 사흘 낮과 사흘 밤을 그
물고기 뱃속에 갇혔다가 주님께
서 살려주신 선지자였다. 살아난

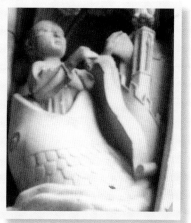

「요나」
(석조, 보름스 대성당 남측 출입문의 아키볼트)

요나는 할 수 없이 니네베로 가서 주님의 재앙이 내릴 것이라는 주
님의 말씀을 전했다.

니네베 사람들은 곧 회개했다. 악한 길에서 돌아서는 이런 모습
을 보신 주님께서는 그들에게 재앙을 내리지 않으셨다. 그러자 요
나는 언짢고 화가 나서 성읍을 나와 초막을 짓고는 앞일을 지켜보

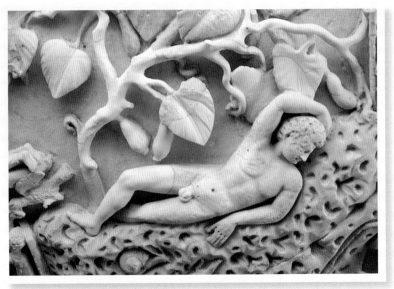

「아주까리나무 밑의 요나(‘요나 석관’의 세부)」 (조각, 나폴리 카포디몬테 미술관)

려고 했다.

　주님께서는 아주까리 하나를 마련하시어 요나보다 위로 자라 오르게 하셨고, 아주까리가 그늘을 드리워 그를 더위에서 구해주었다. 그런데 이튿날 동이 틀 무렵, 주님께서 벌레 하나를 마련하시어 아주까리를 쏠게 하시니, 아주까리가 시들어 버렸다. ‘시로코(sirocco)’라 불리는 뜨거운 동풍이 불어대고 해가 머리 위로 내리쬐니 요나는 기절할 지경이 되어 죽는 것이 낫겠다며 불평했다.

　그러자 주님께서 말씀하셨다.

　“너는 네가 수고하지도 않았고 키우지도 않았으며, 하룻밤 사이에 자랐다가 하룻밤 사이에 죽어 버린 이 아주까리를 그토록 동정하는구나! 그런데 하물며 오른쪽과 왼쪽을 가릴 줄도 모르는 사람이 12만

명이나 있고, 또 수많은 짐승이 있는 이 커다란 성읍 니네베를 내가 어찌 동정하지 않을 수 있겠느냐?(요나 4:10-11)"

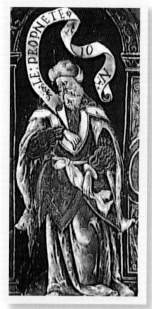

요나가 만난 하느님은 자비의 하느님, 용서의 하느님이시며, 우주적으로 통치하시는, 그래서 그 통치가 미치지 않는 곳이 없으신 분이셨다. 요나의 이야기를 통해 하느님께서는 아버지의 마음을 가르쳐 주신 것이다.

피마자의 약효

「선지자 요나」(레오나르 리모쟁 공예품. 국립 르네상스 미술관)

"아주까리 동백꽃이 제아무리 고와도 몽매간에 생각나는 내 사랑만 하오리까." 라는 민요 '아리랑 목동'의 가사처럼 아주까리의 꽃은 곱다. 암꽃은 연붉은빛을 띠며 위쪽에 달리고 수꽃은 연누른빛으로 아래쪽에 핀다.

아주까리는 한해살이풀이지만 원산지인 아프리카 근방에서는 나무처럼 자라는 다년생이라고 한다. 자라면 어른 키의 거의 2배 가까이까지 자란다. 잎의 지름은 무척 크며 손바닥 모양으로 갈라진다. 마치 마(麻)의 잎과 비슷하다. 열매는 동그랗고 마치 쇠진드기[비(蜱)] 같다. 그래서 아주까리를 '비마(蓖麻)' 라고 하며, 그 종자를 흔히 '피마자' 라고 부른다.

열매 속에는 3개의 종자가 들어 있는데, 암갈색 반점이 알록달록

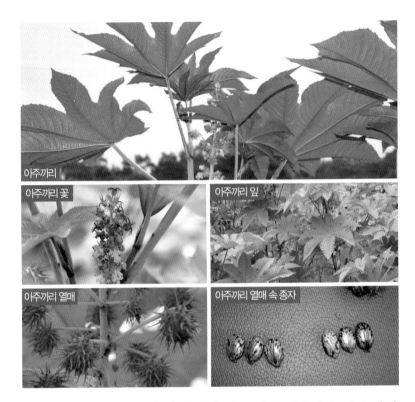

아주끼리

아주끼리 꽃

아주끼리 잎

아주끼리 열매

아주끼리 열매 속 종자

하여 마치 새알 같다. 이 씨의 거의 반은 기름 성분이며, 이를 짜서 얻은 기름을 '피마자유'라 하여 약용한다. 특히 완하제로 복용하며 관장제로 외용한다. 피마자유는 소장을 자극하여 소장의 내용물을 급속히 결장으로 밀어내어 배출시킨다. 그래서 고질적인 변비에 완하제로 쓰는데, 1회 10~20ml를 복용한다.

그러나 이 씨는 중독을 일으킬 수 있다. 특히 아프리카에서 나는 피마자의 치사량이 성인은 2알, 소아는 1알이라고 할 정도다. 그래서 중국에서는 피마자를 소금물에 넣어 12시간 끓여 약용하며, 호주에서는 피마자를 볶아서 익혀 먹는다고 한다. 그러면 독성 성분인

리신(ricin)이 파괴되어 독이 없어 진다고 한다.

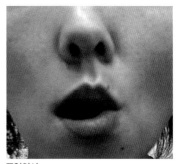
구안와사

그래도 복용하는 데는 아무래도 주의해야 하므로 여기서는 외용 요법만 몇 가지 소개할까 한다.

안면신경마비에는 껍질을 벗긴 피마자를 짓찧어 떡처럼 만들어 환측의 아래턱·입·귀 등에 0.3cm 두께로 바르고 거즈로 고정시켰다가 매일 갈아준다. 혹은 이렇게 짓찧어 떡처럼 만든 것을 환측의 반대쪽 손바닥 가운데에 놓고, 구리로 된 작은 병에 끓는 물을 넣어서 피마자를 놓은 손바닥 위에 놓고, 물이 식으면 갈아주기를 반복한다. 소위 '구안와사'의 비방이다.

Plus Tip 피마자의 활용

종기가 성났을 때는 껍질 벗긴 피마자에 소금을 조금 넣고 짓찧어 1일 2회 환부에 바른다.

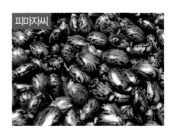
피마자씨

참기 어려운 두통에는 피마자와 유향(乳香)을 같은 양으로 짓찧어서 태양혈(눈썹 끝과 귀 사이)에 붙인다. 유향은 동방박사가 아기 예수님께 바쳤다는 '유향, 몰약'의 바로 그 유향이다. 건재약국에서 구할 수 있다.

양파, 회회아비의
스태미나 식품

사랑과 불평의 속성

결핍을 충족시키려는 갈망이 사랑이라면 결핍에 대한 원망이 불평이다. 인간의 결핍은 다 채울 수 없는 속성을 지니고 있기 때문에 사랑할수록 결핍은 더 깊어져서 사랑이 더 절절해지고 이성을 잃을 수 있듯이, 불평 역시 하면 할수록 결핍이 뼈저리게 더 깊어지고 그래서 불평은 쌓이고 고이고 넘쳐서 이성을 잃을 수 있게 만든다.

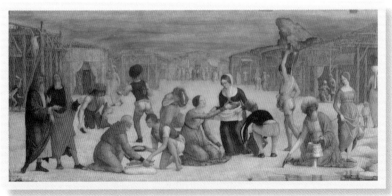

「만나를 주워 모으는 이스라엘 사람들」
(에르콜레 드 로베르티, 1490년경, 캔버스에 템페라, 런던 내셔널 갤러리)

이집트를 탈출한 이스라엘 자손들은 결핍에 대한 원망이 쌓여 드디어 광야에서 불평을 터뜨렸다. 그러자 주님께서 진노하셨고 주님의 불이 그들을 거슬러 타올라 진영 언저리를 삼켜 버렸다. 덜컥 겁이 난 그들은 주춤하였다. 그러나 불평은 쌓이고 고이고 넘치기 마련이어서 그들 가운데에 섞여 있던 어중이떠중이들이 다시 탐욕을 부렸고, 그러자 이스라엘 자손들까지 또 다시 울며 말하였다.

"누가 우리에게 고기를 먹여 줄까? 우리가 이집트 땅에서 공짜로 먹던 생선이며, 오이와 수박과 부추와 파와 마늘이 생각나는구나.(민수 11:5)" 라고. 인간이란 결핍이 채워질 수만 있다면 노예생활마저 마다하지 않겠다는 생각까지 할 수 있는 것이다.

이들이 말한 오이·수박·부추·파·마늘 등은 이집트를 비롯한 소아시아나 지중해연안이 원산이다. 그래서 이들 지역에서는 널리 먹어왔던 흔한 식품이었다. 《아라비안나이트》에도 "마른 보리과자든 양파 한 조각이라도 좋으니 시장기만 면하면 됩니다." 라는 구절이 있듯이, 이 중에서도 파(양파)는 흔하고 싼 식품이었다. 그런데 광야에서는 이 흔한 파(양파)마저 구할 수 없었던 것이었다.

사랑과 불평의 약효

양파는 백합과에 딸린 다년생 초본으로 '서양에서 건너온 파'라 하여 '양파' 라고 한다. 잎 사이로부터 꽃줄기가 나오고 그 꼭대기에 엷은 분홍에서 흰빛의 꽃이 우산 모양으로 달린다. 땅 속에 덩이로 된 비늘줄기가 잘 발달하여 공 모양을 이루기 때문에 '둥근

파' 라는 뜻으로 '옥총'이라는 일본식 표현을 쓰기도 한다. 《동의보감》에는 '둥글고 큰 마늘 모양의 파' 라는 뜻으로 '산총'이라고 했다. 또 아라비아가 원산이기 때문에 '회회총'이라고도 한다.

양파는 동서고금을 막론하고 사랑의 강장식품으로 정평이 나 있다. 소위 '회회아비 스태미나' 식품으로 알려져 있다. 스태미나를 강화하는 작용이 뛰어나다는 것인데, 실제로 88세의 '회회아비'인 이란의 한 노인이 160번째 결혼을 할 때 그의 강장 비결은 매일 양파를 1kg씩 먹는 것이라고 밝힌 바 있다. 양파의 비타민 A는 정자의 생산에 꼭 필요하며, 비타민 B_1은 성 활동을 장악하는 부교감신경의 기능을 원활하게 한다.

한편 양파는 불평불만을 가라앉히는 약효를 갖고 있다. 따라서 온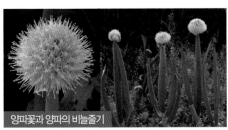갖 것을 의심하고 비난하기를 여반사로 하는 사람들이 잘 걸리는 치매를 예방하고 치료하는

양파꽃과 양파의 비늘줄기

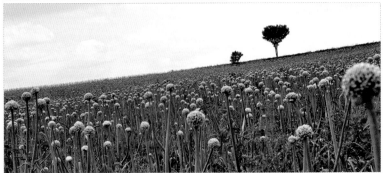

이스라엘 광야의 양파밭

효과가 있다. 양파의 유화
아릴 성분이 비타민 B₁의
흡수를 돕고, 이것이 포도
당의 생성을 촉진해서 뇌
에 에너지원을 공급하기
때문이다. 까닭에 피로·

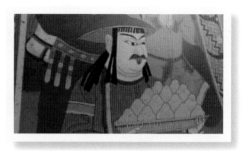

「회회아비(중국 당나라 때 위구르 상인)」

불안·초조·불면·주의력 결핍 등에도 효과적이다.

　양파는 생것 그대로 먹어야 한다. 볶거나 끓이면 휘발성 성분인
유화아릴이 파괴되기 때문이다. 양파의 붉은 겉껍질도 버리지 말고
끓여서 차처럼 마시도록 한다.

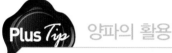

Plus Tip　양파의 활용

　알레르기 질환에는 양파껍질을 깨끗이 씻
어 말려 가루 낸 것을 상복한다. 혈장 콜레
스테롤의 상승을 억제하고 섬유 단백 용해
활성을 하강시키므로 동맥경화 예방에도 효
과가 있다.

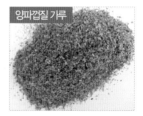

양파껍질 가루

　고혈압·장무력증 등에는 양파초절임이 아
주 좋다. 양파에 현미식초를 붓고 밀봉해 두
었다가 양파는 양파대로 씹어 먹고, 식초는
생수에 타서 마신다. 혹시 양파를 싫어하면
양파초절임한 것을 잘 말려서 가루 내어 조
미료처럼 사용해도 된다. 아로키산 및 아드

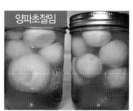

양파초절임

레날린성 고혈당에 대해서는 항당뇨작용도 한다고 알려져 있다.

엉겅퀴와 패랭이꽃

골고타 해골, 갈보리 해골

예수님께서는 "이윽고 골고타 곧 '해골 터' 라는 곳에 이르렀다.(마태 27:33)"고 하신다. 그리고 이곳에서 십자가에 못박히시어 숨을 거두신다.

골고타(골고다)는 아랍어 '굴굴타'에서 연유된 말이라고 한다. 갈보리는 라틴어 '갈바'의 파생어인 '갈바리아'에서 비롯한 말이라고 한

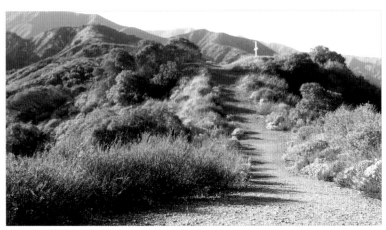

예루살렘 교외의 골고다 언덕

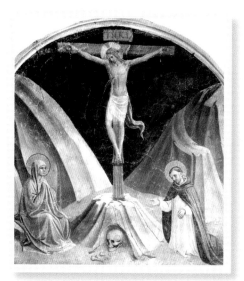

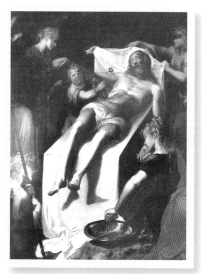

「마리아와 성 도미니쿠스, 골고다 언덕과
아담의 두개골이 있는 십자가 처형 장면」
(귀도 디 피에르토, 프레스코화, 산 마르코미술관)

「그리스도의 매장」
(쿠엔틴 바랭, 캔버스에 유채,
루브르 박물관)

다. 두 단어 모두 '해골'을 뜻한단다. 하필 왜 '해골'이라는 지명을 붙
였는지에 대해서는 여러 가지 설이 있다. 지형이 해골 모양 같아서
그렇게 붙였다고도 하고, 그 언덕에 있는 큰 바위의 생김새가 영락
없이 해골을 빼닮았기 때문이라고도 하며, 해골이 무수히 나뒹구는
곳이어서 그렇게 불린다고도 한다. 여하간 이 언덕은 예루살렘 성
밖에 있는 처형장이었고, 예수님께서도 이곳에서 십자가형을 당하
였다. 10㎝가 넘는 긴 철못에 손발이 꿰뚫린 채 십자가에 박혀 고통
속에 예수님께서 숨을 거두신 곳이 바로 이 언덕이었다.

예수님의 시신은 아리마태아 사람 요셉이 아마로 짠 세마포로
감싸 무덤에 안치했다고 하는데, 〈요한복음〉에는 니코데모가 향료

와 함께 아마포로 시신을 감쌌다고 한다. 마리아 막달레나와 야고보의 어머니 마리아와 살로메가 예수님의 시신에 발라 드릴 향료를 준비했었으나, 이미 니코데모가 향료를 100리트라쯤이나 마련하였던 것이다. 그러니까 32kg이나 되는 엄청난 양이었다. 니코데모는 그만큼 예수님을 사랑했고, 왕에 버금가는 장례를 행한 것이었다.

니코데모가 준비한 향료는 몰약과 침향을 섞은 것인데, 흔히 이 둘을 섞은 향료는 시체의 방부제로 쓰이던 것이었다. 몰약은 감람과에 속하는 관목의 줄기에서 즙을 채취한 것이며, 침향은 팥꽃나무과의 교목에서 채취한 나무진으로 둘 다 방향제이면서 방부제 역할을 한다. 고급 향료이면서 귀한 한약재로 쓰이고 있다.

신의 꽃 · 상놈의 꽃, 패랭이

몰약과 침향은, 여느 꽃들이 전설을 품고 있듯이 애틋한 사연을 지니고 있다. 꽃들의 전설이란, 몰약과 침향도 그렇듯이 거의 남녀의 사랑의 비밀을 간직하기 마련이다.

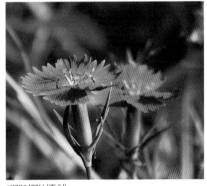

패랭이꽃(석죽화)

그런데, 골고타 십자가에 얽힌 사연을 품고 있는 꽃들이 있다. 패랭이꽃이 그 중 하나다. 그림 형제의 동화에서는 십자가에 못박히신 예수님의 피가 떨어져 이 꽃이 붉어졌다고 한다. 핑크를 '석죽색'이라 부르듯이 붉은 이 꽃을 '석죽화'라고 한다.

이 꽃의 학명이 그리스어로 'Dios(신)'와 'Anthos(꽃)'가 어원이듯 이, 신이 내려준 신성한 꽃으로 일컬어져 온다. 참으로 예쁜 꽃이다. 무척 귀여운 꽃이다. '신의 꽃'이니 엄청 고귀한 꽃이다. 그런데 우리는 이 꽃을 '패랭이꽃'이라고 한다. '패랭이'는 대오리로 엮은 갓의 일종으로 상놈들이나 쓰던 것이다. 또한 상것이나 다름이 없고 죄인이나 다름이 없다는 상갓집 상주들이 쓰던 것이다. 기껏 높이 어림잡아도 역졸 정도까지다. 그러니까 패랭이꽃은 상놈의 꽃에 비유된다.

'패랭이꽃'이라는 그 이름의 어감에서 풍기듯이 대단히 생명력이 강한 꽃이다. 그만큼 약효도 강하다. 암세포의 성장을 억제한다고 알려질 정도다. 암 중에서도 특히 식도암·직장암 등에 더 효과가 좋은 것으로 알려져 있고, 뿌리 부분이 더 약효가 크다고 한다. 말린 뿌리를 보리차 농도로 끓여 차를 마시듯이 평소에 마셔주는 것도 좋다.

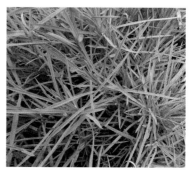
패랭이꽃 줄기와 잎

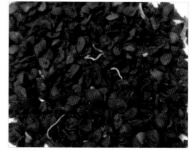
패랭이꽃 씨

패랭이의 줄기와 잎, 특히 씨

는 열을 떨어뜨리고 소변을 시원하게 나오게 한다. 소변이 농축되어 색이 붉고 양이 적으며 뻑뻑해서 배뇨가 힘들거나 찔끔거리고, 봐도 시원치 않아 무지근하며, 배뇨를 하고 싶어도 잘 나오지 않을 때 차로 끓여 마시면 좋다. 평소 오줌소태에 잘 걸리는 경우라면 예방 효과가 있다. 패랭이꽃의 씨는 납작한 보리 알갱이를 닮았는데 생리불순이나 생리통이 심한 데에도 도움이 된다.

축복의 꽃·저주의 꽃, 엉겅퀴

골고타 십자가에 얽힌 사연을 품고 있는 또 하나의 꽃이 있다. 예수님께서 숨을 거두신 후 성모 마리아께서 시신을 십자가에서 내려 아들 손발에 박힌 날카롭고도 긴 철못을 하나하나 손수 빼내시어 땅에 묻으셨다고 한다. 훗날 예수님의 피와 성모님의 눈물로 얼룩진 못이 묻힌 그 자리에서 한 포기 풀이 자랐다고 한다.

이 풀은 가을에 피처럼 진하게 붉은 자홍색을 띤 작은 꽃을 피우는데, 어찌나 붉으면서 아름다운지 '야홍화(野紅花)' 라고도 부른다. 바로 엉겅퀴다. 꽃의 전설이 그러하기 때문에 엉겅퀴는 '축복 받은 꽃' 또는 '신성한 꽃'으로 불린다.

이런 별난 전설이 숨겨져 있어서 그럴까?

잎은 깊이 째지고 결이 날카롭다. 잎과 줄기는 질기고 뻣뻣한 털로 덮여 있다. 마치 '1,000개의 침(철못)'을 덮어쓴 것 같다. 그래서 일명 '천침초'라 불리기도 한다.

그러나 정작 성경에 나오는 엉겅퀴는 축복의 꽃도 아니고 신성한 꽃도 아니다. 저주의 꽃이며 황폐의 상징이요, 거짓 예언자를 가리키고 있다.

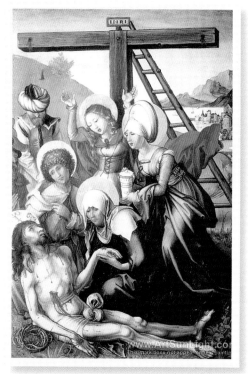

아담과 하와가 금단의 열매를 따먹고 한순간 눈이 열려 비로소 자기들이 알몸인 것을 알고 무화과나무 잎을 엮어서 두렁이를 만들어 입었을 때, 하느님께서는 "땅은 너 때문에 저주를 받으리라. 너는 사는 동안 줄곧 고통 속에서 땅을 부쳐 먹으리라.

「성모칠고 (성모 마리아의 일곱 가지 고통),
가운데 패널 : 그리스도를 애도함」
(알브레히트 뒤러, 패널에 유채, 드레스덴 국립 미술관)

땅은 네 앞에 가시덤불과 엉겅퀴를 돋게 하고 너는 들의 풀을 먹으리라.(창세 3:17-18)"고 하셨던 것이다.

그리고 예수님께서도 다음처럼 말씀하신 바 있다.

"너희는 거짓 예언자들을 조심하여라. 그들은 양의 옷차림을 하고 너희에게 오지만 속은 게걸 든 이리들이다⋯⋯. 가시나무에서 어떻게 포도를 거두어들이고, 엉겅퀴에서 어떻게 무화과를 거두어들이겠느냐?(마태 7:15-16)" 라고.

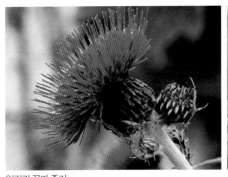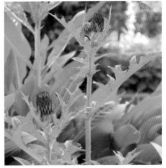

엉겅퀴 꽃과 줄기

귀신의 꽃, 신령의 꽃

엉겅퀴를 일명 '귀계'라고도 하는데, '귀'는 귀신 같다는 뜻으로 이 식물의 싹이 사납게 생겼기 때문에 붙여진 이름이며, '계'는 상투 같다는 뜻으로 이 식물의 꽃을 보고 지은 이름이다. 13세기경 덴마크와 스코틀랜드 전쟁에서 덴마크 군이 신을 벗고 소리 없이 성벽을 넘다가 엉겅퀴 밭에 떨어져 비명을 지르다가 전멸했다는 얘기가 전해오듯이, 엉겅퀴는 귀신처럼 사나운 톱니와 날카로운 가시가 무성한 꽃이다.

그래서 우리말로 가시나물, 혹은 가새라고 부른다. 30cm 정도밖에 자라지 않는 키 작은 엉겅퀴를 조방가새, 즉 '소계(小薊)'라 하고, 1m 이상 자라는 키 큰 엉겅퀴를 항가새, 즉 '대계(大薊)'라 부른다.

국화과의 다년생 풀인 엉겅퀴는 혈액순환을 잘 되게 하므로 하지정맥류 등에 효과가 있고, 지혈작용이 있어서 각종 출혈성 질환에 도움이 되며, 정혈작용이 있어서 피를 맑게 하고, 항빈혈작용이 있어서 빈혈로 어지러울 때 좋다. 그래서 옛날 비빈(妃嬪)들은 엉겅퀴를 심어놓고 그 즙을 짜서 상복했다고 한다. 또《동의보감》에는 엉 경퀴가 익정(益精)작용, 즉 스태미나 강화작용이 현저하다고 했다. 그래서 엉경퀴는 '마시는 정력제' 라는 평판을 듣고 있다. 이외에도 혈압을 떨어뜨리는 작용이 있으며, 속칭 '냉증'이라 불리는 대하증에 도 좋다. 실로 신효한 약초이며 신령의 꽃이다. 또 소염·진통작용이 있어 각종 염증 질환·여성의 냉증·요통·신경통·근육통 등에 두루 약이 된다.

따라서 엉경퀴는 1일 20g을 물 500cc로 반으로 줄 때까지 끓인 뒤 하루 동안 나눠 마시면 좋다. 혹은 링컨 대통령이 애용했다는 엉경 퀴샐러드처럼 어린잎을 샐러드로 먹어도 된다. 또 말린 엉경퀴를 건재약국에서 구입하여 프라이팬에 슬쩍 볶아 두고 하루 30~40g씩 차처럼 끓여 마셔도 된다.

Plus Tip 엉경퀴의 활용

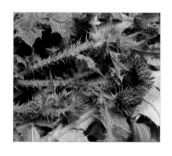

'건혈로(乾血癆)'는 여성의 월경이 나 오지 않아 몸이 쇠약해지고 피부가 까 칠까칠해지며 얼굴색이 검어지는 악성 빈혈의 일종인데, 이때는 항가새[대계 (大薊)]를 쇠고기와 함께 푹 고아 새벽 에 마시고 다시 잠을 푹 자도록 하는 것을 반복하면 좋아진다.

혓바닥의 출혈과 심하게 코피가 날 때는 조방가새[소계(小薊)] 생것 한 줌을 갈아 즙을 짜서 술 반 잔과 함께 마신다. 만일 생즙이 없으면 마른 것을 가루 내어 찬물로 12g씩 복용한다.

우슬(牛膝),
소의 무릎을 닮은 풀

히솝 풀대와 십자가의 예수님

십자가의 예수님께서는 숨을 거두시기 전에 신포도주를 맛보셨는데, 요한은 "포도주를 해면에 듬뿍 적셔서 우슬초 가지에 꽂아 예수님의 입에 갖다 대었다.(요한 19:29)"고 했으며, 마태오는 "해면을 가져와 신포도주에 듬뿍 적신 다음, 갈대에 꽂아 그분께 마시게 하였다.(마태 27:48)"고 했다. 마르코도 비슷하게 표현했다.(마르 15:36)

예전 성경에는 신포도주를 해면에 적셔 히솝에 꿰어 마시게 했다고 했는데, 이때의 '히

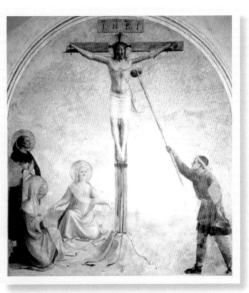

「해면을 든 사람과 십자가에 못박하신 예수」
(프라 베아토 안젤리코, 프레스코화, 피렌체 산 마르코 미술관)

숍(hyssop)'이 곧 우슬초다. 우슬초는 묶어서 빗자루로 쓸 정도였으며, 줄기에 힘이 있어 짧은 막대기로 사용할 수 있기 때문에 신포도주를 적신 해면을 '히솝'에 꿰었다는 것이 '갈대'에 꽂았다는 것보다 일리도 있지만, 요한은 "구원을

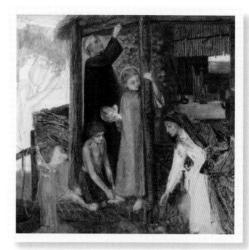

「성가족의 유월절」
(단테 가브리엘 로세티, 수채화, 런던 테이트 갤러리)

위해 희생된 유월절 양으로서의 예수님을 부각시키려는 의도에서 '갈대'가 아니라 우슬, 즉 '히솝'이라고 했을 것이라고 한다.

유월절은 출애굽 당시 양의 피를 우슬초 묶음에 적시어 문의 상인방과 문설주에 바름으로써 죽음을 면할 수 있었던 것으로부터 유래하기 때문이다. 그리고 그 후 우슬초는 키 작고 보잘것없는 식물이면서도 구속과 정결의 도구로 쓰였다.

예를 들어 악성 피부병 환자를 정화시키는 의식에는 새 두 마리 중 한 마리를 죽여 그 피에다가 송백나무와 진홍털실과 우슬초 한 포기를 잠근 다음 그 핏물을 정화 받을 사람에게 뿌려준 후, 나머지 살아 있는 새 한 마리를 들로 날려 보냈다. 이때의 죽은 새는 그리스도의 대속사역을 상징하고, 들판에 날린 새는 그리스도의 부활로 영생을 얻게 됨을 상징한다. 송백은 죽음을 극복한 생명의 능

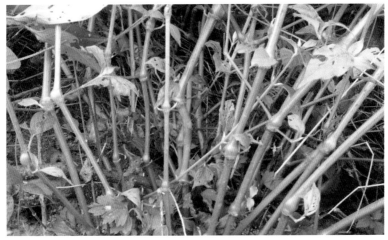
우슬초

력을 상징하며, 진홍털실은 그리스도의 보혈로 구원의 능력을 상
징하고, 우슬초는 죄와 부정으로부터 정결하게 하는 능력을 상징
한다고 한다.

신경통, 관절통에 소의 무릎을 닮은 명약

솔로몬은 레바논에 있는 삼나무로부터 성벽에 자라는 우
슬초에 이르기까지 모든 초목을 논할 수 있었다고 한다. 그렇게 박
학다식했다는 것이다. 그래서 모든 민족의 사람들은 솔로몬의 지혜
를 들으려고 했다고 한다.

아무튼 이 말은 삼나무에 비해 우슬초는 보잘것없는 잡풀이라는
뜻이요, 또 그만큼 그 지역에서 흔히 볼 수 있는 식물이라는 뜻이다.
그리고 성벽에 자라는 풀이라 했듯이 벽이나 담, 골고타라 불리는
해골산 같이 척박한 땅에서도 잘 자라는 강인한 생명력의 풀이라는

뜻이다.

우슬초, 즉 '우슬'은 여러해살
이풀로 줄기의 마디가 두드러
진 것이 마치 소의 무릎 같다
하여 우리말로는 '쇠무릎지기'
라고 한다. 줄기부터 뿌리까지
모두 약으로 쓰지만, 약효가
제일 낫다고 알려진 부위는 사
포닌과 칼륨염이 듬뿍 들어 있
는 뿌리다.

말채찍처럼 생긴 이 뿌리는
상반신에 몰리는 혈액을 인체

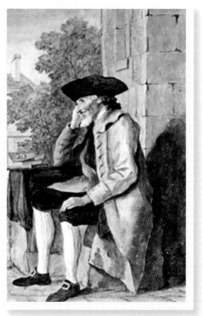

「유대인 솔로몬」, (루이 카로지, 소묘, 콩데 미술관)

하부로 유도함으로써 자궁을 흥분시켜 수축을 원활하게 하며, 허리
와 하지로 혈액순환을 촉진한다. 또 골수를 보충하며 음기를 잘 통
하게 한다. 따라서 월경통이나 월경불순·산후복통 등 부인과 질환
을 비롯해서, 요통·하반신 무력증·수족마비·중풍 후유성 반신불수

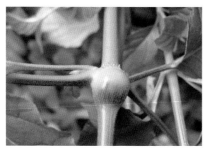

우슬초 마디

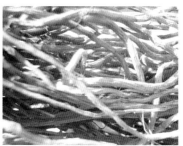

우슬초 말린 것

등에 효과가 있으며, 혈압을 떨어뜨리며, 무릎이 아파서 굴신하기 불편한 것과 소변실금 및 음위증(Impotence) 등에 효과가 있다.

특히 우슬로 술을 담가 먹으면 좋다.

우슬 150g에 소주 1ℓ 를 부어 밀폐하여 냉암소에 2개월 동안 보관한 후 걸러내어 1일 2회, 1회에 20cc씩 마시면 된다. 이 술은 신경통·관절통을 비롯해서 정력보강에 효과가 크다.

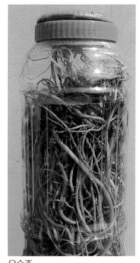

우슬주

Plus Tip 우슬의 활용

두 발이 마비되고 화끈화끈하고 번거로워서 이불 속에 발을 넣고 자기 어려울 때에는 창출·황백·우슬 세 약재를 배합해서 쓴다. 창출은 쌀뜨물에 3일 동안 담갔다가 불에 쬐여 말린다. 황백은 술로 살짝 볶는다. 우슬은 뿌리 윗부분 줄기가 자랐던 부위를 버리고 손질한다. 이상의 세 약재를 6 : 4 : 2의 비율로 섞어 가루 내어 밀가루 죽으로 반죽해서

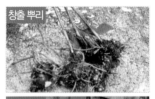
창출 뿌리

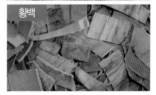
황백

0.3g크기의 알약을 만들어 1회 5~19알씩 1일 3회 복용한다.

입안이나 혀가 헐고 패일 때는 우슬을 술에 담가 수시로 양치질한다. 혹은 우슬 끓인 물로 양치질해도 된다.

창포, 머리 기름부음과 머리의 총명함

기름부음 받음의 신성한 의식

라마는 '높은 곳' 이라는 뜻을 지닌 지명으로, 에루살렘 북쪽 약 24km에 위치하고 있던 구릉지대인 라마다임소빔을 줄여 부르는 말이라고 한다. 바로 이곳이 사무엘이 태어났고, 사무엘이 중심적으로 활동했고, 그러다가 사무엘이 죽어 묻힌 곳이다.

사무엘은 이스라엘의 마지막 사사(지배자)였으며, 제사장이 었고, 사울과 다윗에게 기름을 부어 왕으로 삼은 선지자였다.

"사무엘이 기름병을 가져다가 사울의 머리에 붓고 입을 맞춘 다음 이렇게 말했다. '주님께서 당신에게 기름을 부으시어 그분의 소유인 이스라엘의 영도자로 세우셨소.'(1사무 10:1)"

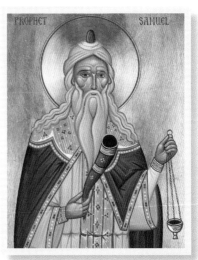

「선지자 사무엘」

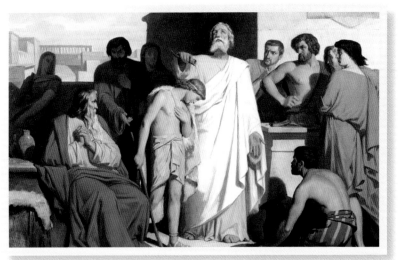

「사무엘에 의한 다윗의 기름부음」(펠릭스-조셉 바리아스, 캔버스에 유채, 아비뇽 프티팔레 미술관)

라고 했으며, "사무엘이 기름이 담긴 뿔을 들고 형들 한가운데에서 그에게 기름을 부었다. 그러자 주님의 영이 다윗에게 들이닥쳐 그 날부터 줄곧 그에게 머물렀다(1사무 16:13)" 라고 했듯이, 사무엘은 사울과 다윗에게 기름을 부어 왕으로 삼은 선지자였다.

이렇게 왕이나 제사장, 선지자들의 임명 때 머리에 기름을 부었다. 이 의식은 여호와의 뜻에 따르는 신성한 의식이었다. 그래서 "주님께서는 …… 기름부음 받은 이의 뿔을 높이신다.(1사무 2:10)" 라고 했듯이 이러한 의식을 통해 직임이나 사역을 여호와에 의해 위임 받았던 것이다.

창포와 [총명탕]

기름 중에는 '거룩한 관유'가 있는데, 이것은 오로지 제사장에게만 사용할 수 있었다. 제사장 위임을 위해 특별하게 구별된 이 기름을 제조하는 방법은 여호와께서 정해주신 것이다. "상등 향품을 가지되 액체 몰약……, 향기로운 육계……, 향기로운 창포……, 계피……, 감람 기름"을 섞어 향기름을 만들었다.

몰약을 외용하면 수렴 및 소염작용을 한다. 육계의 정유는 황갈색이고 향이 강한데 외용하면 피부병에 효과가 있으며 강한 살균작용을 한다. 계피 역시 외용하면 칸디다증(candidiasis)을 치료할 수 있으며 피부 및 점막감염증을 개선할 수 있다.

그렇다면 창포는 어떤 효과가 있을까?

뿌리와 잎에는 정유가 0.11~0.42% 함유되어 있는데, 이 정유 성분이 진정작용을 한다. 실험적으로 에페드린에 의한 중추흥분작용을 약하게 하며 실험쥐의 공격행위를 억제했다. 외용하면 문둥병, 옴 등에 효과가 있는 것으로 알려져 있다.

특히, 창포는 청력과 시력을 좋게 하고 머리를 총명하게 한다. 그래서 소위 [총명탕]이라는 처방의 구성 약물로 쓴다. 신경성 두통, 눈물이 저절로 흐를 때도 좋고, 명치 밑이 뿌듯하며 심통이 있을 때도 좋으며, 장딴지가 자주 경련을 일으킬 때도 좋다. 1일 4~8g을 차로 끓여 마신다.

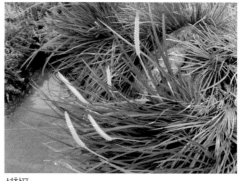

석창포

콩, 렌즈콩과 팥과 완두

에사우, 불콩죽에 장자권을 팔다

테마는 대상로에 있던 교통의 요충이었던 성읍이다. 이스마엘의 아들과 후손들이 살던 지역이었다. 이스마엘은 아브라함과 하갈 사이에서 태어난 아들로 하갈과 함께 광야로 쫓겨나 유랑생활을 하였다. 활 쏘는 자가 된 이스마엘은 애굽 여인과 혼인했으며, 그의 딸 바스맛은 에사우의 아내가 되었다.

에사우(에서)는 이사악과 레베카의 아들로 쌍둥이 동생인 야곱의 형이다. 태어났을 때 살이 붉고 온몸이 갖옷 같아서 '에사우'라는 이름이 붙었다. 그런데 어느 날 에사우가 허기진 채 들에서 돌아와 보니 야곱이 죽을

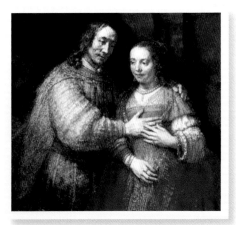

「이사악과 레베카」 (하르먼스 판 레인 렘브란트, 캔버스에 유채, 암스테르담 국립박물관)

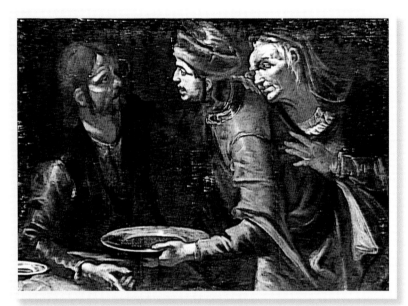

「에서에게 장자권을 받고 불콩죽을 주는 야곱」(17세기, 캔버스에 유채, 루브르 박물관)

끓이고 있어 이를 보고 "허기지구나. 저 붉은 것, 그 붉은 것 좀 먹게 해다오." 하고 말하여, 이로써 그의 이름을 '에돔'('붉은 이' 라는 뜻)이라 하였다고 한다. 여하간 너무 허기진 에사우는 이때 야곱에게 불콩죽 한 그릇에 장자권을 팔고 만다.(창세 25:29-34 참조)

이 불콩죽을 옛 성경에서는 '팥죽'이라고 번역했지만, 사실은 붉은 렌즈콩으로 만든 수프였다고 한다.

렌즈콩, 다이어트 콩

렌즈콩은 '렌틸콩'이라 한다. 알갱이의 양면이 렌즈 모양으로 볼록해서 붙여진 이름이다. 품종에 따라 색이 다양하고, 씨에는 때로 얼룩얼룩한 반점도 있는 콩 종류다. 지중해 연안이 원산인 이

콩은 예로부터 주요한 식량의 하나였는데, 최근에는 5대 건강식품의 하나로 선정되고 고단백·저지방 식품으로써 다이어트에 효과가 크다고 해서 현재 선풍적인 인기를 끌고 있다.

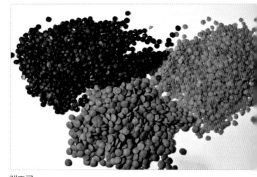
렌즈콩

　피로회복·신경안정·강정 및 안태작용이 있고, 빈혈이나 변비에도 도움이 되며, 특히 항산화작용이 있어 항암이나 항노화작용까지 기대할 수 있는 좋은 식품으로 알려져 있다. 혈액순환을 촉진하며 혈관의 탄력성을 높여준다. 랑게르한스섬의 베타세포의 변성이나 위축으로 야기된 당뇨병을 개선하며, 식물성 에스트로겐 호르몬을 함유하고 있어서 골다공증에도 도움이 된다.

　에사우가 먹었다는 불콩죽(렌즈콩 수프)처럼 요리할 수도 있고, 혹은 밥을 할 때 렌즈콩을 함께 얹어 먹어도 좋다. 혹은 중동에서 잘 해먹는다는 요리, 즉 쌀·양파·올리브기름과 함께 수프를 만들면 적갈색의 맛 좋은 요리가 된다.

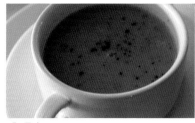

렌즈콩 수프

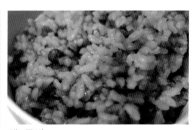
렌즈콩 밥

누에콩, 망자의 콩

성경에는 여러 종류의 곡물이 나온다.

〈에제키엘〉의 한 구절을 보자.

"너는 밀과 보리와 누에콩과 불콩과 기장과 귀리를 가져다가 그릇 하나에 담아 네가 먹을 빵을 만들어라.(에제 4:9)"는 구절이 있다. 한 구절에 밀·보리·누에콩·불콩·기장·귀리 등 무려 여섯 가지 곡식이 나온다. 콩 종류도 불콩 외에 누에콩이 나온다.

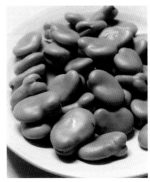
누에콩(잠두)

누에콩은 지중해 연안지대가 원산지이며 학명은 Vicia faba L.이다. 그래서 파바빈(faba bean)이라 일컫고 한자로는 '잠두(蠶豆)'라고 한다.

비장을 튼튼히 하고 습기를 거두는 효능이 있다. 정액을 수렴하고 지혈·이뇨의 효능도 있다. 그래서 명치에 체한 듯 얹힌 경우나 부종·몽정·출혈 질환·소변불리·변비 등을 다스린다. 그러나 선천적으로 G-6-PD가 결핍되어 있는 경우에는 급성용혈성빈혈(蠶豆黃病, favism)을 일으킬 수 있다. 그래서 피타고라스는 이 콩을 '망자(亡者)의 콩'이라고 불렀다. 꽃가루를 흡입한 경우는 더 위험하다.

팥, 귀신 쫓는 벽사

다윗 왕이 반란을 일으킨 셋째아들 압살롬을 피해 예루살

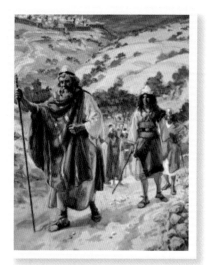

「예루살렘에서 도망치는 다윗」
(제임스 티솟. 보드에 과슈, 뉴욕 유대박물관)

렘을 떠나 광야로 난 길을 향했다. 키드론 시내를 건너고 올리브 고개를 오르며 울면서 머리를 가르고 맨발로 걸었다. 압살롬은 예루살렘을 탈취한 여세를 몰아 아버지 다윗을 계속 추격했다. 압살롬에 쫓기고 쫓기어 다윗 일행은 마하나임에 이르렀다. 이때 소비·마키르·바르질라이가 찾아왔다. 다윗 일행이 굶주리고 지치고 목말랐을 것이라고 생각하여 "그들은 침상과 접시와 질그릇을 가져오고, 밀과 보리, 밀가루와 볶은 밀, 콩과 팥, 꿀과 엉긴 젖, 그리고 양과 쇠고기를 다윗과 그를 따르는 백성에게 먹으라고 내놓았다."(2사무 17:24-29 참조)

이들이 갖고 온 곡류는 밀·보리·콩·팥 등이다. 황급히 피신길에 나선 후 제대로 행장을 못 갖추고 제대로 먹지도 못했던 다윗 일행에게 이런 곡류는 참으로 요긴한 것이었다.

그렇다면 팥은 어떤 효능이 있는지 참고로 알아보자.

팥도 렌즈콩과 같이 콩과에 속하는 식물의 종자로 렌즈콩과 다를 바 없이 단백질·비타민 B₁·철분·식물성섬유 등이 풍부하다. 렌즈콩이 엽산이나 아연이 풍부하다면, 팥은 특히 지질 함량이 높다. 또 사포닌이 많아서 이뇨작용이 크다. 그래서 신장염·방광염·부종 등을 다스린다. 또 팥은 해독작용·조혈작용·보혈작용이 강한 식품이다. 근육통에도 좋다. 다이어트에 효과가 있다는 렌즈콩처럼 팥도 다이어트에 효과가 있는 것으로 알려져 있다.

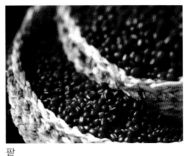
팥

팥죽·팥떡·팥빙수 등이 대표적인 팥 음식인데, 팥에 소금을 배합하면 배변이 부드러워지고, 팥에 설탕을 배합하면 변비가 되기 쉽다. 팥과 파, 팥과 율무, 팥과 잉어를 배합하면 부종 치료에 아주 좋다.

팥은 소양인 체질에 가장 알맞은 식품이며, 겉껍질에 영양분이 풍부하므로 껍질째 먹는 것이 좋다.

콩, 마사다의 저력

훗날 로마로부터 나라를 지키려다가 장렬하게 전사했던 마사다 요새의 전사들이 먹었던 것 역시 콩이었다.

깎아지른 황량한 산 마사다에 요새를 처음 만든 것은 요나단 제사장이었으며, 헤로데 왕이 이곳에 왕궁을 짓고 더 철통 같이 꾸며 놓았다.

로마에 저항하는 유다인들이 이 요새를 거점으로 맞서다가 로마의 실바 장

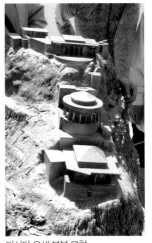
마사다 요새 부분 모형

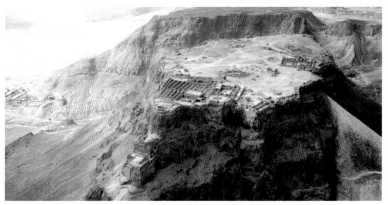

마사다(Masada), (황야를 배경으로 사해를 굽어보는 바위투성이 구릉에 자리한 천혜의 요새)

군이 이끄는 정예부대가 투석기로 가공할 돌 포탄을 쏘아대고 불화살을 날리며 퇴로를 봉쇄하자, 비장한 각오로 성채를 전소시키고 960명 모두가 장렬하게 자결한 곳이다. 2년여 동안 풀 한 포기 없는 이곳에서 유다인들이 견딜 수 있었던 것은 헤로데가 만든 물탱크에 물이 가득했을 뿐 아니라, 특히 요나단이 100년 전에 쌓아 놓았던 콩을 비롯한 곡식으로 연명할 수 있었기 때문이었다. 콩과 여러 곡식들은 메마른 날씨에도 깨끗한 공기로 신선도를 유지했다고 한다.

특히 콩은 혈액의 산성화를 막는 비타민 B_1이나 머리를 총명하게 하고 항암작용까지 하는 셀레늄을 많이 함유하고 있을 뿐 아니라, 단백질도 엄청 지니고 있다. 식물성 단백질에는 부족한 리신이 풍부한 것도 특징이다.

콩으로 만든 두유에는 불포화 지방산이 많고, 노화물질을 억

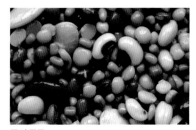

콩의 종류

제하며 머리를 맑게 해주는 사
포닌은 물론, 레시틴도 함유하
고 있다. 레시틴이 부족하면 세
포 자체의 부활 및 재생과 소생
작용이 거의 기능을 하지 못하
게 되며, 간장에 축적되는 지방

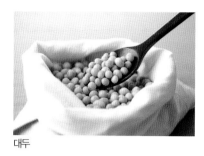
대두

을 방지해 줄 수 없고, 각종 스트레스에 의해 발생하는 신경성 피로
를 제거시켜 주지 못한다.

따라서 노화를 막고 보다 나은 건강을 유지하면서 치매를 예방하
기 위한 차원에서 중년 이후에는 콩을 많이 섭취해야 하며, 그러기
위해서는 매일 두유 한 잔이라도 마시는 것이 좋다.

완두, 얼어 죽지 않는 내한성

마사다 용사들의 사기를 충천하게 했던 콩은, 성경에 의하
면 죽을 쒀 먹거나 빻아서 그 가루
로 빵을 만들어 먹는 등 아주 오래
전부터 유다인들이 식용하던 곡물
이었다.

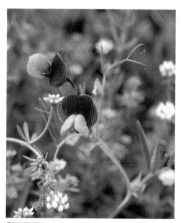

그런데 콩을 가리키는 히브리어
'폴'은 대두(大豆)가 아니라 완두
(豌豆)를 지칭한다는 말이 있다.

완두나 대두는 모두 나비 모양

완두콩꽃

의 꽃을 피우고 꼬투리를 맺지만, 완두는 청홍색 꽃에 작고 둥근 꼬투리가 여무는 데 반해, 대두는 희거나 불그레한 꽃이 피고 가는 털이 있는 꼬투리 열매가 여문다. 그러나 완두나 대두는 모두 열하지 않은 식품이며, 어느 것이나 비위를 튼튼하게 하고 진액을 생성하며, 갈증을 멎게 하고 기가 치밀어오르는 것을 내린다.

완두는 싹이 연약하고 완완(宛宛 ; 구부정함)하여 '완두(豌豆)'라고 이름하였는데, 연약해 보여도 맹추위에도 얼어 죽지 않고 이겨내는 내한성이 콩 중에서 가장 강하다. 팥을 '적소두(赤小豆)'라고 부르는 것에 대조해서, 완두는 '청소두(靑小豆)'라고 부르기도 한다.

오한발열하거나, 속에 열이 있거나 구역하고, 설사하고 소변이 불리하거나, 복부가 팽창했을 때 이롭다. 심장병·소갈(당뇨병)에 좋고, 모유분비를 촉진하며 신진대사를 고르게 한다.

Plus Tip 팥과 완두의 활용

얼굴에 종기가 생겼을 때는 팥가루를 꿀에 개어서 종기에 붙이면 즉시 사라진다.
모유가 부족할 때는 완두를 삶아 며칠 동안 계속 양껏 먹는다.

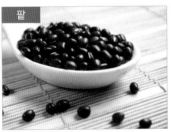

팥

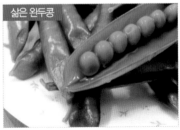

삶은 완두콩

회향, 검정풀씨와
회향초씨

예수님과 이사야

"이 눈먼 인도자들아, 하루살이는 걸러내면서 낙타는 그대로 삼키는 것이 바로 너희들이다."

예수님께서 이렇게 질타하신 '너희들'은 "박하와 회향과 근채에 대

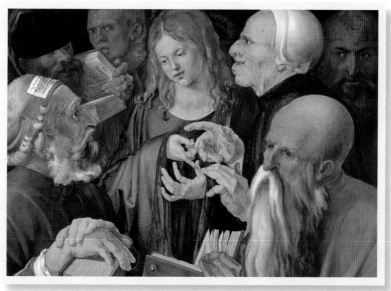

「유대 율법학자들 사이에 있는 열두 살의 예수」(알브레히트 뒤러, 패널에 유채, 티센보르네미사 미술관)

해서는 십 분의 일을 바치라는
율법을 지키면서 정의와 자비
와 신의 같은 아주 중요한 율
법은 대수롭지 않게 여긴다."
는 율법학자들과 바리사이파
사람들이지만, 돌이켜보면 사
소하고 세분된 규정과 전통에
는 아주 민감하면서도 더 중요
한 근본적인 정신에 무관심한
바로 '우리들'을 두고 하신 말
씀이시리라.

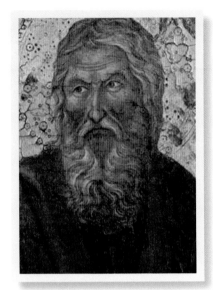

「선지자 이사야」(우골리노 디 네리오, 목판에 유화,
런던 내셔널 갤러리)

　"단지 병만 다스리려 하고 마음을 다스릴 줄 모르니 이것은 근본
을 잊고 끝을 좇는 것이니 어찌 어리석다 아니하겠는가!" 라고 한
《동의보감》의 말처럼, 어리석은 우리들은 그저 병만 고치고 마음을
잊고 끝을 좇기만 하며, 그저 포도주통에 빠진 하루살이만 걸러내
며, 그저 수확한 회향 따위를 십분의 일 바치려는 사소한 것만을 목
숨 걸고 지키려고 할 뿐이다.

　이사야는 "농부가 날마다 밭만 갈겠느냐? 땅을 뒤집고 써레질만
하겠느냐? 땅을 고르고 나서 검정풀씨나 회향초씨를 뿌리지 않겠느
냐? …… 이런 농사법을 일러주신 이가 누구냐?" 라고 물으면서, "만
군의 야훼께서 가르쳐 주신 것이다. 놀라운 계획을 멋지게 이루시는
야훼께서 가르쳐 주신 것이다." 라고 하였다. 다시 말해서, 하느님께

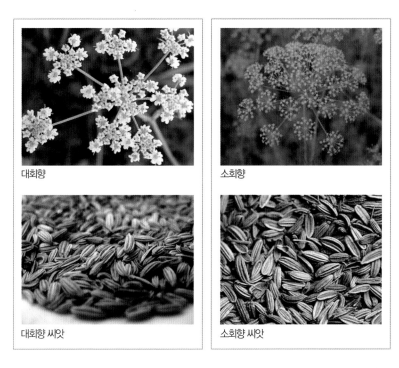

대회향

소회향

대회향 씨앗

소회향 씨앗

서 그분의 섭리와 계획에 따라 주관적으로 우리를 다스리시며 이끌어 주고 계심을 분명히 밝힌 것이다.

그러니 올바른 삶의 길이란 정의와 자비와 신의를 아울러 지키면서, 하느님의 섭리에 순종하는 길이라는 것이 예수님과 이사야의 가르침이리라.

검정풀씨와 회향초씨

이사야가 말한 검정풀씨나 회향초씨(이사 28:25) 중 검정풀씨라고 한 것은 소회향(小茴香)이며, 회향초씨라고 한 것은 대회향(大茴香)이다. 근본이 전혀 다른 초본이지만, 모두 맛이 맵고 향이 대단하며 성질이 열한 식품이다. 둘 다 약재나 조미료로 쓰고 있다. 요즘도 서양에서는 빵이나 과자에 뿌려 먹기도 하고, 요리할 때 향신료로 쓴다.

유럽에서는 "회향 씨앗을 뿌리는 것은 슬픔의 씨앗을 뿌리는 것이다." 라는 말이 전해져 온다는데, 이 말은 회향을 태워 연기를 내면 요괴를 불러 모으는 효과가 있어 마녀의 사랑을 받기 때문에 슬픔에서 헤어날 수 없다는 뜻이다. 그만큼 향기가 대단하다는 식물이다.

소회향은 뱀이 눈이 잘 보이게 하려고 먹는 풀로 알려져 있다. 우산 모양의 꽃이 지면 향기가 강한 길둥근 열매가 맺고, 그 속에 작고 검고 매운맛의 씨앗이 영그는데, 고대 로마 때부터 방향성 건위제로 쓰여 왔다.

냉기를 없애는 작용을 한다. 따라서 복부가 냉해서 소화가 잘 안 되고 가스가 차서 배가 그득하니 헛배가 불러오면서 아플 때, 복부가 냉해서 자주 위나 장이 경련을 일으킬 때, 뱃속이 꼬르륵거리며 항상 불편하고 식욕이 없을 때 약으로 쓰면 복부가 따뜻해지고, 위와 장의 연동운동이 잘 되어 가스가 빠지고, 통증이 경감하고 뱃속이 편해지며 식욕이 증진한다. 또 허리에 얼음을 올려놓은 듯 냉하면서 아파서 굴신이 힘들 때나 손발이 냉할 때도 좋다.

건재약국에서 구입한 회향 2g을 걸러지는 여과통이 있는 찻잔에 넣고 더운물을 부어 뚜껑을 닫은 채 5분 정도 우러나게 한 후, 약물만 마시면 된다. 또 뇌신경 과로로 비만해지고 잠이 안 오며 늘 피곤하

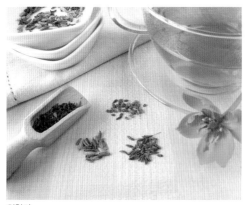
회향차

다는 여성, 월경이 고르지 못하며 생리통이 심한 여성, 교접을 해도 만족을 모르겠다는 여성에게 특히 좋다.

한편 대회향은 일명 '팔각회향(八角茴香)'이라고 하는데, 열매 모양이 마치 발이 여덟 개인 불가사리를 닮았기 때문에 붙여진 이름이다. 중국요리 특유의 향기를 내는 향신료로 많이 쓰인다. 또 부인의 냉증, 복부가 냉해서 오는 복통이나 메스꺼움, 신경통이나 요통에 효과가 좋다.

소회향과 대회향의 활용

생리통이 심한 경우에는 소회향 150g에 소주 1.8ℓ를 붓고 보름 동안 익혀 1회에 20cc씩, 1일 2회 복용하면 좋다.

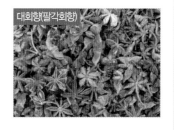
대회향(팔각회향)

요통이 찌르는 듯 심할 때는 대회향(팔각회향)을 볶아 가루 내어 8g씩 소금 끓인 물로 복용한다. 혹은 소회향을 볶아 가루 내어 돼지콩팥을 얇게 저민 것과 켜켜이 뿌리 듯 섞고 습지로 싸서 구워 먹어도 좋다.

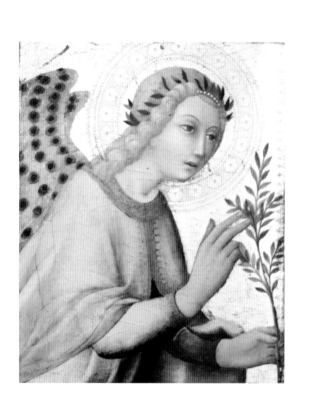

제5장

성경의 나무

가시나무와 매괴화

고페르와 측백

로뎀나무와 싸리나무

몰약과 발삼나무

무화과나무 잎과 열매

비자(榧子)와 파단행(巴旦杏)

사과와 시트론

석류와 에셀나무

소나무와 잣나무

시팀나무와 아다나무

올리브와 감람(橄欖)

유향과 참나무

자귀나무와 황양목

종려나무와 대추야자

쥐엄나무와 향백나무

포도나무와 호두나무

풍자향과 아위

가시나무와 매괴화

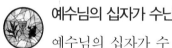

예수님의 십자가 수난과 채찍질

예수님의 십자가 수난은 형언할 수 없는 고통이었다. '아피게레(affigere ; 못박다)'에 의해 오랫동안 고통에 신음하며 서서히 죽어가게 하는 형벌이 십자가 처형이었기 때문이다.

우선 십자가에 어떻게 못박히셨는지 보자. 첫째, 몸이 헐겁게 매달리도록 양손의 간격을 좁혀 못을 박았다. 둘째, 왼발을 오른발 뒤로 밀어붙이고는 발가락이 아래로 가도록 두 발을 편 후 무릎이 약간 처

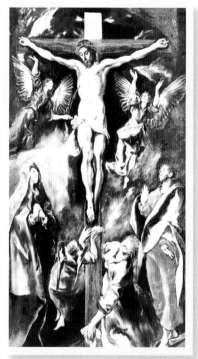

「예수 수난상」(필립 드 상페뉴, 캔버스에 유채,
포르 루아얄 데 상 미술관)

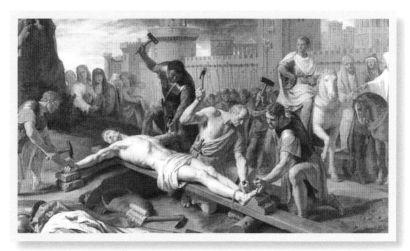

「십자가에 못 박힌 그리스도와 마리아, 요한 및 마리아 막달레나」
(도메니코 테오토코풀로스, 캔버스에 유채, 프라도 미술관)

지도록 양발에 못을 박았다.

이 상태로 십자가에 못박히시면 어떤 고통을 당할까?

첫째, 몸이 아래로 축 처질 때 양손의 못에 많은 무게가 걸려 정중 신경이 극도로 압박을 받아 뇌까지 터질 듯 고통스러워진다. 둘째, 이 고통을 덜기 위해 몸을 위로 밀게 되면 온몸의 무게가 발에 박힌 못에 걸려 발 사이의 신경들이 마비되며 심한 고통을 받는다. 셋째, 이런 과정에서 근육경련이 큰 물결처럼 일어난다. 넷째, 공기가 폐로 들어갈 수는 있지만 이것을 내쉴 수 없어 견딜 수 없는 호흡곤란과 함께 심포가 혈청으로 차서 심장을 압박하므로 찢어질 듯한 심한 흉통에 시달려야 한다.

이렇게 예수님의 십자가 수난은 형언할 수 없는 고통인데, 다행인 것은 십자가에 못박히시기 전에 혼절할 지경으로 채찍질을 당하시

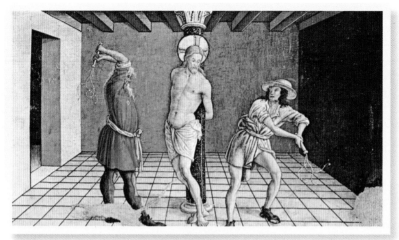

「마사 페르마나의 산 실베스트로 교회 제단화, 오른쪽 안쪽 밑받침 패널 : 채찍질 받는 그리스도」
(카를로 크리벨리, 목판에 템페라, 산 실베스트로 교회)

고 피를 흘리셨기에 돌아가시기까지 오랜 시간이 걸리지 않으셨다는 것이다.

흔히 십자가 처형 전에 십자가 고통보다 더한 고통을 먼저 겪게 하는 채찍질을 하는 것이 관례였다.

카이사르 역시, 죽음 그 자체는 결코 처벌이 될 수 없기 때문에 진정으로 벌을 주기 위해서는 죽이기 전에 혹독한 채찍질로 최대한의 고통을 안겨주어야 한다고 했단다. 그러니까 그 채찍질이 얼마나 가혹할지 짐작할 수 있을 것이다. 채찍은 여러 갈래의 가죽끈이 달리고 그 끈 하나하나에 나비 모양의 작은 쇠붙이나 납덩이, 또는 뼛조각이 달려 있어서, 한두 차례의 채찍질에도 살점이 떨어져 나가고 피가 뿜어져 나오며, 심할 때는 뼈가 드러나고 내장이 터져 튀어나오기도 하였단다.

가시면류관과 매괴화차(玫瑰花茶)의 효능

그런데 예수님께서는 이것도 모자라 가시면류관을 쓰는 고통과 수모까지 당하셨다. 가시가 머리를 찢고 살에 박히니 온통 피로 낭자하였고 고통을 견디시기 어려우셨으리라.

그런데 그 면류관을 만든 가시나무가 무엇이었을까? 예루살렘 근처에서 쉽게 구할 수 있으면서도

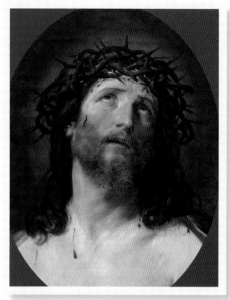

「가시면류관을 쓴 그리스도의 두상」
(귀도 레니, 목판에 유채, 런던 내셔널 갤러리)

쉽게 휘어져 관 만들기에 용이한 가시나무였을 텐데, 과연 어떤 것이었을까?

한마디로 정설은 없으며, 흔히 리시움 스피노숨·나바 혹은 나브카·아칸서스·아카시아·찔레 등이었을지 모른다는 설이 있다. 《포토 바이블》에 의하면 "예수께서 쓰신 가시면류관은 히브리어 '씨림'으로 주장된다. 장미과 중에서도 키가 작은 수종이다." 라고 했으니, 한의학에서 말하는 장미과 식물인 '소과장미'와 아주 흡사하다.

이것은 낙엽성 덩굴성 관목으로 갈고리 모양의 가시가 있다. 뿌리와 어린잎은 물론 꽃도 약으로 쓰는데, 특히 꽃은 찔레꽃이나 매

괴화처럼 향이 좋고 맑으며 온화하고 강렬하지 않아 차로 많이 쓰인다.

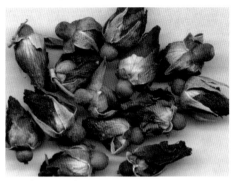
매괴화(해당화의 꽃)

현재 시판되고 있는 '매괴화차'와 효능이 같으므로 가정에서는 구하기 쉬운 매괴화를 우려 내어 마시면 된다. 매괴화차의 효능을 간단히 정리해 보자.

방향성 건위제인데, 식욕이 없고 헛배가 부르며 변이 잦으면서 가늘거나 끊어지고 배가 항상 끓거나 냉할 때, 그리고 헛바늘이 잘 서거나 입안이 잘 헐며 갈증이 심할 때, 차로 우려내어 한 잔만 마셔도 상큼하게 풀린다.

Plus Tip 매괴화의 활용

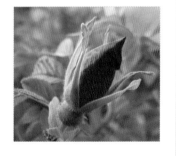

해수와 각혈에는 신선한 매괴화를 짓찧어 낸 즙을 얼음사탕과 함께 약한 불에 오래 고아 복용한다.

어지럼증을 수반하는 두통에는 매괴화 4~5송이를 국화 중 황색 꽃인 감국 12g과 함께 끓는 물에 우려내어 차 대신 자주 마신다.

고페르와 측백

나클나무의 정체는 무엇인가?

성모님의 눈물에서 태어났다는 꽃이 있다. 데이지이다. 한편 꼬리풀은 호랑이 꼬리를 닮은 이삭 끝에 보랏빛 작은 꽃이 피는데, 예수님께서 골고타(골고다)로 가시는 중에 베로니카가 꽂은 꽃에 예수님 피가 묻어서 그때부터 보랏빛이 되었다고 한다. 또 아네모네는 예수님께서 처형되시는 날, 골고타 언덕에 핀 아네모네에 예수님 피가 떨어져 그때부터 빨갛게 되었다고 한다. 이런 꽃의 전설은 수없이 많다.

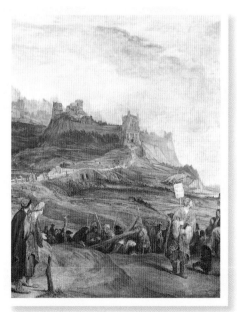

「골고다로 가는 길」 (에르트 드 겔더, 캔버스에 유채, 아샤펜부르크 미술관)

또 이런 이야기도 있다. 성모 마리아께서 예수님을 낳으실 때 진통이 심해지자 나클나무 줄기에 기대어 "이전에 죽어 버렸다면 조용히 잊어버릴 수 있었을 텐데!" 라고 괴로워하고 슬퍼하셨다고 한다. 그러자 "그때 나클나무 밑에서 천사가 그녀를 부르더니, 슬퍼하지 말라, 네 주님께서 네 밑에 흐르는 냇물을 두셨느니라. 나클나무 줄기를 네

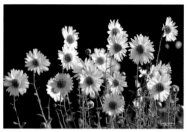
데이지

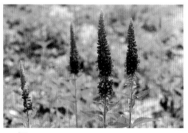
꼬리풀

가 있는 쪽으로 흔들어라. 그러면 잘 익은 열매가 너에게 떨어지리니 먹고 마시어 마음을 평안케 하라"는 말이 들려왔다고 한다. 이 이야기는 《코란》에 기록되어 있다.

《코란》은 이슬람교의 경전으로, 정식 명칭은 꾸란(Qur'ān)이다. 여기에 나오는 나클나무는 예수님께서 출생하신 베들레헴에 숲을 이루고 있다는 나무다. 그리고 여기에 나오는 '잘 익은 열매', 즉 나클나무의 익은 열매는 '따므르'이다. 아직 익기 전의 열매를 '발하흐', 또는 '딸흔'이라고 한다. 《코란》은 나클나무의 먹음직스럽게 익은 따므르를 먹으면 기운이 솟고 마음이 평안해진다고 믿었던 것으로 보인다.

《코란》에 의하면 지옥에는 '다리으', 일명 '샤브리끄'라 불리는 가

시 많은 식물 외에는 그들을 위한 음식이 없다고 한다. 그러나 천국에는 '미쓰크'나 '따스님', '잔자빌'이나 '쌀싸빌', 그리고 '카푸르' 같이 향기롭고 달콤한 샘물을 마실 수 있고, 또 이런 것으로 빚은 술을 마실 수 있으며, 그리고 딸하나무의 송이송이 맺은 열매와 나클나무의 열매와 석류 등을 맘껏 먹을 수 있다고 했다.

그렇다면 나클나무는 어떤 나무일까? 나클나무를 흔히들 대추야자나무와 동일시하는데, 그렇지 않고 오아시스에서 자라는 대추야자나무와 흡사한 나무라고 한다. 그러니까 나클나무가 어떤 나무인지 정확히 알지 못하는 것이다.

고페르의 정체는 무엇인가?

나클나무가 어떤 나무인지 정확히 알지 못하는 것처럼, '노아의 방주'를 만들었다는 나무 역시 그 정체를 정확히 모르고 있다.

《코란》은 "다윗은 최초로 쇠갑옷을 입기 시작

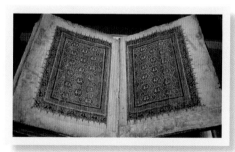

「코란」(이슬람교의 경전, 이슬람의 예언자 무함마드가 610년 아라비아 반도 메카 근교의 히라(Hira) 산 동굴에서 천사 가브리엘을 통해 처음으로 유일신 알라의 계시를 받은 뒤부터 632년 죽을 때까지 받은 계시를 집대성한 것)

했으며, 사무드 백성들은 최초로 돌집을 지어 살기 시작했고, 노아는 최초로 포도를 재배했다."고 한다.(《코란》 중 파즈르 89:9, 안비야 21:80, 마리아 19:56 참조)

노아는, 성경에서 가장 오래 살았다는, 그러니까 969년의 장수를 누렸던 므투셀라의 손자로, 소위 일컫는 '노아의 홍수'를 이겨내고 950세까지 산 "당대에 의롭고 흠 없는 사람"이었고, "하느님과 함께" 한 사람이다. 어느 날 하느님께서 노아에게 "나는 모든 살덩이들을 멸망시키기로 결정하였다. 그들로 말미암아 세상이 폭력으로 가득 찼다. 나 이제 그들을 세상에서 없애 버리겠다. 너는 전나무로 방주 한 척을 만들어라."고 말씀하셨고, 노아는 하느님 말씀대로 따랐다. 이렇게 해서 40일 동안 밤낮으로 퍼부은 비로 홍수가 났는데도 노아는 살아남을 수 있었다. (창세 5:25-27, 창세 6:8-9, 19 참조)

여기에 나오는 전나무의 원명은 '고페르'다. '고페르'를 예전에는 잣나무로, 최근 《성경》에는 전나무로 번역한 것이다. 과연 '고페르'가 잣나무 또는 전나무가 맞을까? '고페르'의 정체는 무엇일까?

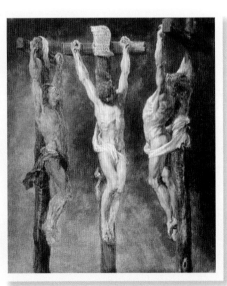

「세 개의 십자가」(페테르 파울 루벤스, 캔버스에 유채, 네덜란드 로테르담 보이만스반뵈닝겐미술관)

잠깐 예수님께서 처형되신 십자가는 무슨 나무로 만들어진 것일까 알아보자. 말오줌나무로 만들었다고 한다. 일설엔 올리브·삼나무·노송나무 등 세 가지를 합쳐 만들었다고 한다. 또 미루나무로 만들었다고도 한다. 그래서 미루나무는 '성스러운 나무'로 불린단다. 한 마디로 정설이 없다.

마찬가지로 '고페르'가 어떤 나무인지 정설이 없다. 잣나무라니 전나무라니 하지만 아니란다. 지중해 연안에서 자라는 측백나무과의 편백 종류란다. 혹은 역청(코페르 ; kopher)을 바르며 가공하여 만든 합판 같은 목재가 '고페르(gopher)'가 아니었을까 하는 견해도 있다. 이 중에서 가장 그럴 듯한 추측은 측백나무 또는 측백나무과에 속하는 편백일 수 있다.

측백나무 잎과 씨의 약효

측백나무는 늘푸른비늘잎 교목이지만 흔히 관목처럼 자라며 암꽃과 수꽃이 같은 그루의 가지 끝에 핀다. 구과(毬果)는 계란처럼 생겼고, 8개의 조각으로 되어 있으며, 씨는 조각마다 2~3개씩 들어 있다.

측백나무의 잎을 측백엽(側柏葉)이라 한다. 가을에 채취해서 구증구포하여 약용한다. 구증구포란,

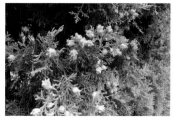
측백나무

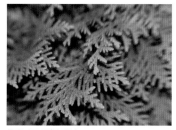
측백나무 잎(측백엽)

잎을 찌고 말리기를 아홉 번 거듭하는 것을 말한다. 오래 먹으면 온갖 병을 예방하고 치료할 수 있다고 알려진 신비로운 약재다. 습기

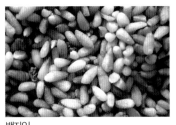
백자인

를 제거하며 지혈시키는 효능이 있
다. 끓여 먹기도 하고 가루 내어 먹
기도 한다. 특히 장출혈·요혈·여성
의 하혈·소아의 코피 등 일체의 출
혈성 질환에 지혈을 목표로 할 때
는 태워서 가루를 만들어 먹는다. 측백나무의 씨를 '백자인(柏子仁)'
이라 한다. 가을에 익은 열매를 채취해서 햇볕에 말려 단단한 겉껍
질을 제거하고 약용한다. 자양강장제로 잘 알려져 있는데, 심장과
신경의 쇠약을 보강하면서 안정시키고, 비뇨기계의 기능을 좋게 하
며 변비나 식은땀을 개선시킨다. 끓여 먹거나 가루 내어 먹거나 술
을 담가 마신다. 이 술을 '백자주' 라고 한다.

Plus *Tip* 측백 잎과 측백 씨의 활용

탈모증에 신선한 측백 잎을 60% 알
코올에 담가 7일 후에 약액을 여과하여
탈모 부위에 1일 3회 문질러 바른다. 임
상발표에 의하면 발모 효과가 유의성
있으나 원형탈모에는 효과가 없는 것으
로 보고된 바 있다.

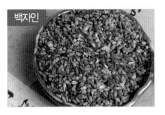
백자인

탈모증에 측백 씨와 당귀 각 600g을
함께 곱게 가루 내어 끓인 꿀로 반죽해
서 알약을 만들어 한번에 8g씩, 1일 3
회 식후에 복용한다.

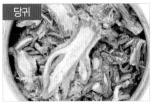
당귀

로뎀나무와 싸리나무

광야의 그늘나무

엘리야는 이제벨이 자기를 죽일 것이라는 말에 두려워 목숨을 구하려고 길을 떠나 브에르 세바에 이른 후, 여기서 하룻길을 더 걸어 광야로 나가 싸리나무 아래 앉아서 주님께 죽기를 간청한 후, 싸리나무 아래에 누워 잠이 들었다. 그런데 천사가 나타나 깨우니, 잠에서 깬 엘리야는 천사가 마련해 준 구운 빵과 물 한 병을 먹고 마신다. 그리고 힘을 얻어 밤낮으로 40일을 걸어 하느님의 산 호렙에 이르렀다. (1열왕 19:1-8참조)

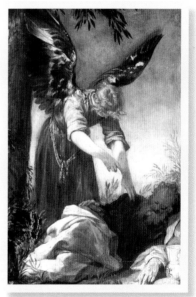

「예언자 엘리야를 깨우는 천사」
(후안 안토니오 데 프리아스이 에스칼란테,
캔버스에 유채, 베를린 국립미술관)

성경에 나오는 싸리나무는 광야에서 바람과 햇볕을 잘 막아주기

때문에 낮이면 낮대로, 밤
이면 밤대로 그 나무 아래
는 이처럼 좋은 쉼터가 되
었다고 한다. 싸리나무 뿌
리는 〈시편〉의 "싸리나무
숯불"이라는 표현처럼 연
료로 주로 쓰였는데, 기근

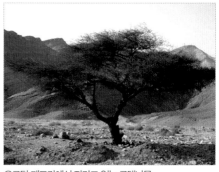

요르단 페트라에서 자라고 있는 로뎀나무

때는 〈욥기〉의 "싸리나무 뿌리가 그들의 양식이라네." 라는 표현처
럼 너무 쓴맛이어서 먹기 어려웠지만 양식으로 쓰이기도 했단다.

그렇다면 여기서의 싸리나무는 어떤 식물일까?

영어로 'Broom tree'라 번역된 이 식물은 히브리어로 '로뎀', 즉 로
뎀나무라고 한다. 이집트 땅에서 탈출한 이스라엘 백성들이 요르단
에 이른 여정을 더듬어 보면 갈대 바닷가에 진을 쳤는가 하면, 시나
이 광야에 진을 치기도 했으며, 리트마라는 땅에 진을 치기도 했는
데, 이 고난의 여정 중 한 곳인 리트마(Rithmah)의 지명에서 비롯된
것이 로뎀(rothem)이란다. 그러니 로뎀나무는 광야의 나무이며, 여
러 정황으로 보아 싸리나무보다 금작화에 더 가까운 듯싶다.

금작화와 싸리나무

금작화(金雀花)는 어른 키 크기만큼 자라는 콩과에 딸린 늘
푸른떨기나무로 밑동부터 많은 가지를 치는데, 작은 가지는 길고 가
늘어 이를 꺾어 묶으면 빗자루로 쓸 수 있다. 마녀들이 타고 하늘을

날았다는 빗자루가 바로 금
작화로 만든 것이란다. 잎 겨
드랑이에서 노란빛 나비 모
양의 꽃이 피고 나면 작은 딸
기 같은 열매가 맺는다. 오래
묵은 나무에서는 작은 잎이
퇴화하여 끈 모양이 된다. 뿌
리는 억세고 질기며 황백색
을 띠는데 맛이 무척 쓰다.

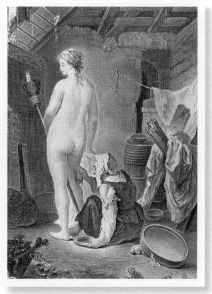

「마녀 집회를 향한 출발」
(말로브르, 판화, 루브르 박물관)

금작화의 꽃은 어지럽고
귀에서 소리가 나며 눈이 침
침한 때, 폐가 약해 오래도록 기침이 낫지 않을 때, 월경이 안 나오
고 피부가 까칠해지며 얼굴이 검어지는 악성빈혈일 때 차처럼 끓여
마시면 효과가 있다. 금작화의 뿌리는 근육과 뼈를 따뜻하게 해주
며 류머티즘성 관절염에 효
과가 있다.

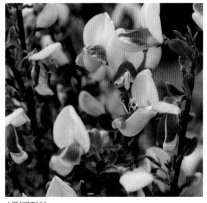

서양금작화

한편 싸리나무는 '호지자
(胡枝子)'라 한다. 콩과에 딸
린 갈잎떨기나무로 잎은 3출
겹잎이며, 잎겨드랑이에서
자줏빛 나비 모양의 꽃이 피
고, 꽃이 진 뒤 긴 꼬투리가

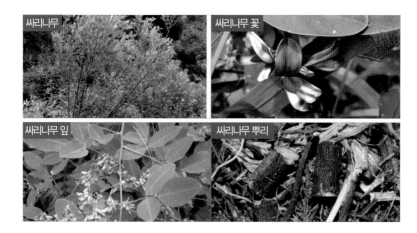

싸리나무 | 싸리나무 꽃
싸리나무 잎 | 싸리나무 뿌리

맺힌다. 예로부터 빗자루를 만들거나 싸리문을 만들었고, 싸리햇불로 불을 밝히는 데에 썼으며, 약용도 했다. 줄기와 잎은 소변이 잘 안 나오는데 써왔고 기침을 멎게 하는 데 썼다. 뿌리는 허리와 무릎이 아플 때, 타박상을 입었을 때, 여성의 냉이 그치지 않을 때 써왔는데, 효과가 크다.

Plus *Tip* 싸리나무의 활용

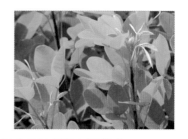

소변이 찔끔거리면서 시원치 않게 나올 때는 신선한 싸리나무 전초 40~80g, 질경이 20~30g을 얼음사탕 40g과 함께 달여 1일 2회 복용한다.

여성의 냉증(대하증)에는 싸리나무 뿌리 40g을 돼지 살코기 150g과 함께 고아 즙을 복용한다.

몰약과 발삼나무

성탄의 꽃과 별, 그리고 몰약

성탄목은 독일 산악지방에서 전나무에 꽃과 계란과 반짝이는 장식을 매달고 노래와 춤으로 악령을 불러모아 그 가지에 가두고, 마을에 선행을 베풀게 했다는 축제에서 비롯되었단다. 그러나 성모님께서 아기 예수님과 이집트로 도피 중에 헤로데 왕의 병사들에게 발각될 순간, 소나무가 가지를 늘어뜨려 보호했다고 해서 소나무를 전나무 대신 성탄목으로 쓰기도 한다.

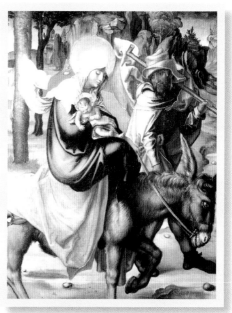

「성모칠고 (성모 마리아의 일곱 가지 고통),
가운데 패널 : 이집트로의 피신」
(알브레히트 뒤러, 유화, 드레스덴 국립 미술관)

그런가 하면 성모님과 아기 예수님의
은신처를 헤로데 왕에게 알려줬다는 전
설의 꽃도 있다. 바로 마녀의 빗자루를
만드는 금작화다.

　　그런데 그런 마법을 푸는 것이 겨우
살이다. 성탄절에 이 아래서 누군가를
만나면 맘껏 키스해도 좋다는 풍습이
있어 성탄절이면 문에 겨우살이를 걸어
놓는단다.

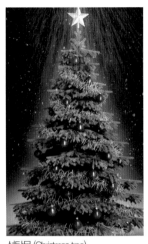

성탄목 (Christmas tree)

　　한편 성탄의 별은 유난히 밝고 큰 별
이란다. 한 소녀가 그 별의 인도로 구유
의 아기 예수님을 만났는데, 가진 것이
없어서 슬픈 마음으로 발길을 돌릴 때,
천사가 소녀의 발길마다에 꽃이 피게
해서 그 꽃을 아기 예수님께 바쳤단다.
이 전설의 꽃이 '크리스마스로즈'이다.
그리고 그 별이 떨어져 별을 닮은 하얀

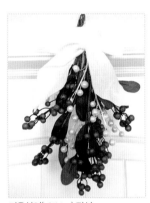

겨우살이(Mistletoe) 장식

꽃이 되었다는데, 그 꽃이 '성탄별목'이다. 성 요셉이 잠든 아기 예수
님의 머리맡에 꽂아주었다는 꽃이다. 또 그 별은 동방의 멜콘·발사
살·가스퍼 세 박사를 인도하였는데, 이 세 동방박사들은 아기 예수
님께 엎드려 경배한 후 황금과 유향, 그리고 몰약을 예물로 바쳤다
고 한다.

성스러움과 사랑, 그리고 몰약

동방박사의 예물 중 황금은 메시아의 왕권을, 유향은 예수님의 신성을, 몰약은 그리스도의 수난과 죽음을 상징한단다.

그래서 그랬을까.

니고데모가 침향을 섞은 몰약을 갖고 와 아리마태아 사람 요셉과 둘이서 예수의 시체를 모셔다가 향료를 바르고 고운 베로 감은 후 바위를 파서 만든 무덤에 모셨다고 한다.

몰약은 이렇게 예로부터 시체의 방부제로도 많이 쓰였다(요한 19:39). 물론 거룩한 관유를 만들 때도 사용했고(탈출 30:23), 옷에 뿌리거나(시편 45:8) 침상에 뿌렸다.(잠언 7:17)

"나의 연인은 내게 몰

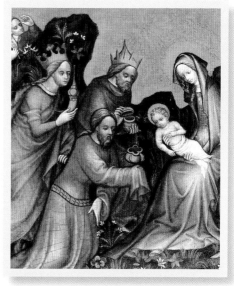

「동방박사의 경배」 (목판에 유채, 부다페스트 미술관)

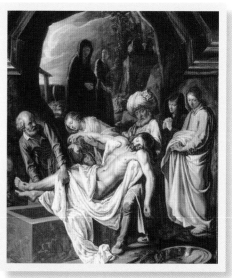

「매장」 (피터르츠 피터르 라스트만, 패널에 유채, 릴 미술관)

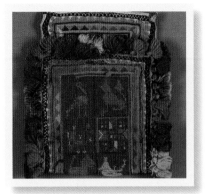

「향료용 작은 주머니 (판 페슈에)」
(동아시아미술, 직조, 기메 국립 아시아 미술관)

약 주머니 내 가슴 사이에서 밤을 지내네(아가 1:13)" 라고 노래했듯이 향주머니에 넣어 여인들이 품에 간직했으며, 또는 조그마한 곽이나 주머니에 몰약을 담아 가슴까지 내려오도록 목에 걸고 다녔단다. 또한, "나의 연인에게 문을 열어주려고 일어났는데 내 손에서는 몰약이 뚝뚝 듣고 손가락에서 녹아 흐르는 몰약이 문빗장 손잡이 위로 번지네(아가 5:5)" 라는 노래처럼 향료로 몸에 바르기도 했던 것이 몰약이다.

주로 여인의 향료로 쓰였던 것이다. "처녀들은 후궁 여인들의 규정에 따라 열두 달이 지나면 각자 크세르크세스 임금에게 차례대로 나아가게 되는데, 여섯 달 동안은 몰약 향유로, 나머지 여섯 달 동안은 발삼과 여성용 화장품으로 몸을 다듬었다(에스 2:12)"고 했다.

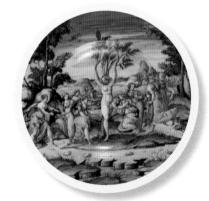

「접시 : 미라의 분만 (공예품)」
(마졸리카 도자기, 16세기경, 파리 프레팔레 미술관)

몰약은, 꽃의 전설에 의하면, 아버지를 사랑한 죄로 아라비아 사막으로 추방된 가엾은 키프로스 공주 스미르나(미라)의 넋이란다. 바로 이 나무의 껍질이 갈라진 틈에서 공주 스미르나의 눈물처럼 흘러내리는 향이 짙은 나무진이 몰약(沒藥), 즉 'myrrha'이다.

진통과 청혈, 그리고 몰약

몰약을 얻을 수 있는 나무에는 두 종류가 있다.

몰약나무(沒藥樹, commiphora myrrha Engl.)와 발삼나무(愛倫堡沒藥樹, Balsamodendron ehrenbergianum Berg.)이다.

몰약나무는 관목 또는 교목으로 3m 정도 크기로 자라며, 수간은 굵고 날카로운 가시 모양의 굵은 가지가 많다. 나무껍질은 얇고 매끄러우며 황갈색인데 나중에 회색으로 변한다. 열대 아프리카와 아시아 서부에 분포되어 있다.

그렇다면 발삼나무는 어떤 나무일까? 역시 몰약나무처럼 관목 또는 교목이다. 그러나 몰약나무와 달리 소형이고 가시가 없다. 주로 홍해 양측의 해변 지역 및 아라비아 반도의 북위 22° 이남부터 소말리아에 걸친 해안 일대에 분포되어 있다.

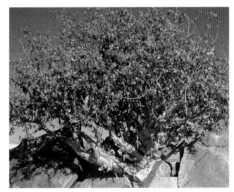
발삼나무

여하간 몰약은 몰약나무는 물론 발삼나무에서도 채취한다는 것이다. 주로 11월부터 이듬해 2월, 또는 6~7월에 채집한다. 수피의 갈라진 틈에서 자연히 흘러내리는 것을 채집하기도 하지만, 주로 나무껍질을 잘라 교질 수지가 상처로부터 흘러나오게 하여 채집한다. 처음에는 백색의 액체이지만, 공기와 접촉되면 점차 응고되어 적갈색의 굳은 덩어리가 된다.

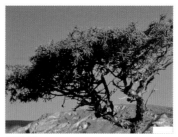
몰약나무

몰약은 진통작용이 뛰어나서 모든 동통성 질환에 두루 쓰인다. 흔히 십자가 처형을 할 때 호흡곤란증과 통증으로 질식사할 때까지 고통이 너무 심하기 때문에 자선을 베푸는 적이 있는데, 그 하나는 십자가의 수직 기둥 위에 설치된 작은 널빤지 위에 발이 놓이지 않

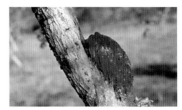
몰약나무의 진

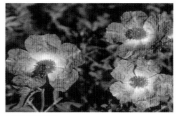
몰약나무의 꽃

도록 다리를 부러뜨려주는 것이고, 또 다른 하나는 몰약을 탄 포도주 같은 것을 주어 고통을 덜어주는 것이었다. 몰약은 그만큼 진통작용이 뛰어난 약재다. 또 어혈을 풀어주는 작용도 뛰어나다.

따라서 타박상이나 골절에 의한 통증, 어혈에 의한 통증을 비롯해서 생리통이나 협심통 혹은 위통이나 산후복통 등에도 쓰인다. 단, 임신중에는 복용하면 안 되고, 십자가 처형 때 몰약을 포도주에 타서 주었다고 하듯이 몰약은 술에 녹여 복용해야 효과가 크다.

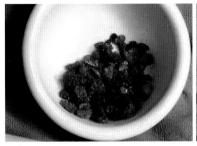
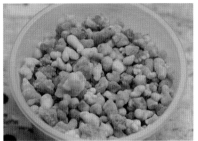

몰약   유향

이외에 새살을 돋게 하는 효능도 있어서 종기에 많이 쓰며, 수술 후 신생육아조직이 빨리 살아나지 않을 때도 쓴다. 실험에 의하면, 고콜레스테롤증을 개선하며 위장이 무력할 때 장의 운동을 활발하게 해주는 것으로 밝혀졌다.

성경에 몰약과 유향이 함께 나오듯 《본초강목》이라는 약물서적에는 "몰약과 유향을 늘 함께 쓴다"고 했다. 몰약이나 유향은 건재약국에서 구할 수 있다.

 몰약의 활용

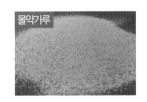

근육과 뼈를 외상으로 다쳤을 때는 노랗게 볶은 쌀가루 150g, 몰약과 유향을 가루 낸 것 각각 20g을 배합해서 술로 개어서 연고처럼 만들어 다친 부위에 붙인다.

여성이 내상으로 배꼽 둘레 복통이 심하거나 뇌빈혈로 어지러울 때는 몰약을 곱게 갈아 알맞게 데운 술로 복용한다. 상태에 따라 1회에 1~2g씩, 심하면 4g씩 복용한다.

무화과나무 잎과 열매

꽃이 어여쁜 무화(無花) 열매

새해 새빛처럼 한처음에 하느님께서 빛이 생겨라 하시어 창세의 서장을 여시고, 뭍이 드러나게 하시고 푸른 싹, 씨 맺는 풀, 씨 있는 과일나무를 제 종류대로 돋게 하신 후, 당신의 모습으로 사람을 창조하시고는 온 땅 위의 모든 초목으로 양식을 삼게 해주셨다. 다만 에덴의 것 중 선악을 알게 하는 나무 열매만은 따 먹지 못하게 하셨다. 그러나 아담과 하와는 그것을 따 먹었고, 그러자 눈이

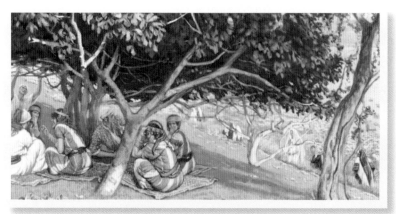

「무화과나무 아래의 나타나엘」(제임스 티소, 뉴욕 브루클린 미술관)

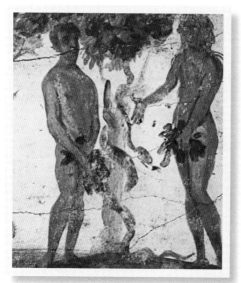

「아담과 이브의 유혹」(4세기, 프레스코화, 로마 카타콤 산티 마르첼리우스 에 피에뜨로)

열려 자기들이 알몸인 것을 알게 되어, 인류 최초로 비밀스러운 부끄러움을 느끼게 되었다. 그래서 그들은 무화과나무 잎을 엮어서 두렁이를 만들어 부끄러운 곳을 가렸다. 창세기는 이렇게 무화과와 함께 시작한다.

무화과 꽃은 하얗고 어여쁘다. 단지 열매로 불리는 꽃턱이 변한 것 속에 작은 꽃이 있어 보이지 않을 뿐이다. 꽃이 피건만 무화(無花)라 불리는 까닭이 여기에 있다. 무화과는 잎이 크다. 길이도 너비도 다 크다. 그래서 두렁이를 만들 수 있었으며, 그 그늘 아래에서 나타나엘처럼 명상을 했고, 10m 이상까지 크기 때문에 키 작은 자캐오(삭개오)는 돌무화과나무에 기어올라갔던 것이다.

무화과 중 작고 딱딱한 겨울 무화과는 먹지 못하고, 한여름에서 늦여름에 익은 열매만 먹는데 날로 먹거나, 말려 먹거나 반죽하여 눌러 '드벨라' 라는 덩어리를 만들어 먹었

무화과 꽃

다. 또 히즈키야의 종기에 이사야가 무화과 과자를 붙여 치료했듯이 약으로 외용하기도 했다. 실제로 한의학에서도 종기·종양·경결에 참기름에 개어 바르는 요법이 있다.

약효가 뚜렷한 무화(無火) 열매

홧병은 미칠 것 같이 짜증을 부리며, 화가 머리끝까지 치밀어 성을 왈칵 내기도 한다. 소위 울화통을 터뜨리는 것이 홧병의 특징이다. 울증이 심해지면 홧증으로 진전되는 경우가 많은데, 울증은 답답하고 우울하며 가슴이 트이지 않고 분한 마음이 쌓이는 것을 말한다.

울증과 홧증의 복합증후군을 '울화증'이라고 하는데, 나른하고 손발이 차거나 땀이 홍건히 고이거나 부어서 뻣뻣하며, 머리가 무겁고 눈이 침침하며 입이 마르고, 변이 고르지 않고 생리가 들쭉날쭉하며 질의 분비물이 줄고, 피부가 가려워 피가 날 정도로 긁어대기도 하며, 불안·초조하여 잠을 깊이 못 들고 꿈이 많으며, 항상 무엇에 쫓기는 두려움을 갖기도 한다. 화딱지가 나면 실로 이렇게 무섭다.

이런 울화증, 특히 홧병에 무화과가 약이 된다. 무화과만큼 효과가 뚜렷한 약이 없을 정도다. 홧증을

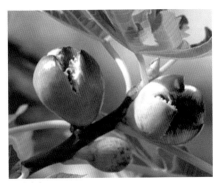

무화과나무

없애는 무화(無火)의 성약이다. 씹어 먹든 끓여 먹든, 혹은 말려 가루를 내어 먹든 효과는 같다.

나무들의 우화, 맛있는 무화과

그리짐 산은 요탐(요담)이 '나무들의 우화'를 말하였던 산이다. 요탐은 판관 기드온의 70명 아들 중 막내인데, 기드온의 여종이 낳은 아들 아비멜렉이 70명의 형제를 죽일 때 몸을 숨겨 살아남았다.

그는 아비멜렉이 드디어 왕이 되자 이를 못마땅히 여겨 아비멜렉을 왕으로 삼은 스켐 사람들에게 '나무들의 우화'를 바로 이 산에서 들려주었던 것이다. 이 산은 사해와 스켐 사이에 있는 산으로 예루살렘과 갈릴래아를 연결하는 요충지에 위치하고 있

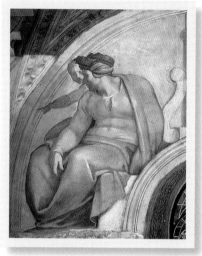

「요담과 그의 아들 아하스」(미켈란젤로 부오나로티, 프레스코화, 시스티나 성당 예배당)

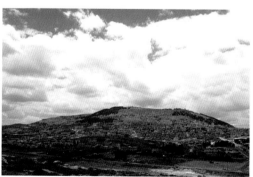

그리짐 산 (팔레스타인 요르단강 서쪽 사마리아 지방에 있는 산)

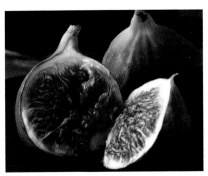
무화과 열매

다. 요탐이 이 산에서 들려준 '나무들의 우화'는 대략 다음과 같다.

나무들이 올리브나무에게 우리의 왕이 되어달라 했더니 올리브나무는 "신들과 사람들을 영광스럽게 하는 이 풍성한 기름을 포기하고 다른 나무들 위로 가서 흔들거리란 말인가?" 하므로, 무화과나무를 찾아가 청하니 무화과나무는 "이 달콤한 것, 이 맛있는 과일을 포기하고 다른 나무들 위로 가서 흔들거리란 말인가?" 하므로, 포도나무를 찾아가 청하니 포도나무는 "신들과 사람들을 흥겹게 해 주는 이 포도주를 포기하고 다른 나무들 위로 가서 흔들거리란 말인가?" 하더란다. 이에 모든 나무가 가시나무에게 왕이 되어달라 청하자 "너희가 진실로 나에게 기름을 부어 나를 너희 임금으로 세우려 한다면 와서 내 그늘 아래에 몸을 피하여라. 그러지 않으면 이 가시나무에서 불이 터져 나가 레바논의 향백나무들을 삼켜 버리리라." 라고 말하였단다.(판관 9:8-15 참조)

여하간 이 우화가 뜻하는 바는 생략하고 무화과의 약효에 대해서만 알아보기로 하자.

우화에서 말했듯이 무화과는 달콤하다. 맛있다. 그래서 일명 '밀과(蜜果)' 라고 한다.《본초강목》에는 "단맛은 감과 같은데 핵이 없다."고 했다. 단맛의 대부분은 과당과 포도당이다. 달고 맛만 있는 것이 아니다. 무화과는 그 자체가 풍부한 영양소의 보고다.

비타민 A·C가 풍부하여 피로회복에도 좋고, 식물생장호르몬이나 항종양 성분도 함유하고 있다. 그래서 암 예방에도 도움이 된다. 고기 요리할 때 무화과를 첨가하면 고기가 연해지므로 무화과를 연육제로 쓸 정도이므로, 암을 예방하는 데도 도움이 된다. 빈혈제이며 건위제이며 변비를 풀어주는 완화제이기도 하다. 무화과를 먹으면 식욕이 좋아진다. 변비 때 먹으면 변이 풀리고 설사 때 먹으면 변이 멎는다. 기침이 오래 가거나 모유가 부족할 때도 좋다.

한의서에는 열매가 익으면 자색이고 연하며 물렁물렁하다고 했는데, 따서 생으로 먹기도 하고, 말려서 먹기도 하고, 말린 것을 물에 달여 먹기도 하고, 혹은 소금에 절여 열매를 납작하게 눌러 햇볕에 말려 먹기도 한다.

참고로 무화과 나뭇잎에서 나오는 즙을 치질이나 사마귀에 바르면 좋다.

Plus Tip 무화과의 활용

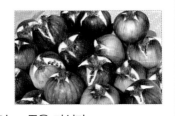

인후가 찌르는 듯 아플 때 신선한 무화과를 볕에 말려 가루로 내어 목 안에 불어 넣는다.

변비·탈항·치질에는 신선한 무화과를 자주 먹는다. 혹은 말린 무화과 열매 10개를 돼지 창자 한 토막과 함께 달여 그 물을 마신다.

비자(榧子)와 파단행(巴旦杏)

기근에서 살아남는 예물, 비자와 파단행

가나안 땅에 기근이 들자 야곱의 아들들 중 벤야민을 제외한 열 명의 아들은 이집트로 곡식을 사러 간다. 그때 요셉은 이집트의 통치자였다. 요셉은 형들을 보자 곧 알아보았지만, 형들은 그를 알아보지 못한다. 요셉은 형들을 일부러 염탐꾼으

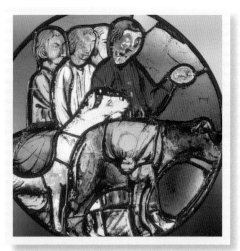

「요셉의 형제들 ; 생트-샤펠에서 나온 그림 유리창」
(공예품, 클뤼니 중세 박물관)

로 몰아 그 중 시메온이라는 형을 인질로 잡아 옥에 가두고 나머지 형들을 돌려보내며, 아우인 벤야민을 데려와야 염탐꾼이 아니라는 그들의 말을 참말로 믿겠다고 한다.

가나안 땅으로 돌아와 아버지 야곱에게 그동안 겪은 모든 일을

말씀드리자, 야곱은 한탄한다. "요셉이 없어졌고 시메온도 없어졌는데, 이제 벤야민마저 데려가려 하는구나." 하면서 "내 아들은 너희와 함께 내려갈 수 없다. ……너희는 이렇게 백발이 성성한 나를, 슬퍼하며 저승으로 내려가게 하고야 말 것이다"고 한다.(창세 42:1-38 참조)

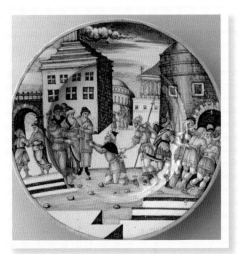

「접시 : 자신의 형제들을 옥에 가두는 요셉」
(공예품, 16세기경, 루브르 박물관)

　그러나 기근은 심해만 가고 이집트에서 가져온 곡식마저 떨어질 지경이 되자 "이 땅의 가장 좋은 토산물을 너희 포대에 담아 그 사람에게 가지고 내려가거라. 약간의 유황과 꿀, 향고무와 반일향, 향과와 편도를 가져가거라." 라고 야곱은 말하면서, "자식을 잃어야 한다면 나로서는 잃을 수밖에 없지 않겠느냐?" 라고, 모든 일을 전능하신 하느님께 맡긴다.(창세 43:1-14 참조)

　야곱이 가져가라고 한 예물은 이집트에서 나지 않는 가나안의 토산물들이다. 번역에 따라 그 예물은 표현이 달라 어느 성경에는 유향·꿀·향고무·몰약·유향나무 열매·감복숭아라고 하였고, 어느 성경에는 유향·꿀·향품·몰약·비자·파단행이라고 하였다.

　여하간 이 중 비자와 파단행에 대해 알아보기로 하자.

비자, 기생충에서 살아남는 선물

비자는 날것으로 먹거나 과자로 만들어 먹기도 했고, 기름을 짜서 먹거나 불을 밝히기도 하고 살충제로 쓰기도 하는 것으로, 가나안 땅의 인기 있는 상품 중 하나였다고 한다.

늘푸른바늘잎큰키나무인 비자목의 열매가 비자다. 그 뿌리껍질은 풍기와 습기로 몸이 붓고 아픈 데 쓰며, 그 꽃은 부종 치료제와 살충제로 쓰이지만, 열매를 주로 약용한다.

열매는 감람열매 크기이며, 연약한 자갈색 껍질을 까면 거친 검은 껍질에 덮인 종자가 나오는데, 돼지기름으로 볶으면 그 겉껍데기가 쉽게 제거되고 황백색의 씨가 나온다. 이 씨를 약으로 쓰는데, 맛이 달고 떫다. 포도당·다당류·타닌 등이 함유되어 있기 때문이다.

비자는 아주 우수한 살충제다. 특히 촌백충을 구충하는 데 뛰어나며 회충·요충의 구충에도 효과가 있다. 《일용본초》라는 의서에는 "뱃속

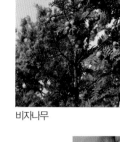

비자나무   비자나무 열매

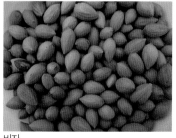

비자

의 크고 작은 충을 죽인다. 소아가 누렇게 마르는 증세, 뱃속에 충적(蟲積)이 있는 환자가 복용하면 바로 낫는다."고 했다. 그야말로 기생충으로부터 살아남게 하는 신의

선물이라고 할 수 있다.

물론 살충·구충의 약으로만 쓰이는 것이 아니다. 가래를 삭이고 기침을 멎게 하며 천식을 진정시키기도 한다. 어혈을 없애고 새롭고 신선한 혈액을 생기게 하는 데도 큰 몫을 한다. 소변이 찔끔찔끔 개운치 않고 배뇨 때 뻐근하고 불쾌한 증세를 없애기도 하고, 남성의 성 기능을 돕기도 한다.

하루에 6g 내지 12g을 끓여서 차처럼 마신다. 혹은 볶은 것을 씹어서 먹어도 좋다.

 ## 모양은 복숭아, 효능은 살구인 파단행

앞에서 밝혔듯이 야곱이 이집트로 보낸 토산물은 "유황과 꿀, 향고무와 반일향, 향과와 편도"다. 이 중 편도는 무엇일까?

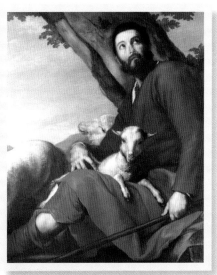

야곱이 젊은 날 돌베개를 베고 잠을 잔 베텔('하느님의 집')이라는 곳의 본 이름은 '루즈'였단다. '루즈(LUZ)'는 편도나무를 가리킨단다. 그리고 야곱이 외숙 라반의 집에서 일을 돌보며 자기 소유를 늘리기 위해, 양들과

「라반의 양떼와 함께 있는 야곱」 (주세페 리베라, 캔버스에 유채, 런던 내셔널 갤러리)

염소들이 물을 먹으러 오는 물구유에 나뭇가지들을 세워 놓고 가축들이 그 가지들을 마주보게 하면서 짝짓기를 하게 하여 라반의 것과는 다른 모양의 것, 즉 아롱진 점이 박힌 가축을 늘렸었다. 그런데 이렇게 아

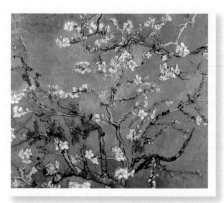

「활짝 핀 아몬드나무」(빈센트 반 고흐, 1890, 캔버스에 유채, 암스테르담)

롱진 점이 있는 가축을 생산하기 위해 야곱이 이용한 것이 바로 편도나무였단다. 그러니까 성경의 배경을 이루고 있는 이 지역에는 편도나무가 흔했던 모양이다.

편도나무는 건조한 기후에서 잘 자라는데, 다 자라면 6m에 이른다. 〈탄호이저〉의 향락의 죄를 용서해 주는 뜻으로 성모 마리아께서 교황의 지팡이에서 편도나무 꽃이 피게 했다는 오페라의 줄거리처럼, 이 꽃의 꽃말은 '진실한 사랑'이다. 잎이 나기 전에 청초한 담홍색 다섯 꽃잎이 꽃받침 없이 두 개씩 가지에 붙어 피는 것을 보면 정말 진실한 사랑을 보는 듯싶다.

또 주님께서 모세에게 "내가 선택하는 바로 그 사람의 지팡이에서 싹이 돋을 것이다." 라고 하신 후, 각 집안

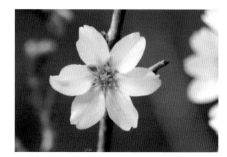

편도나무 꽃

의 수장들이 내놓은 12개의 지팡이 중 오로지 아론의 지팡이에서만 싹이 나오고 꽃이 피고 열매가 이미 익어 있었다고 했듯이, 이 꽃과 열매는 희망과 용서, 그리고 주님께서 깨어 지켜주시고 도와주시고 있음을 알 듯싶다.

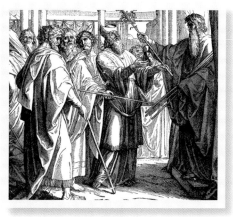

「싹이 트고 꽃이 핀 아론의 지팡이」
(율리우스 슈노르 폰 카롤스펠트, 목판화)

이 열매가 편도요, 감복숭아요, 아몬드다. 살구로 번역되기도 하는 것은 편도를 '파단행(巴旦杏)'이라고 《본초강목》에서 부르기 때문이다. 옛날 이 지역에서는 이 열매를 성욕자극제로 약용했다지만, 한의학에서는 씨만 약용하며, 이 씨를 파단행인(巴旦杏仁)이라고 한

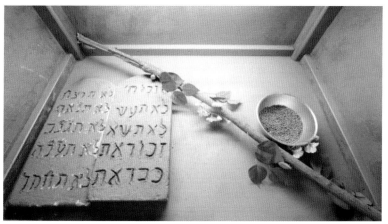

편도나무 지팡이 : '이튿날 모세가 증언판을 모신 천막에 들어가 보니, 레위 집안을 대표한 아론의 막대기에 싹이 나 있는 것이었다. 싹이 나오고 꽃이 피고 편도 열매가 이미 익어 있었다.(민수 17:23)

다. '행인'은 '살구씨' 라는
뜻이다.

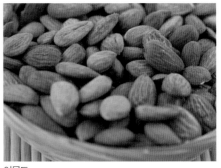
아몬드

열매는 맛이 단 것과 맛
이 쓴 두 종류가 있는데,
약으로 쓸 때는 쓴 것을
쓴다. 주성분은 아미그달
린이다. 기침을 멎게 하며
가래를 삭이고, 기가 위로 치밀어오르는 것을 내리는 효능이 있다.
기관지염이나 천식 치료제로 쓰이며, 소변이 시원치 않고 찔끔거릴
때도 좋다. 대변도 묽게 한다. 생김새는 복숭아 같지만, 효능은 살구
씨와 비슷하다.

Plus Tip 비자와 파단행의 활용

갑작스러운 토혈에는 콩시루떡을 2~3개 먹은 후 가루 낸 비자를 한
번에 12g씩, 하루 3회, 끓인 물로 복용한다.
목이 쉬어 음성이 잘 나오지 않을 때는 파단행의 씨의 껍질을 벗겨 버
리고 1일 4g을 끓여 먹거나, 쌀과 함께 끓여 죽을 쒀 먹는다.

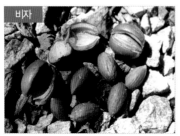
비자

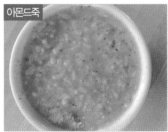
아몬드죽

사과와 시트론

사과나무 같은 당신, 아름다운 여인

콧김, 아름다운 여인의 콧김에서는 무슨 향이 날까?

'사과향'이 난단다. 상큼하면서도 달콤한 향, 풋풋하면서도 농익은

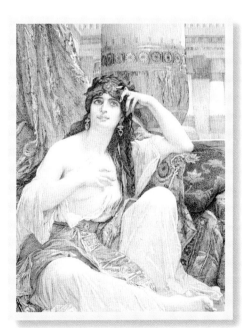

「술람미 여인」(알렉상드르 카바넬, 판화)

향, "그대 코의 숨결은 사과(아가 7:9)"라고 솔로몬은 아름다운 애인 술람밋(술람미) 여인에게 감탄하여 "정녕 아름답고 사랑스럽구려. 오, 사랑, 환희의 여인이여!(아가 7:7)"라고 노래한다. 또한 솔로몬이 "아가씨들 사이에 있는 나의 애인은 엉겅퀴 사이에 핀 나리꽃 같구나. (아가 2:2)" 하고

노래하자, 술람밋 여인은 "젊은이들 사이에 있는 나의 연인은 숲속 나무들 사이의 사과나무 같답니다.(아가 2:3)" 라며 맞장구친다.

〈아가〉에는, 사과가 여인의 향으로, 사과나무가 걸출한 미목으로 묘사되고 있다. 그뿐이 아니다. 너무 간절히 사랑한 나머지 병이 날 지경이 된 술람밋 여인은 "사과로 내 기운을 북돋아 주세요. 사랑에 겨워 앓고 있는 몸이랍니다.(아가 2:5)" 라고 고백한다. 사과를 상사 병에 걸린 사람에게 원기를 북돋아줄 과실로 묘사한 것이다.

한편 요엘에게 내린 주님의 말씀을 담은 〈요엘서〉에는 메뚜기의 재앙과 가뭄의 폐해를 다루면서 "포도나무는 마르고 무화과나무는 시들었다. 석류나무 야자나무 사과나무 할 것 없이 들의 나무가 모조리 말라 버렸다.(요엘 1:12)" 라고 했다. 포도·무화과·석류·야자 등과 함께 사과가 주요한 먹거리로 표현되어 있다.

그런데 이처럼 표현된 《성경》 속의 사과가 과연 무엇인지 확실치 않다고 한다. "알맞게 표현된 말은 은 쟁반에 담긴 황금 사과와 같다.(잠언 25:11)"는 말처럼, 성경 속의 사과가 바로 '이거다!' 하고 확정할 알맞은 표현을 못 찾고 있다고 한다. 그래서 '타푸아흐' 라는 표현을 어느 누구는 사과라 하고, 어느 누구는 시트론 또는 살구라고 주장한다.

사과조청, 사과식초

'소돔의 사과' 라는 말이 있다. 너무 예쁜데 탐이 나서 만지면 그 순간 한낱 재로 변해 버린다는 사과다. 젊음은 소돔의 사과 같은 것이다. 파리스의 '황금 사과' 신화나 백설공주의 사과가 그것을 증명한다.

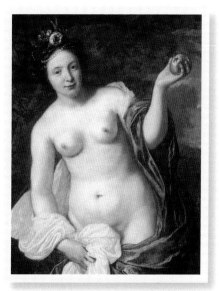

「파리스의 사과를 들고 있는 비너스」(바르톨로메우스 반 데르 헬스트, 캔버스에 유채, 릴 미술관)

사과는 중동과 유럽이 원산지이다. 그래서 유럽에는 "매일 밤 사과 한 개가 의사를 멀리하게 한다."는 말이 있고, 중동의 야화 《아라비안나이트》에는 사과술이 등장하고, 모세에 버금간다고 추앙받는 12세기 유다의 명의 마이모니데스는 19개의 장수비법을 소개하면서 "장을 씻는 과일(포도·무화과 등)은 식전에 먹고, 장을 묶는 과일(사과·석류 등)은 식후에 먹어라." 라고 하였다.

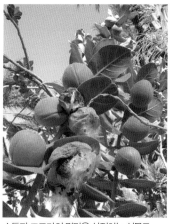

소돔과 고모라의 멸망을 상징하는 식물로 소돔의 사과로도 불리는 사막의 떨기나무. 열매가 익으면 터져서 연기처럼 날아가 버리고 줄기의 진은 독성이 강하다.

사과는 '평과(苹果)' 라고 한다. 가장자리가 홍색을 띤 5잎 흰 꽃이 잎이 나기 전에 가지 끝에 피면 그렇게 예쁠 수가 없다. 사과는 체내의 영양물질인 진액을 생성하며, 갈증을 풀고 폐를 윤택하게 하며, 식욕을 돋우고 소화를 도우며,

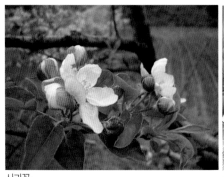

사과꽃

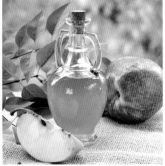

사과식초

장염·두통·생리통을 개선하며, 술기운을 푸는 효능이 있다. 미국과 일본의 실험에 의하면 사과가 혈압을 떨어뜨리며 감기·편도선염·기관지염의 발병을 줄인다고 한다.

특히 사과를 약한 불에 달여서 조청처럼 만든 것을 [옥용단(玉容丹)]이라고 하는데, 오장육부를 편안하게 하며 오한·발열을 멈추는 효능이 크다. 혈액을 맑게 하고 피부도 아름답게 해 준다. 또 사과로 만든 식초는 빈혈·어지럼증·아토피·유선염 등에 효과가 있다.

🌸 시트론, 구연산의 덩어리

앞에서 이야기했듯이 성경 속의 사과가 바로 '이거다!' 하고 확정할 알맞은 표현을 못 찾고 있기에 '타푸아흐' 라는 표현을 어느 누구는 사과라 하고, 어느 누구는 시트론 또는 살구라고 주장한다고 했다.

그럼 시트론은 무엇일까? 시트론나무는 레몬나무와 함께 운향과(科) 식물이다. 운향과의 식물에는 예를 들면, 독한 냄새가 나서 한

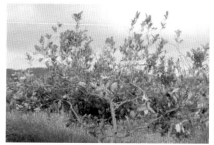
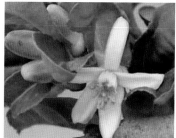

시트론나무   시트론 꽃

의학에서 '취초(臭草)'라 불리는 식물, 즉 운향(芸香, Ruta graveolens
L.)처럼 초본류도 있다. 하지만 운향과의 식물은 초본식물보다 시트
론나무나 레몬나무처럼 관목과 교목이 대부분이다. 다시 말해서 시
트론나무와 레몬나무도 운향과에 딸린 늘푸른나무다. 시트론이나
레몬은 모두 청량하며 향기로운 열매로 '레몬엘로우(프랑스어로 '시
트롱')'라는 독특한 색으로 익으며, 비타민 C와 시트론산이 많아서
맛이 시다. 시트론산을 '구연산'이라고 한다. 그래서 시트론을 구연
(枸櫞) 열매라 하며, 레몬을 영몽(檸檬) 열매라 한다.

　그렇다면 시트론산, 즉 구연산은 어떤 성분인가? 구연산이라는
성분은 신진대사에 중요한 역할을 하며 체내의 칼슘 흡수를 촉진한
다. 그래서 피로를 풀며 갈증을 멎게 하고, 구토를 다스리며 더위를
물리친다. 기가 막힌 것을 풀어주며, 위통과 헛배부름을 없앤다. 시
트론 열매는 이렇게 기막힌 성분인 구연산의 덩어리이기 때문에 아
예 '구연'이라 불리는 열매다.

　특히 시트론[枸櫞]은 감귤 중에서 가장 오래된 과일로, 그리스 철
학자 테오프라스투스가 바빌론에서 자라는 시트론을 〈식물지〉에

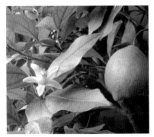
레몬나무

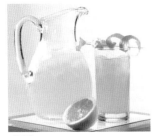
레몬즙

기재했을 정도이니, 팔레스티나에서는 흔히 볼 수 있는 과일이었다. 가래를 삭이며 기침을 다스리는 효능이 뛰어나다.

참고로 시트론과 함께 운향과에 속한 레몬나무의 열매, 즉 레몬[檸檬]은 어떤 효과가 있는지 잠시 부연해 보자. 레몬은 입덧을 줄이고 태아를 안정시키기 때문에 일명 '선모자(宣母子)'라 불리므로 임신중에 먹으면 좋다. 생즙을 먹거나 말린 껍질을 끓여 차로 마셔도 좋다. 또 가습기나 가스레인지 청소 때 레몬을 이용하면 깨끗이 청소할 수 있으며, 팔꿈치에 비누칠한 다음 레몬을 문지르고 콜드크림으로 마사지하면 팔꿈치 때를 말끔히 없앨 수 있다.

Plus Tip 사과와 시트론의 활용

정맥류에 사과식초를 바르면 1개월 후에 국소가 훨씬 작아진다고 쟈비스 박사의 〈버몬트 요법〉에 기록되어 있다.

만성 해수에는 시트론의 씨를 빼고 술과 함께 오지그릇에 푹 달여서 꿀을 섞어 복용하면 효과가 있다.

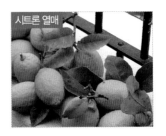
시트론 열매

석류와 에셀나무

풍요와 생명력

모세의 정탐대가 꿀이 흐르는 가나안 땅에서 석류를 따왔다고 했지만, 석류나무는 모래가 섞인 곳이면 어디서든지 잘 자라는 번식력이 강한 나무다. 그래서 석류나무는 풍요와 생명력을 상징한다. 사울 왕이 필리스티아인과 대결하려고 600명 가량이 되는 군인을 거느리고 기브아 변두리의 미그론에 있는 석류나무 아래 진을

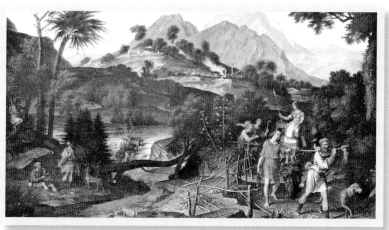

「약속의 땅에서 나온 정찰들이 있는 풍경」 (요제프 안톤 코흐, 캔버스에 유채, 발라프 리하르츠 미술관)

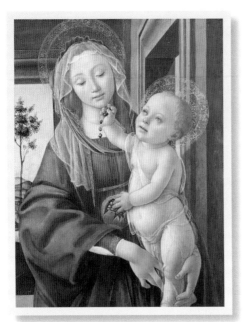

「석류 열매를 든 성모와 아기 예수」
(산드로 보티첼리, 목판에 템페라, 런던 내셔널 갤러리)

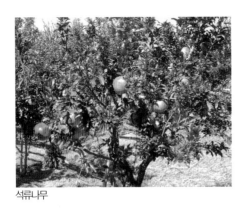

석류나무

첬다지만(1사무 14:2), 석류나무는 키가 작은 낙엽 활엽수이며, 새가 앉지 않는다는 옛말이 있을 정도이고, 나뭇가지 또한 청회색으로 볼품이 없다.

그러나 꽃과 열매는 무척 예쁘다. 봄에 수술이 많은 여섯 잎의 붉은 꽃이 피면 참으로 예뻐서, 오죽하면 "임께서 나를 그토록 그리시니…… 석류나무 꽃이 망울졌는지 보고, 거기에서 나의 사랑을 임에게 바치리다.(아가 7:13)" 라는 노래까지 있을 정도이다. 또한 가을에 농익은 열매가 서리 내릴 때쯤 스스로 터지면서 수정처럼 투명한 씨를 드러내면 더더욱 예뻐서, 오죽하면 "입술은 새빨간 실오리, 입은 예쁘기만 하고 너울 위에 비치는 볼은 쪼개놓은 석류 같으며……(아가 4:3)" 라는 찬가까지 있을 정도다.

《본초도경》에 석류는 "단 것과 신 것의 두 종류가 있으며 단 것은 식용하고 신 것은 약으로 쓴다."고 했는데, 요즘은 웰빙 붐을 타고 각광을 받아 사시사철 복용할 수 있는 제품이 시판되고 있다.

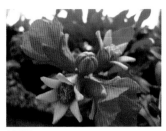
석류꽃

주로 열매의 씨로 만든 제품이지만 열매의 껍질·꽃·뿌리 등이 다 약으로 쓰인다. 열매는 에스트론·베타시토스테롤 등을 함유하며, 맛은 시

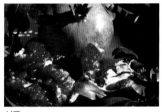
석류

고 성질은 따뜻하다. 열매의 껍질에는 타닌·이눌린·펙틴 등이 함유되어 있어서 수렴작용이 강하다. 꽃도 시고 떫기 때문에 수렴작용을 한다.

석류의 약효와 응용

첫째, 여성호르몬 같은 작용을 한다. 난소를 적출한 실험쥐의 실험으로 입증된 바다. 그래서 월경불순을 개선하고 폐경을 늦추며 폐경에 따른 여러 증세를 완화한다. 또한, 질이나 자궁내막의 염증으로 냉이 흐르는 것을 다스린다. 씨를 날로 먹거나 즙을 내어 먹는다. 흰 냉일 때는 씨를 먹고,

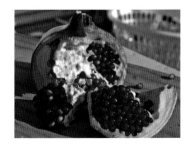

붉은 냉일 때는 열매의 껍질을 먹는다. 혹은 열매의 껍질을 끓인 물에 반신욕을 한다.

둘째, 정액이 저절로 흐르거나 발기가 안 되는 것을 다스린다. "아, 임이여…… 임을 모시고 들어가 안기련만, 향긋한 술, 석류 즙을 대접해 드리련만.(아가 8:2)"이라는 노래가 있듯이, 술을 담가 먹는다. 석류를 씻어 물기를 빼고 조각을 내어 석류 양의 3배쯤 되는 소주를 부어 1개월 이상 숙성시켜서 1일 20~40cc씩 마신다. 또 숙취를 푼다. 씨의 생즙을 마신다. 만일 입이 마르면서 입냄새가 심하면 씨를 우려낸 물이나 살짝 끓인 물로 양치질한다.

셋째, 심장 기능을 강화하며 위나 장의 기능도 튼튼하게 해준다. 특히 각종 출혈이 있을 때는 생즙을 내어 먹거나 열매의 껍질 또는 꽃을 달여 마신다.

이외에도 석류는 인플루엔자 바이러스를 억제하며, 피로회복에도 좋고, 조충 등 기생충을 구충하는 효과도 있다. 또 허리와 다리 근육의 마비나 걸을 때 다리에 경련성 통증이 생기는 것을 다스리며, 암 예방 식품으로도 잘 알려져 있다.

에셀나무와 사울, 그리고 아브라함

사울 왕이 필리스티아인과 대결하려고 진을 친 곳이 석류나무 아래였다고 앞에서 말했는데, '사울 왕' 하면 에셀나무 또한 말하지 않을 수 없다.

사울 왕이 다윗을 쫓다가 손에 창을 들고 앉아 쉰 곳이 에셀나무 아래(1사무 22:6)였다고 하지만, 사울 왕과 에셀나무에는 기막힌 슬픈 사연이 있기 때문이다. 그 사연은 이렇다.

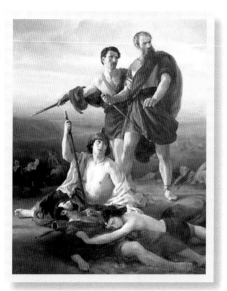

「사울 왕의 죽음」
(엘리 마르쿠제, 이스라엘 텔아비브미술관)

사울 왕이 필리스티아인들과의 싸움에서 큰 부상을 입는다. 그러자 할례 받지 못한 자들에게 희롱당할 수 없다며 사울 왕은 자기의 칼을 세우고 그 위에 엎어져 자결한다. 그 이튿날 필리스티아인들은 사울 왕의 시체를 찾아낸다. 그들은 사울 왕의 머리를 자르고 벳 산 성벽에 매달아 놓는다.

이에 분노한 야베스 길앗의 용사들이 모두 나서 밤새도록 걸어가서 사울 왕의 주검과 그 아들들의 주검을 벳 산 성벽에서 내려다가 야베스로 돌아와 불에 태운 후, 그 뼈를 추려 묻고 이레 동

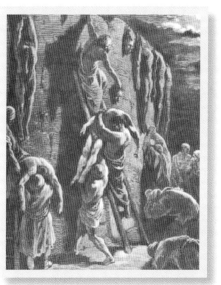

「사울과 그의 아들의 시신을 되찾는 야베스 길르앗 사람들」
(구스타브 도레, 삽화)

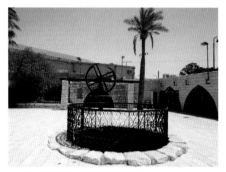
브에르 세바에 있는 아브라함의 우물

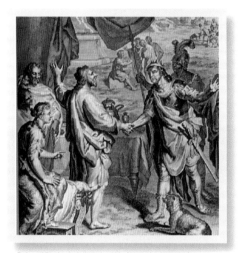
「아브라함과 아비멜렉의 계약」 (18세기 성경 삽화)

안 단식하며 추모한다. 바로 그 뼈를 묻은 곳이 아베스에 있는 에셀나무 밑이었다.(1사무 31:1-13 참조)

에셀나무, 과연 어떤 나무일까?

이 나무는 〈창세기〉에서부터 나오는 나무다. 아브라함은 자신이 판 우물을 아비멜렉의 종들에게 빼앗기자, 아비멜렉을 찾아가 "이 어린 암양 일곱 마리를 내 손에서 받으시고, 내가 이 우물을 팠다는 사실에 대하여 증인이 되어 달라"고 한다. 그리고 두 사람은 거기에서 맹세를 했다. 그래서 그곳을 '브에르 세바'라 하였다. '브에르 세바'의 '브에르'는 '우물'을, '세바'는 '일곱'을 뜻한다. 그러니까 이 지명은 '일곱 개의 우물'이라는 뜻이다. 물론 '맹세의 우물'이란 뜻도 가지고 있다. 여하간 아브라함은 브에르 세바에 나무를 심고, 그곳에서 영원한 하느님이신 주님의 이름을 받들어 불렀다. 이때 심은 나무가 바로 에셀나무다.(창세 21:22-34 참조)

에셀나무와 소금언약

에셀나무(Tamarisk tree)의 사전적 해설을 보자.

"모양은 깃으로 덮은 것 같은 가지에 섬세한 비늘 같은 잎을 지닌 독특한 나무이다."

키가 4~10m까지 자라는 데다가 깃 같은 가지, 비늘 같은 잎 때문에 이 나무는 잎에서의 수분 증발이 억제되어 사막에서도 잘 견디며 푸르게 잘 자란다고 한다. 그래서 아브라함은 브에르 세바에 이 상록의 교목을 심고, 그곳에서 상록보다 더 영원한 하느님이신 주님의 이름을 받들어 불렀던 것이다.

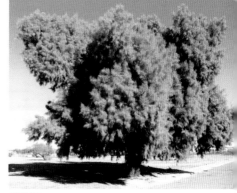
에셀나무

또 이 나무는 그 독특한 모양, 특히 짧으면서도 자디잔 것이 비늘처럼 감싸듯 빽빽한 탓에 쉼터 몫을 하는 훌륭한 그늘을 만들어 준다고 한다. 그래서 사울 왕도 다윗을 쫓다가 이 나무 아래에서 쉬었던 것이다. 또 이 나무의 특성은 잎 속에 있는 특수한 선에서 염분을 분비한다는 것이다. 그래서 잎을 따서 씹으

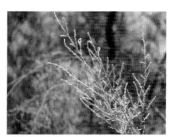
에셀나무 가지

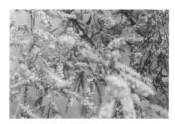
씨가 들어 있는 에셀나무 열매

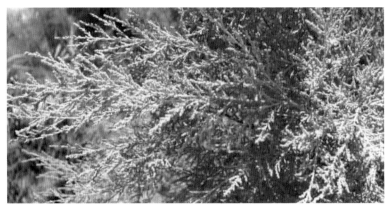
에셀나무 잎

면 염분을 보충할 수 있다고 한다.

또 잎의 짠 성분이 공기 중의 수분을 흡수해서, 새벽녘에 이슬이 맺히면 아침햇살에 반짝반짝 보석처럼 빛난다고 한다. 따라서 한낮이라도 이 나무 둘레는 주변보다 10℃ 정도 온도가 낮다고 한다.

에셀나무는 위성류과(渭城柳科)의 식물이다. 한방에서는 다음 3가지 종류의 식물의 가늘고 어린가지의 잎(꽃이 피기 전에 채취한 것)과 꽃, 또는 수지(樹脂)를 약용하고 있다.

첫째, 정류(檉柳, Tamarix chinensis Lour.)

둘째, 회정류(檜檉柳, Tamarix juniperina Bge.)

셋째, 다지정류(多枝檉柳, Tamarix ramosissima Ledeb.)

정류(檉柳)의 효능

맛이 짜면서 약간 달고 약간 쓰다. 성질은 약간 서늘하거나 평범하다. 흔히 서하류(西河柳)라고 부르기도 한다.

풍기를 없앤다. 그래서 감기·해수, 숨이 찬 증세와 풍기나 습기에 의해 뼈가 쑤시며 아픈 데 쓴다. 감기에는 이 약재 20g, 서리 맞은 뽕잎 12g, 생강 3쪽을 배합해서 끓여 먹는다.

또 피부의 각종 트러블과 악성의 헌 데나 부스럼, 뾰루지 등을 없앤다. 피부 발진으로 가려운 데에는 이 약재를 달인 물로 목욕하거나 이 약재에 앵두씨를 함께 달인 물로 목욕하기도 한다. 또 이뇨작용을 하여 소변이 잘 나오게 하며, 해독작용도 하여 술독을 제거한다.

참고로 비인암(鼻咽癌) 치료에 대한 임상보고를 보자.

내용은 다음과 같다. "정류, 구기자뿌리껍질(지골피) 각 40g을 달여서 하루에 1첩씩 복용한다. 2례를 시험적으로 치료한 결과 1례는 68일, 1례는 3개월 만에 자각 증세가 완화되었고, 원래 있던 비인(鼻咽) 부위의 종양이 소실되었다. 반 년 후에 재검사했는데 재발되지 않았다."

Plus Tip 석류의 활용

만성의 고질적인 설사에는 석류의 씨를 설탕과 함께 볶아 끓여 마시거나 씨만 볶아 가루 내어 6g씩 온수로 복용한다.

천식에는 석류 열매의 껍질에 감초 소량을 가미해서 끓여 마신다. 석류 열매의 껍질을 끓여 마시면 심장병이나 감기에 좋고, 이것을 외용하면 무좀에 좋다.

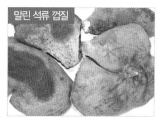
말린 석류 껍질

소나무와 잣나무

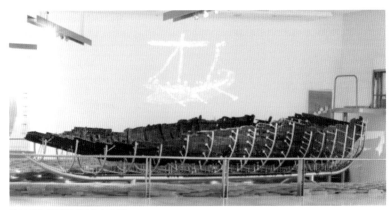

《성경》에서의 소나무 쓰임새

"산으로 나가서 올리브나무 가지, 소나무 가지, 도금양나무 가지, 야자나무 가지, 그밖에 잎이 무성한 가지를 꺾어다가, 쓰여 있는 대로 초막을 만들어라.(느헤 9:15)" 라는 말처럼, 소나무는 초막을 짓거나 무엇을 만드는 데 주요한 재료로 쓰였을 것이다. 아마 갈릴래아 고깃배를 만드는 데도 소나무가 쓰였을지 모른다.

우리나라에서도 나룻배를 만들 때 소나무가 주로 쓰였으며, 그밖

예수님의 배 (갈릴래아 호수의 배)

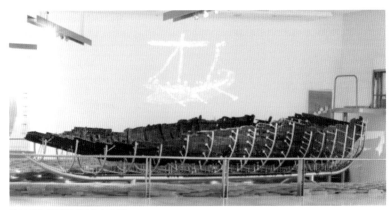

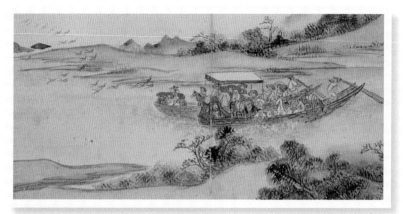

「풍속도 － 나룻배」(이형록, 지본담채, 국립중앙박물관)

에 노목(櫓木)·회목(檜木)·유목(楡木)·추목(楸木) 등을 바닷물에 담 갔다가 썼던 것으로 보아 갈릴래아 고깃배가 대동소이하지 않을까 생각이 든다.

　여기서 잠깐 갈릴래아 호수에서 발견된 2,000여 년 전에 만들어졌 을 것으로 추정되는 고깃배 이야기를 함께 보자.

　지금으로부터 20여 년 전, 어느 형제가 가뭄으로 물이 바짝 준 갈 릴래아 호수 모래톱에서 오래 된 고깃배 하나를 발견했다고 한다. 이스라엘 문화재관리국에서 조사한 결과, 이 배는 2,000년 전에 건 조된 것으로 추정되었다고 한다. 이 배는 '타리카에'에 서 발견되었는데, 이 지명 은 바로 성경에서의 '막달라' 이기 때문에, 엉뚱하게도 이 배는 '예수가 탔던 배'로 알

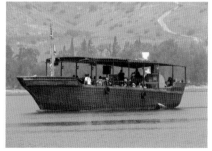

'예수님의 배'를 재현한 갈릴래아 호수의 유람선

려지게 되었고, 그래서 지금도 숱한 순례자들이 이 배를 보려고 몰려든다고 한다.

여하간 이 배의 뱃전은 삼나무, 용골과 이음새는 참나무로 되어 있었고, 다른 부분까지 합하면 모두 일곱 가지 나무가 이 배를 이루고 있었다고 한다. 그렇다면 일곱 가지 나무는 과연 무엇이었을까? 아마 그 중에 소나무를 빼놓을 수 없을 것이다.

《동의보감》에서의 소나무 쓰임새

문헌에 의하면, 필리스티아 소나무는 예루살렘 소나무·알렙포 소나무 및 브루티아 변종이 있다고 한다.

소나무는 버릴 것이 하나도 없는 약용식물이다.

《동의보감》에는 "솔잎을 따서 잘게 썰어 그늘에서 말려 다시 가루 내어 술로 12g씩 복용하거나 죽에 타서 먹어도 좋고, 큰 검은콩을 볶아서 함께 가루 내

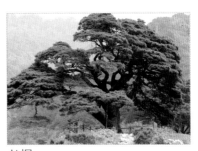

소나무

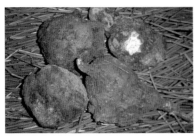

복령

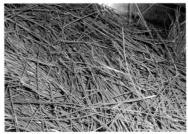

솔잎

어 따끈한 물로 복용하면 더욱 좋다."고 했으며, 소나무뿌리에 기생하는 버섯 종류인 복령은 "오래 복용하면 배고픔을 모르게 되고 연년(延年)하며 늙음을 예방한다."고 했다. 그래서 복령을 장복하면 불로장수할 수 있다 하여 일명 '불사면(不死麵)'이라 하였다.

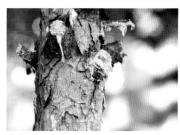

송진

《동의보감》에는 잘 놀랄 때, 가슴이 괜히 뛸 때, 쉽게 화내며 잠을 이루지 못하며 꿈이 많을 때, 우울할 때, 하는 일마다 뜻한 대로 이루어지지 않아 초조할 때 [교감단]이라는 처방을 쓰면 좋다고 했는데, 복령 150g을 향부자 600g과 함께 가루 내어 꿀로 3g

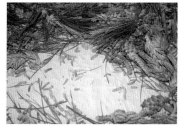

송화

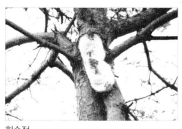

황송절

정도 크기의 알약을 빚은 것이 [교감단]이다. 1회 1알씩, 1일 3회 복용하면 된다.

한편 '송근유'는 소나무에 물엿처럼 붙어 있는 '송진'으로 신경통은 물론 회춘효과도 뛰어난 것으로 전해진다. 이것을 말려 분말로 만들어 두었다가 통증이 있을 때마다 복용하면 진정시킬 수 있다고 했다.

'송화'는 소나무의 꽃가루다. 4~5월 꽃이 필 때에 덩이꽃을 따서 햇볕에 말리고 부수어 꽃가루를 털어내고 약용한다. 맛이 달고 성질이 따뜻하다. 풍기를 몰아내고 원기를 돋우며, 습기를 거두고 지혈한다.

또 '황송절'은 소나무마디인데, 반신불수나 신경통에 이것을 술에 우려서 먹는다. 이것을 일명 '송절주(松節酒)'라고 한다.

잣의 효능

레바논은 필리스티아 북방에 솟아 있는 산으로, 셈 언어로 '우유와 같이 흰'의 뜻을 갖고 있다고 한다. 산의 지질이 석회암으로 되어 있어 희게 보였기 때문에 이렇게 부른다고도 하고, 또 정상에 항상 눈이 덮여 있기에 이렇게 부른다고도 하는데,

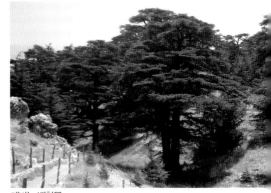
레바논 백향목

그만큼 고도가 높다고 한다. 지중해 동쪽 해안을 남북으로 달려 두로에서 아르밧에 이르는 레바논 산맥의 전체 길이는 160km이며, 평균 고도는 3,066m라고 한다.

이토록 웅장한 산이니 수목이 울창하고, 그 수목의 질이 좋을 수밖에 없다. 그래서 레바논 백향목은 레바논의 유명한 산물이었으며, 까닭에 다윗과 솔로몬은 레바논의 백향목으로 궁전과 성전을 지었

고, 궁전 주위에는 백향목 숲을 조성했다. 그래서 솔로몬 궁전을 '수풀 곳간'이라 불렀다.

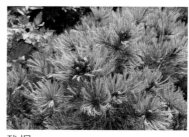
잣나무

포도주도 레바논의 유명한 산물이었으며, 잣나무도 레바논이 유명했다고 한다. 그래서 솔로몬은 성전을 건축할 때 "백향목 널판으로 성전의 안벽 곧 성전 마루에서 천장까지의 벽을 입히고 또 잣나무 널판으로 성전 마루를 놓고(왕상 6:15)", 성전 외소의 "두 문짝은 잣나무라…… 그 문짝에 그룹들과 종려와 핀 꽃을 아로새기고(왕상 6:34-35)" 아름답게 장식했다.

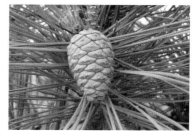
잣나무 열매

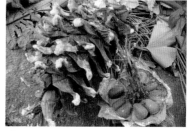
잣

잣나무는 10m 이상이나 높게 자라는 상록교목이다. 커다란 열매가 열리며, 그 속에 수백 개의 씨가 들어 있다. 이것이 잣이다. 한의학에서는 잣을 '해송자(海松子)'라 하는데, 중국 약물서적에는 신라의 것이 살이 좋고 향미가 뛰어나다고 했다.

각종 음료에 잣을 띄워 먹기도 했지만 잣죽·잣엿·잣단자·잣박산 등을 만들어 먹기도 했다. 잣단자란 찹쌀가루를 반죽해서 끓는 물에

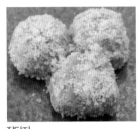
잣단자

삶아 내어 잘 빚어서 꿀을 섞은 소를 넣고 둥글게 빚어서 꿀을 바르고 잣가루를 묻힌 음식이고, 잣박산은 잣을 꿀이나 엿에 버무려 반듯반듯하게 만든 음식이다.

잣은 칼로리가 높고 비타민 B군을 많이 함유하고 있으며, 불포화지방산이 풍부하고 철분도 함유하고 있다. 그래서 예로부터 자양강장제로 써왔고, 어지럼증이나 피부 건조, 골절풍(뼈마디가 쑤시는 류머티즘 유형), 풍비(신경마비 유형) 등에 써왔다. 물론 폐를 촉촉하게 하여 기침을 내리는 작용도 하고, 장을 촉촉하게 하여 변통을 원활하게도 한다.

소화성궤양·만성변비에 송화 4g을 물에 타 복용한다. 이질이 몇 달이 지나도 깨끗이 낫지 않을 때는 송화를 한 번에 12g씩 식전에 미음으로 복용한다.

기침이 고질적일 때는 잣과 호두를 함께 갈아 고약처럼 만들어 꿀을 넣어 버무려 두고 1회 8g씩, 1일 3회, 온수로 복용한다. 변비에도 효과가 있다.

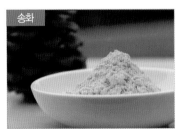
송화

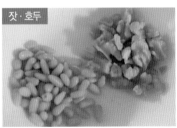
잣·호두

시팀나무와 아다나무

시팀나무와 아카시아의 정체

모세는, 두 개의 돌판에 주님께서 써주신 십계명을 아카시아 나무로 만든 궤 안에 넣어 보관했다고 하며(신명 10:1-5 참조), 또 주님을 위한 예물을 이스라엘 자손들의 온 공동체로부터 거두어들일 때 금은과 마노와 그밖의 장식 보석들을 비롯해서, 숫양 가죽과 돌고래 가죽과 향료 등과 함께 아카시아나무를 거두어들였다. 그리고 주님께서 말씀해 주신 대로 아카시아나무로 계약의 궤·제사상·성막을 세울 널빤지·분향 제단·번

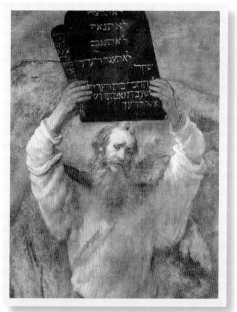

「십계판을 든 모세」(하르먼스 판 레인 렘브란트, 캔버스에 유채, 베를린 국립 회화관)

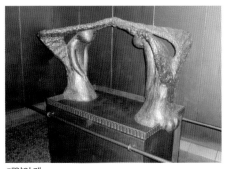
계약의 궤
(솔로몬 성전의 지성소에 안치되어 있던 거룩한 상자)

제 제단 등을 만든 바 있었다. (탈출 25-38장 참조)

아카시아나무는 그만큼 목질이 단단하고 내구력이 강할 뿐 아니라 벌레도 먹지 않고 썩지 않으며, 오렌지브라운색의 나뭇결 또한 고왔기 때문이라고 한다.

성경에서의 아카시아나무는 '시팀'나무라고 한다. 이스라엘 백성이 모압의 여자들과 불륜을 저질렀던 '시팀(민수 25:1)'이라는 지명도 그곳에 시팀나무가 많았기 때문에 붙여진 이름이었을 텐데, '시팀'은 '아카시아나무들'이라는 뜻의 히브리어 '솄팀'을 음역한 것이라고 한다.

"나는 광야에 향백나무와 아카시아…… 함께 심으리라.(이사 41:19)" 라고 했듯이, 아카시아나무는 뿌리가 깊은 심근성(深根性)이기 때문에 광야에서 잘 자라는데, 우리가 흔히 '아카시아' 라고 부르는 '아카시'나무와는 다른 품종이다. 여하간 아카시아라는 말이 '돌기(突起)'를 뜻하는 그리스어 'Akis'에서 유래된 말이라고 하듯이, 이 나무는 가시 돋은 상록수로 키가 크고, 꽃은 황색이다.

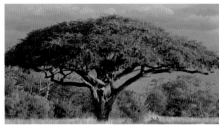
아카시아나무

아카시아나무는 약 1,300종이 있는데, 그 중 'Acacia seyal'을 '시팀(shittim ; 塞伊尓相思樹木)'나무로 본다. 바벨론에서는 이슈탈(이슈타르)의 신목으로서 이 나무를 생명력의 상징으로 삼았다고 하며, 고대 이집트에서는 미라의 관을 아카시아나무로 덧씌웠다고 한다. 또 기원전 1,550년경의 이집트에서는 아카시아나무에서 발효된 물질로부터 따낸 진이 피임 효과가 있다고 해서 이것을 솜에 적셔 사용했다고 한다.

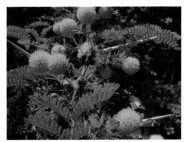

아카시아나무 꽃

지금도 이 나무의 진을 서양에서는 최음제나 완화제로 쓰거나 설사·출혈·눈의 염증·비염·장질환에도 사용하며, 관절염과 기관지염을 예방하는 데 쓴다. 이 나무의 진을 말린 것이 바로 '아선약(阿仙藥)'이다.

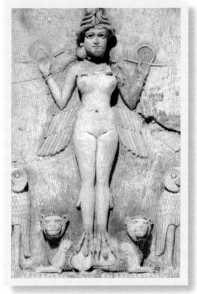

「바빌로니아 이슈타르(Ishtar) 여신상」

압조수와 아다나무의 약효
한방에서는 '아카시아' 라는 학명이 붙은 식물 두 종류를 약

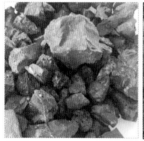
아선약

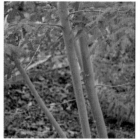
압조수

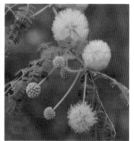
압조수 꽃

으로 쓰고 있다. 압조수(鴨皂樹, Acacia farnesiana Willd.)와 아다(兒茶, Acacia catechu (L.) Willd.), 두 종류다. 물론 둘 다 성경에서 말하는 아카시아나무와 동일한 식물은 아니지만, 둘 다 성경의 아카시아나무처럼 콩과식물이며 아선약을 만드는 재료가 된다.

압조수는 성경의 아카시아나무처럼 가시가 있다. 관목 또는 교목인데 높이는 2~4m이며, 꽃은 많고 밀접하게 핀다. 꽃은 성경에 나오는 아카시아나무의 꽃처럼 황색이다. 향기가 대단하다. 이 나무의 껍질과 뿌리를 약용한다. 나무껍질은 외상·점막의 염증을 치료한다. 수렴작용이 있고 지혈작용을 한다. 나무뿌리는 소염하고 고름을 뽑아내는 효능이 있으며, 수렴하고 지혈한다. 폐결핵·결핵성 농양·관절염을 치료한다.

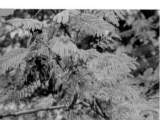

아다나무

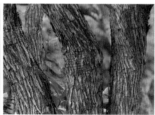
아다나무 껍질

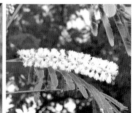
아다나무 꽃

아다나무는 성경의 아카시아나무와 달리 낙엽교목이다. 높이가 6~13m다. 나무껍질은 조각 모양으로 갈라져 있고, 꽃은 황색 또는 백색이다. 나뭇가지를 채취하여 겉껍질을 벗겨 가늘게 썰어 물을 넣고 잘 달인 다음, 여과해서 시럽 상태로 농축하고 냉각한 후 형틀에 쏟아 부어 말린 괴상(塊狀) 엑스를 '해아다(孩兒茶)'라 하여 약용한다. 아선약이다. 맛이 쓰고 떫으며, 흔히 카테친으로 불리는 카테킨을 비롯해서 카테콜·타닌 등을 함유하고 있기 때문에 수렴 및 소염과 지혈작용이 강하다. 열을 제거하고 가래를 삭이며, 소화를 촉진하고, 새살이 돋아나게 하며, 통증을 진정시키는 효능이 있다. 위로 치밀어오르는 기를 내리고, 정신을 맑게 하며 잠을 적게 자게 한다. 또 여성의 부정기적 자궁출혈에도 효과가 있다.

Plus Tip 해아다의 활용

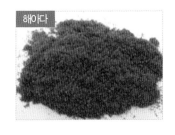
해아다

코피에는 해아다를 가루 내어 면봉에 묻혀 콧구멍을 압박하고, 비염이나 축농증에는 가루를 콧구멍에 불어 넣는다. 해아다는 소염작용이 강한데, 특히 결막·비강·구강 등의 염증 치료에 탁월하다.

치질로 출혈이 심할 때는 해아다를 끓인 물로 씻는다. 외상 출혈이나 분비액이 많고 오랜 동안 유합이 되지 않는 욕창에는 이것을 가루 내어 뿌리거나 이것을 끓인 물로 씻으면 수렴하면서 육아 형성을 촉진한다. 하얀 냉이 심하게 흐를 때도 해아다를 끓인 물로 씻는다.

올리브와 감람(橄欖)

페르시아 감람과 중국 올리브

"주의 이름으로 오시는 임금이여, 찬미 받으소서. 하늘에는 평화, 하느님께 영광!"

이렇게 소리 높여 찬양한 곳이 어딘가? 이곳은 예수님께서 어린 나귀를 타고 예루살렘으로 향하시던 '올리브 산' 내리막길이었다. 예전 성경에는 이 산을 '감람산'이라고 했다. 감람산은 예루살렘 동쪽에 있는 산인데, 감람나무가 많이 자라서 감람산이라 불린다고 한다.

여하간 이곳은 예수님께서 핏방울 같은 땀을 뚝뚝 흘리시며 기도하셨던 곳이며, 예수님께서 하늘로 올라가신 곳이고, 또 심판의 주님

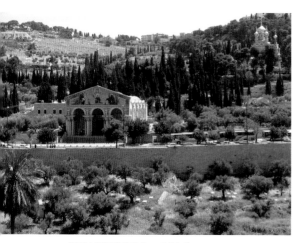

올리브산 (감람산이라고도 부른다.)

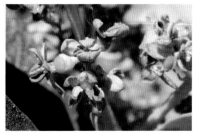

감람 꽃

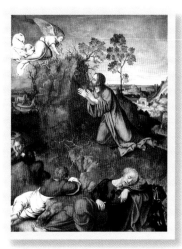

이 오실 곳으로 믿어져 오고 있는
곳이기도 하다.

그러나 '올리브'와 '감람'은 다르
다. 달라도 전혀 다르다. 감람나무

「감람동산의 그리스도」(바렌트 반 오를리,
패널에 유채, 루브르 박물관)

는 감람나무과에 속하는 나무고, 올리브나무는 물푸레나무과에 속
하는 나무다. 감람나무는 40m까지 자라는 나무고, 올리브나무는

10m 정도 자라는 나무
다. 감람나무는 잎이 두
툼하고 거칠며 다섯 잎
의 꽃이 피고, 올리브
나무는 잎이 광택이 나
는 담록색이고 잎의 뒷
면은 비늘털로 덮여 있
으며 늦은 봄에 네 잎의
황백색 꽃이 향기롭게
핀다.

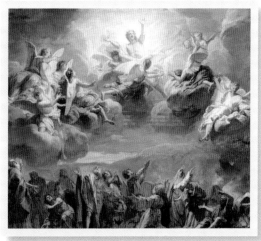

「예수승천」
(장 주브네, 캔버스에 유채, 베르사이유와 트리아농 궁)

열매 모양도 다르다. 감람나무
의 열매는 양끝이 뾰족하고 익어
도 그 색은 여전히 푸르다. 그래서
청과(靑果)라 부른다. 그 색이 누
런 것은 아주 안 좋은 것이고 병든
것이다. 반면에 올리브나무의 열
매는 거꾸로 된 알 모양의 암록색
열매가 맺혀 익으면 자흑색을 띤다.

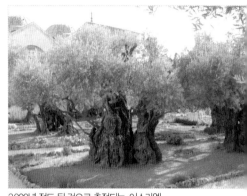

2,000년 정도 된 것으로 추정되는, 이스라엘
겟세마네동산 정원의 감람나무

이렇게 올리브와 감람은 전혀 다른 나무이다.

그래서 서양에서는 감람을 '중국 올리브(chunese olive)'라 했고, 동
양에서는 올리브를 '페르시아 감람'이라는 뜻으로 '방람(方攬)'이라
했다. 감람의 학명은 Canarium album (Lour.) Raeusch이며, 올리브의
학명은 Olea europaea L.이다.

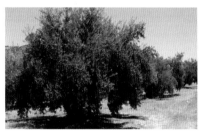

올리브나무

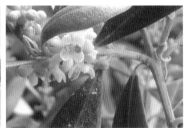

올리브 꽃

감람, 하늘이 준 해독제

감람나무는 키가 크므로 열매를 따기가 쉽지 않다. 그래서
열매가 여물었을 때 나무줄기에 나무못을 박아 넣거나, 혹은 그 뿌

리의 아래쪽 1촌 가량 되는 곳에 구멍
을 뚫고 나무껍질 안에 소금을 조금
넣어두고 하룻밤 지나면 열매가 저절
로 떨어진다.

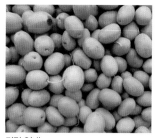
감람 열매

열매의 맛은 달고 떫고 시큼하다.
오래 씹으면 단맛이 난다.

감람은 어떻게 먹을까? 한의학 약물서적인 《본초강목》에는 "열매
는 생식하면 맛이 좋다. 꿀이나 소금에 절여 저장한다. 소금을 치면
쓰거나 떫지 않다."고 했다. 그러니까 생으로 먹어도 좋지만, 소금에
절여 먹으면 더 좋다고 했다. 또 "밤과 함께 먹으면 심히 향기롭다."
고 했는데, 이것은 감람과 황률은 음식궁합이 잘 맞는다는 말이다.
단, 감람은 반드시 양 끝을 떼어 버리고 먹어야 한다. 열매의 양끝은
그 성질이 열하기 때문이다.

감람의 약효는 어떤가?

첫째, 청폐(淸肺)한다. 폐를 맑게 한다. 그래서 가래를 삭이고 기
침을 다스린다.

둘째, 이인(利咽)한다. 인후를 부드럽게 한다. 그래서 인후통을 다
스린다. 인후가 붓고 아플 때 효과가 있다는 말이다. 인후가 빨갛게
부어오르고 아플 때 감람과 무를 물에 달여 먹는다.

셋째, 생진(生津)한다. 진액을 생성하고 번갈을 그친다. 그래서 인
체에 필수적인 영양물질인 진액을 생성하여 갈증이나 번열을 없앤다.

넷째, 해독(解毒)한다. 독을 푼다. 예로부터 감람나무로 배를 만들

어 띄우거나 노를 만들어 저으면 고기들이 다 떠오른다는 말이 있다. 바닷물고기들이 감람나무를 이겨내지 못한다는 말이다. 까닭에 감람은 어독을 푸는 효과가 있다. 생선을 먹고 중독이 되어 두드러기가 날 때 감람을 먹으면 금방 가신다. 생선을 삶을 때 감람을 넣으면 중독을 일으키지 않는다. 또 생선가시가 목구멍에 걸리면 감람을 입에 물고 액즙을 삼키면 자연히 가시가 빠진다. 특히 복어의 독, 자라의 독과 주독을 푼다. 술에 취해 인사불성이 된 때 감람열매 10개를 달여 마신다.

다섯째, 이외에 식욕을 증진시키고 설사를 그치게 한다.

🕸 올리브, 신이 준 최고의 선물

올리브나무는 대홍수 때 노아가 날려 보낸 비둘기가 이 이파리를 물고 되돌아왔듯이, 지중해성 기후의 지역에 흔한 나무다. 나뭇결이 아름답다. 그래서 갈색의 아름다운 물결무늬를 이용해서 가구나 건축 재료로 써왔다. 열매를 풍성히 맺기 때문에 〈시편〉(52:8)의 노래처럼 하느님의 축복과 번영을 상징해 왔다. 그러나 은총에는 인고의 세월이 따른다는 뜻인지, 성장이 워낙 더뎌 열매가 맺기까지 10년 가까이 걸린다.

올리브 열매는 요리 재료로 써왔지만, 예수님께서 기도하셨던 '게써마니'가 '기름 짜는 틀'이라는 뜻이라고 하듯이, 생식이

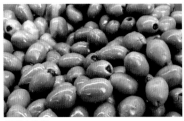
올리브 열매

나 염장보다 주로 기름을 짜서 써왔다. 올리브 열매를 움푹 들어간 돌에 넣고 찧거나 밟아서 기름을 짰으며, 압력을 주기 전에 열매에서 기름이 쉽게 빠져 나오도록 열을 가했다. 기름은 세 번의 압력 과정

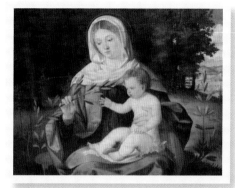

「새로 난 올리브 나뭇가지를 잡고 있는 성모와 아기예수」
(안드레아 프레비탈리, 목판에 유채, 런던 내셔널 갤러리)

을 통해 짜내는데, 제일 먼저 나온 것이 가장 좋은 기름이다.

이렇게 짠 기름을 요리할 때 쓰거나, 등잔기름으로 이용하거나, 혹은 약으로 써왔다.(루카 10:34)

첫째, 등잔기름으로 쓰였다.

둘째, 다윗의 경우처럼 머릿기름으로 쓰였다. 지금도 모발과 피부 미용제로 쓰는데, 특히 눈가의 주름을 없애는 데 효과가 크다.

셋째, 착한 사마리아인의 비유에서처럼 상처에 바르는 약으로 쓰였다. 지금도 의료용으로 많이 쓰이는데, 어깨결림이나 관절통에 데운 올리브유를 바르고 마사지한 후 온습포하면 효과가 있다.

넷째, 〈탈출(출애굽기)〉에서처럼 요리에 쓰였다.

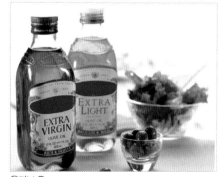

올리브유

지금은 올리브유 중 최상품(엑스트라 버진)을 샐러드나 나물무침에 이용하거나 빵을 찍어 먹는 데 쓰고, 그 외의 올리브유는 열을 가하는 요리에 쓰고 있다.

올리브유의 주성분은 올레산으로 콜레스테롤을 저하시키고 세포막을 강화하기 때문에 심장과 혈관 질환 등의 예방에 효과적이며, 치매나 암 예방에 도움이 되고, 다이어트 효과도 탁월하며, 또 변비는 물론 소화불량 등 위와 장의 기능을 개선한다. 그래서 요리에 널리 쓰이고 있다.

재벌로서 장수했던 록펠러가 매일 올리브 한 스푼을 먹는 것이 장수의 비결이라고 했다고 하듯이, 올리브유가 좋다는 것이 익히 알려지고 '신이 내린 최고의 선물'로까지 인식되면서 웰빙 붐을 타고 더욱 확산되고 있다.

Plus Tip 올리브의 활용

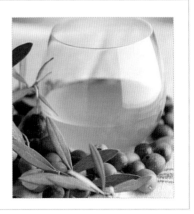

모발이 약해지거나 잘 빠질 때 올리브유를 머리에 고루 바르고 스팀타월을 10분 덮은 후 미지근한 물로 헹구면 모발이 윤기가 나고 탈모를 막을 수 있다.

알레르기성 비염으로 콧물, 재채기를 주체하지 못할 때에 따끈하게 데운 올리브유를 콧구멍 주위와 콧등에 자주 바르면 효과가 있다.

유향과 참나무

유향, 실로 귀한 향료

아기 예수님의 구유를 찾아뵙고 경배하였다는 동방박사는 멜콘·발사발·가스퍼라는 세 명의 천문과 점성의 대가였다고 하는데, 여하간 이들은 갖고 온 보물 상자를 열고 아기 예수님께 황금·

몰약·유향을 예물로 드렸다고 한다. 이 세 가지 예물은 모두 값비싼 것들이다. 그러나 그 이상의 의미가 있다고 한다. 황금은 영원히 변하지 않는 메시아의 왕권을 상징하고, 몰약은 영원히 썩지 않는 죽음과 부활을 의미하며, 유향은 예수님의 신성을 의

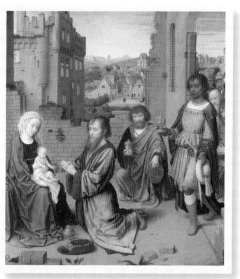

「동방박사의 경배」
(제라르 다비드, 오크 패널에 유채, 런던 내셔널 갤러리)

미한다고 한다.

유향은 성경 곳곳에 나온다. 〈이사야서〉(60:6)에는 "낙타 무리가 너를 덮고 미디안과 에파의 수낙타들이 너를 덮으리라. 그들은 모두 스바에서 오면서 금과 유향을 가져와 주님께서 찬미 받으실 일들을 알리리라."고 하였다. 이 성구에 나오는 스바 왕국은 지금의 남예멘에 위치했던 사베안 왕국이었다고 하는데, 금과 유향이 풍부했으며, 이를 고가로 무역하여 번성을 누렸다고 한다. 그 옛날 스바(시바)의 여왕이 솔로몬을 찾아왔을 때 "향료와 많은 금과 보석을 낙타에 싣고 왔다"고 했는데, 이때 싣고 온 향료에는 당연히 유향이 포함되어 있었을 것이다. 유향은 고대로부터 귀하게 여기는 향료였기 때문이다. 주님께서 모세에게 향료를 제조할 때는 유향을 섞고, 화제물을 차릴 때는 유향으로 꾸미라고 일러주실 정도였다.

실로 이토록 귀한 향료가 바로 유향이었다.

유향, 실로 귀한 약재

유향나무는 감람과에 속한 키 작은떨기나무로, 꽃은 작고 꽃잎은 5개이며 연한 황색이고 달걀 모양이다. 홍해 연안을 중심으로 많이 자란다. 이 나무의 기둥 아래로부터 위쪽으로 가면서 칼로 베고 좁은 홈을 하나 내면 나무진이 벤 자리에서 나와 홈에 흘러

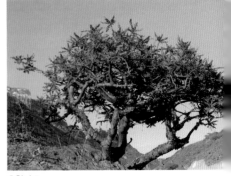

유향나무

들어 고이면서 며칠 지나
면 굳은 덩어리가 된다. 이
때 채취한다. 이 덩어리는
마치 젖꼭지[乳頭]처럼 생겼
고, 연한 황색이다. 겉에 희
끗희끗한 가루가 붙어 있는
데, 만지면 가루가 손에 묻

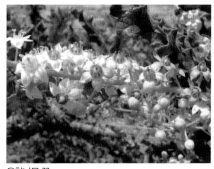

유향나무 꽃

어나고 향(香)이 난다. 바로 이 교질의 나무진이 유향(乳香)이다.

씹을수록 점차 풀처럼 되어 치아에 붙으며, 침이 젖처럼 된다. 가
장 품질이 좋은 것은 크고 둥글며 모양이 젖꼭지와 비슷하고 투명
한 것이다. 맛은 쓰면서 매운 맛이 있다. 성질은 따뜻하다.

클레오파트라가 피임하려고 질 안에 삽입했던 약의 성분 중 하나
가 유향이었듯이, 아리스토텔레스를 비롯해서 그리스나 중동지역
에서 흔히 사용했던 피임제에는 유향이 빠지지 않았다고 한다. 그
만큼 부인의 혈기를 다스리는 약효가 뛰어난 것이 유향이다. 그래
서 지금도 생리통이나 산후 오로가 제대로 나오지 않아 훗배앓이를
할 때 약으로 쓴다.

유향은 향기로써 인체 각 부위에 들어가 작용한다. 그래서 기혈
(氣血)을 순환시키고 진통작용과 해독작용을 한다. 심장의 통증이
나 혹은 타박상에 의한 통증과 타박으로 근육과 뼈가 절상되었을
때, 또는 종기로 참을 수 없이 심한 통증이 있을 때도 유향을 약으로
쓴다. 그러니까 요새말로 협심증, 교통사고 후유증, 암 통증 등에 두

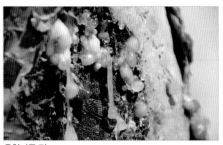
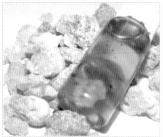

유향나무 진   유향

루 응용할 수 있다는 말이다. 참고로 목에 생선 가시가 걸린 때에는 유향 4g을 물에 갈아 복용한다.

실로 이토록 귀한 약재가 바로 유향이다. 한의학에서는 유향과 몰약을 흔히 함께 배합해서 약용한다. 유향은 건재약국에서 구입할 수 있다.

유향의 특산지이며, 상수리가 숲을 이룬 곳

사울은 "잘 생긴 젊은이였다. 이스라엘 자손들 가운데 그처럼 잘 생긴 사람은 없었고, 키도 모든 사람보다 어깨 위만큼은 더 컸다.(1사무 9:2)" 그의 아버지 키스는 힘센 용사였으니 사울 역시 그랬을 것이다. 그래서 그는 서른 살에 이스라엘 초대 왕이 되었고, 암몬 군대의 침략으로부터 야베스 길앗 사람들을 구해줌으로써 왕권을 튼튼히 다질 수 있었다. 그러나 그는 주님의 길보다 인간의 인기에 영합하려 했고, 주님의 뜻을 거스르는 일을 저질렀다. 결국 주님의 영이 그에게서 떠났고, 주님께서 보내신 악령이 그를 괴롭혔다. 다윗이 수금을 뜯어야만 겨우 마음을 안정시킬 수 있을 정도까지

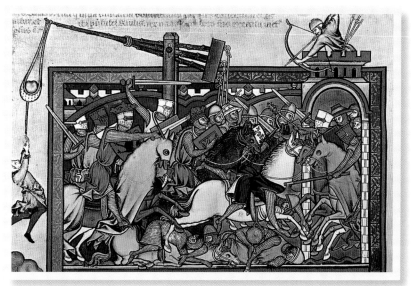

「나하스와 암몬 군대를 무찌르는 사울」(마치에요프스키성경 삽화)

되었다.

　사울은 끝내 다윗을 시
기하여 죽이려고 하였으
나 번번이 실패하자, 다윗
을 죽이려고 추격까지 했
다. 이 과정에서 기브아의
높은 지대에 있는 에셀나
무 아래에 앉은 사울은 다
윗에게 도움 준 자들을 몰
살하라는 잔악한 명령을
내리기까지 했다. 그래서

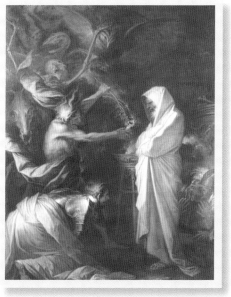

「엔도르의 무녀 집에서 사울에게 나타난 사뮤엘의 환영」
(살바토르 로사, 캔버스에 유채, 루브르 박물관)

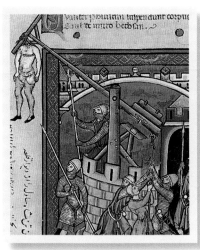

「사울의 시신을 벳 산 성벽에 매다는
필리스티아인들」(마치에요프스키성경 삽화)

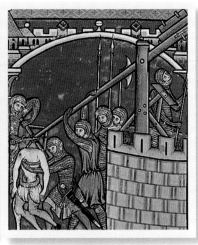

「사울의 시신을 내리는 야베스 길앗의 용사들」
(마치에요프스키성경 삽화)

남자와 여자, 심지어 어린이와 젖먹이, 소와 나귀와 양들까지 모두
칼에 맞아 죽임을 당했다.

그러던 사울이 결국 최후를 맞았다. 필리스티아인들과의 길보아
산 싸움에서 세 아들이 전
사하고, 사울 자신도 적의
궁수들에게 큰 부상을 입
었다. 사울은 할례 받지 않
은 자들에게 희롱당할 수
없다며 자기 칼을 세우고
그 위에 엎어져 죽음을 자
청했다. 그리고 적에게 발
견된 사울의 시체는 머리

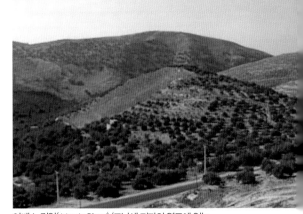

야베스 길앗(Jabesh Gilead) (므낫세 지파의 영토에 있는
벳 산에서 남동쪽 약 15㎞ 지점에 위치했다.)

가 잘린 채 벳 산 성벽에 매달렸다. 참으로 비참한 최후였다.

사울의 시체는 야베스 길앗 사람들에 의해 거두어져 불에 태워진 후 뼈가 추려져 에셀나무 밑에 묻히게 되었다. 생전의 사울 왕이 암몬 침략으로부터 야베스 길앗을 구해줬던 은혜에 대한 갚음이었다.

야베스 길앗은 어떤 곳이었을까? 그곳은 석회암의 고지대이지만 물이 풍부하여 목축도 잘 되고 숲도 우거진 곳이었다고 한다. 유향이 특산물이었다는 곳이며, 특히 상수리나무가 숲을 이루고 있었다고 한다. 상수리나무는 참나무에 속한다.

안식처와 이정표로서의 참나무

아브람이 주님께서 이르신 대로 고향을 떠나 모레의 참나무가 있는 곳을 거쳐 여러 곳을 돌고 도는 여정 끝에 자리잡고 살게 된 곳은 헤브론 마므레의 참나무들 곁이었다. 그리고 그가 아브라함으로 불리던 그의 나이 아흔아홉 살 때, 주님께서 그에게 나타나

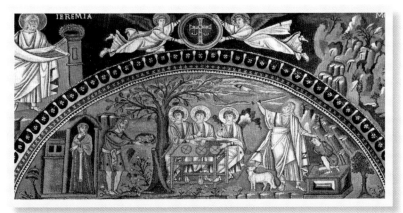

「마므레의 참나무 곁의 아브라함」, (모자이크, 이탈리아 산 비탈레 성당)

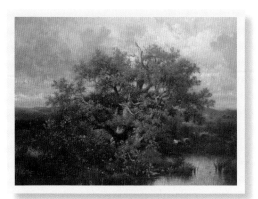

셨던 곳 역시 바로 마므레의 참나무들 곁이었다.

참나무는 줄기가 튼튼하고 높이 자란다. 줄기의 지름이 무려 1m 가량이나 되고, 높이는 20m 가량을 웃자란다. 그래서 그 무성한 잎이 드리우는 그늘은 훌륭한 쉼터였다. 주님의 이름으로 나타난 세 사람이 발을 씻고 쉰 곳도 참나무 그늘이었고, 아브라함이 차린 음식을 먹었던 곳도 참나무 그늘이었다.

물론 드높게 자라는 참나무는 눈에 잘 띄기 때문에 이정표 역할도 했다. 〈여호수아기〉의 '차이난님 참나무', 〈판관기〉의 '스켐에 있는 기념 기둥 곁 참나무', 〈사무엘기 상권〉의 '타보르의 참나무' 등이 그 예이다. 야곱이 레베카의 유모 드보라가 죽자 '베텔 아래에 있는 참나무' 밑에 묻고 그곳의 이름을 '알론 바굿'이라 했다는 것도 같은 예에 속한다.

고대 그리스 등지에서는 키가 크고 뿌리가 깊은 참나무를 지옥과 천상세계를 연결하는 나무로 보았기 때문에, 이 나무 밑에서 하늘을 향해 기도드렸다.

뇌신이 벼락을 타고 이 나무로 내려온다고 믿었고, 지옥의 사자가 이 나무둥치의 구멍으로 들락거린다고 믿었으며, 숲의 꼬마 요정 역시 이 나무 구멍에 산다고 믿었다.

 ## 수렴작용이 강한 참나무

참나무는 '성모 마리아의 나무' 또는 '성인의 나무' 또는 '신성한 나무'로 불린다.

페르시아의 어떤 참나무 어린 잎에는 어리상수리혹벌이 알을 낳는데, 이 알이 부화하면서 생기는 혹 같은 물질은 BC 4~5세기경부터 약으로 사용되었으며, 지금도 '몰식자(沒食子)'라는 약명으로 몽정·임포텐츠·소변실금·설사·출혈성 질환 등에 수렴성 한

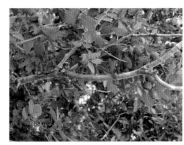
갈멜산의 상수리나무

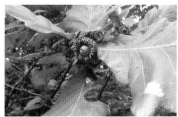
떡갈나무

약으로 쓰이고 있다. 참나무의 껍질이나 잎, 특히 열매도 수렴성 약효가 있다.

참나무에는 여러 종류가 있지만 그 중 상수리나무·떡갈나무가 대표적이다. 상수리나무를 상목(橡木)이라 하며, 열매는 상실(橡實)이다. 떡갈나무를 곡목(槲木)이라 하는데, 잎이 흔들리는 것이 마치 무서워 부들부들 떨고 있는 것(곡속 : 穀觫) 같기에 이런 이름을 붙였다. 떡갈나무의 열매는 곡실(穀實), 즉 도토리다.

어느 것이든 장을 수렴하여 설사를 멎게 하며, 정(精)을 수렴한다.

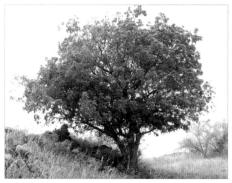
향엽나무

그래서 설사·탈항·대하·몽정 등에 도토리·생강·설탕을 함께 달여 복용하면 좋다. 나무껍질도 같은 효과가 있으며, 잎은 약간 탈 정도로 구워 먹으면 출혈성 질환에 효과가 있다.

한편 다윗이 골리앗을 무릿매질로 죽였던 '엘라' 골짜기는 상수리나무 숲이 아니라 향엽나무 숲이며, 압살롬의 머리카락이 나뭇가지에 휘감기는 바람에 요압의 표창에 심장이 꿰뚫려 죽었다는 에프라임 숲 역시 상수리나무 숲이 아니라 향엽나무 숲이다.

Plus Tip   유향의 활용

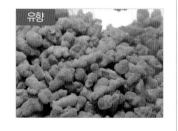

생리통에는 당귀라는 약재를 차로 끓여 마실 때 유향 가루 1~2g을 타서 마시거나, 혹은 녹용 끓인 물에 유향 가루를 타서 마시면 효과가 있다.

유향 가루를 물에 개어 종기에 붙이거나 혹은 유향을 달여 고약처럼 만들어 종기에 붙이면 해독하고 부기를 가라앉히며, 새살이 돋아나게 하고 통증을 완화시킨다.

자귀나무와 황양목

불임의 묘약

야곱은 외삼촌 라반의 두 딸 레아와 라헬 모두를 아내로 맞는다. 언니 레아는 눈매가 부드러웠지만, 동생 라헬은 몸매도 아름답고 용모도 예뻐서 야곱은 라헬을 더 사랑한다. 그러자 야훼께서는 가여운 레아의 태를 열어주시어 르우벤을 비롯해 줄줄이 네 아들을 낳게 해 주신다.

원발성 불임이던 라헬은 시새우며 투덜거리다 못해 제 몸종을 야곱의 소실로 들여보내 두 아들을 얻고는 "내가 언니와 겨루는데 하느님께서 편들어 주셔서 드디어 이겼구나." 하며 우쭐

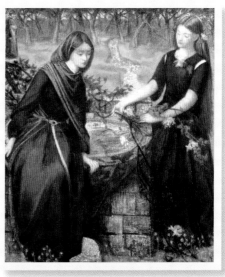

「단테의 시각의 라헬과 레아」
(단테 가브리엘 로세티, 1855년, 런던 테이트 갤러리)

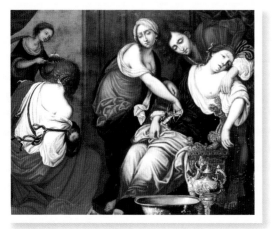

「라헬의 출산」
(프란체스코 퓨리니, 캔버스에 유채, 뮌헨 알테 피나코테크)

해 한다. 한편 속발성 불임으로 더 이상 출산을 못하던 레아 역시 질세라 경쟁하여 자기 몸종을 소실로 들여보내 여기서도 두 아들을 얻는다.

그러던 어느 날 르우벤이 자귀나무를 발견하여 어머니 레아에게 갖다 드린다. 이미 그 약효를 잘 알고 있던 라헬이 좀 나누어 달라고 조르자, 레아는 "네가 나에게서 남편을 빼앗고도 무엇이 부족해서 이제 내 아들이 캐 온 자귀마저 달라느냐?"며 역정을 낸다. 그러자 라헬은 "언니 아들이 캐온 자귀나무를 주면 오늘 밤 그분을 언니 방에 드시도록 하리다."며 선심성 흥정을 하고, 그래서 자귀를 나눠준 레아는 그날 밤 야곱과 한자리에 든 후 차례로 두 아들과 딸 하나를 낳는다. 그리고 자귀를 나눠 가진 라헬 역시 얼마 후 요셉을 낳는다. 〈창세기〉 30장의 기록이다.

합환(合歡)의 묘약

사람의 숫자로 가세를 가늠하던 시대에 있어서 다산은 여인의 행복이자 남편에겐 최대의 선물로써 하느님께서 베푸신 축복으로 여겼다. 때문에 레아는 "이제야말로 내가 야훼를 찬양하리라."고 했고, 또 "모든 여자가 나를 행복한 여자라 부르겠지."라고 했다. 반면 불임은 최대의 수치이며 시험으로서 하느님께서 내리신 징계로 이해되었다. 때문에 라헬은 요셉을 낳자 "하느님께서 나의 부끄러움을 씻어주셨다."고 했다.

이렇게 태를 여닫으시는 것은 하느님이시지만, 당시 여인들은 자귀나무를 캐어 임신촉진제로 써왔다. 또 한편 "자귀나무가 향기를 뿜는데, 문 밖에는 온갖 열매가 있답니다. 햇것도 해 묵은 것도 임을 기다리며 마련해 두었답니다."는 〈아가〉 7장의 노래처럼 임을 기다리며 마련해 두는 일종의 최음제로 여겨 '사랑의 사과(love apple)' 라 부르기까지 했다. 성경에서의 자귀나무는 합환채를 말한다. 뿌리는 여자의 하반신을 닮아 고대 이집트에서 최음제로 사용하였다.

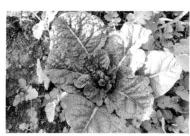
합환채

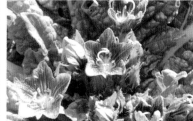
합환채 꽃

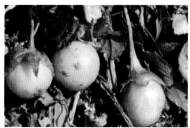
합환채 열매

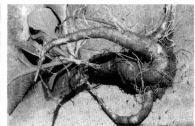
합환채 뿌리

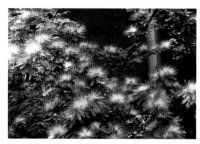
자귀나무

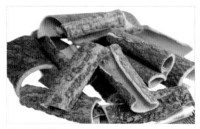
자귀나무 껍질

자귀나무는 많은 수꽃술이 가는 실처럼 뻗어 부챗살 같으며, 붉어서 매우 아름답다. 해 질 무렵에 향이 짙은 꽃이 피고, 밤에 잎이 오므라들어 '스스로 부끄럼 타는 것(自愧)' 같아 보이기에 일명 '자괴(自愧)나무'라고 한다. 또한 무성한 잎이 서로 엇겹쳐져 있어서 바람만 불면 제각기 흩어지면서 그 소리가 여자의 혀처럼 시끄 럽기 때문에 '여설목(女舌木)'이라 부르기도 한다. 성경에는 자귀나무를 '두다임'이라고 했다.

한의학에서는 이 나무의 열매뿐 아니라 나무껍질이나 꽃을 먹으면 부부가 화합해서 환희를 얻는다 하여 '합환피', '합환화'라고 하여 약용한다. 《동의보감》에는 "성내는 것을 누르고 기쁘게 하여 근심을 없게 한다. 자귀나무를 정원에 심어 놓으면 성을 내지 않는다."고 했다. 한의학에서는 환합피를 억울·분노·초조·질투심을 없애는 데에 약으로 쓴다.

월경불순의 묘약
불임의 묘약, 환희의 묘약이 자귀나무라면, 난산의 묘약은 무엇일까? 성경에 나오는 젓나무가 바로 월경불순의 묘약이다.

키프로스는 바르나바와 사울, 그리고 바르나바와 마르코가 전도하던 곳이다.(사도 13:4 및 15:39 참조) 지중해 동단부에 위치하여 있는 섬으로 지중해에서 세 번째로 큰 섬이며, 중근동 지역에서는 가장 자연경관이 아름다운 섬이다. 비너스 탄생의 전설이 얽힌 곳이며 〈오셀로〉의 무대로 잘 알려진 곳이다. 현재도 유럽·아시아·아프리카 3대륙을 연결하는 교통의 요충지이듯이, 기원전부터 이곳은 중요한 전략지로 여겨져서 한때는 미케네 문명의 영향 아래에 있었는가 하면, 그리스·페니키아·아시리아·이집트·페르시아·로마 등이 패권을 다투던 곳이기도 했다.

〈창세기〉나 〈민수기〉(24:24), 〈예레미야〉(2:10), 그리고 〈에제키엘〉(27:6) 등에서는 이곳을 '키팀'이라고 불렀다. 올리브가 무성하고 곡물과 과일이 풍부하게 생산되며 구리의 산지로도 유명한데, 특히 선박을 만드는 데 쓸 목재의 산지이기도 했다. 이 목재가 젓나무다. 그래서 "키팀 섬에서 젓나무를 가져다가 상아를 박으며 갑판을 깔았다.(에제 27:6)"고 했다. 배의 바깥 판은 스나르의 방백나무, 돛대는 레바논의 향백나무, 노는 바산의 참나무, 돛은 이집트의 수놓은 아마포, 차일은 엘리아 섬의 자주와 자홍색 천 등으로 꾸미면서 갑판은 키팀 섬의 젓나무로 꾸몄다니까, 키팀 섬의 젓나무가 얼마나 유명한 특산물인지 짐작할 수 있다.

젓나무는 "나는 광야에 향백나무와 아카시아 도금양나무와 소나무를 갖다 놓고 사막에 방백나무와 사철가막살나무와 젓나무를 함

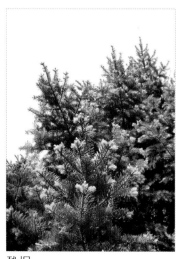
젓나무

께 심으리라(이사 41:19)"고 했듯이, 사막에서도 잘 자라는 생명력이 강한 나무이며, 또 매우 아름답고 훌륭한 나무이다(이사 60:13). 그러면서도 수질이 누르고 단단하다. 그래서 배를 만드는 데 쓰였던 것이다.

지금은 크리스마스트리로 많이 쓰이는 젓나무는 소나무과에 속한 상록교목이다. 열매는 직립하고 바늘처럼 가늘고 길며 끝이 뾰족한 잎의 겨드랑이에서 하나씩 달리는데, 암적색이고 달걀 모양의 타원형으로 솔방울 같다. 이 열매를 약으로 쓴다. 맛이 떫고 조금 맵다. 심신이 불안하거나 두통 혹은 어지럼증의 치료에 쓰이지만, 특히 월경불순에 묘약이다. 부정기적 자궁출혈이나 대하증(냉증)에도 쓰인다.

난산의 묘약

성경에 따라서는 젓나무를 '황양목'으로 표기하기도 하며, 영어성경에는 사이프러스(cypress)로 표기되어 있다. 앞에서 키프로스에는 젓나무가 특산물이라고 했는데, 사이프러스나무는 키프로스(사이프러스, Cyprus)의 특징적인 나무이기 때문에 '사이프러스'라는 이름을 갖게 된 나무다. 그렇다면 성경에 나오는 이 나무는 사이프러스가 맞을 것이다. 그렇다면 젓나무로 번역하는 것도, 황양목으로 번역하는 것도 모두 오역일 수밖에 없다. 왜냐하면 사이프러스는 측백나무과에 속하고, 젓나무는 소나무과에 속하고, 황양나무는 회양목과에 속하는 나무이기 때문이다.

어쨌건 이 나무를 황양목으로 번역하기도 하니까 황양목이 어떤 나무인지 알아보자. 황양목은 젓나무나 사이프러스나무와 마찬가지로 예로부터 선박을 만드는 재료가 되었던 나무다. 그만큼 단단하고 질이 좋은 나무다. 우리나라에서도 예전에 호패를 만들거나, 도장 또는 지팡이를 만드는 재료로 쓰거나 조각하는 나무로 쓰였다.

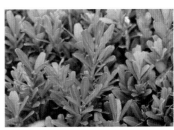
황양목

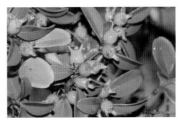
황양목 열매

황양목은 앞에서 말했듯이 회양목과에 속한 나무다. 상록 관목 또는 작은 교목으로 대개 1~3m 가량 자라는데, 6m 이상 자라기도 한다. 잎은 젓나무나 사이프러스나무의 잎과는 전혀 다르다. 마주 보고 나는 잎은 가죽질이며, 원형 또는 거꿀달걀모양이거나 타원 모양 피침형이다. 봄에 엷은 노란 꽃이 잎겨드랑이에서 피고, 한여름에 콩알 크기만한 열매를 맺는다.

황양목의 줄기와 가지를 주로 약용하지만, 뿌리·어린 잎·열매도 약으로 쓴다. 황양목은 풍기나 습기를 없앤다. 그래서 중풍 후유증으로 사지가 불편할 때나, 신경통·관절통·근육통 등에 차로 끓여마시거나 술에 담가 약용한다. 또 기의 순환을 조절하며 통증을 완화시키는 효능이 있다. 그래서 기의 순환부전으로 헛배가 불러오면서 가슴과 배가 아플 때, 혹은 견딜 수 없는 산통(疝痛)에 진통제로쓴다.

특히 더위를 먹어서 생긴 열병에는 황양목의 열매를 달여 마신다. 여름철 더위로 뾰루지가 많이 날 때는 이 열매를 짓찧어 바르거나 혹은 황양목의 어린 잎을 짓찧어 바른다.

예전에는 황양목의 어린 잎을 난산을 다스리는 데 많이 썼었다. 태반을 수축시켜 분만을 수월하게 해주기 때문이다. 《단계심법》이라는 의서에는 태반을 수축시켜 분만을 쉽게 해주는 처방이 나오는데, 이 처방 속에 '황양뇌(黃楊腦)'가 포함되어 있다. 황양뇌가 바로황양목의 어린 잎이다. 그만큼 난산에 묘약이라는 뜻이다.

Plus Tip 합환피와 황양목의 활용

우울증에는 합환피 20g을 물 1000cc로 끓여 반으로 줄여 하루 동안 여러차례 차처럼 마신다.

타박상으로 통증의 고통을 이겨내기어려울 때는 황양목의 줄기나 가지를끓여 마시면 도움이 된다.

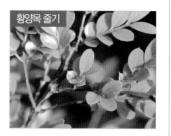

황양목 줄기

종려나무와 대추야자

히브리어 '타마르(tamar)'의 정체

솔로몬은 종려나무의 모습이 아름다워 성전의 온 벽과 문에 종려나무와 그 꽃이 핀 모양을 돋을새김으로 조각했다고 한다.

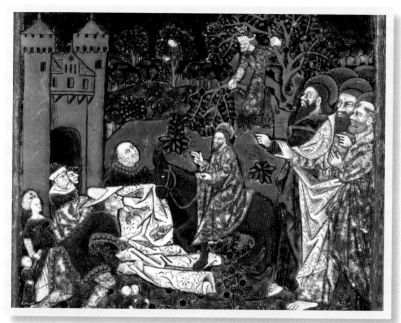

「예루살렘 입성」(몬바에르니 프세우도, 공예품, 루브르 박물관)

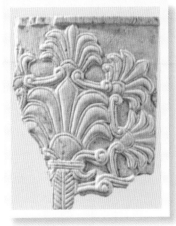
「작은 조각판의 부분 : 성스러운 나무로
상징화된 종려나무」(고대 동양 유물, 조각,
루브르 박물관)

또한 〈시편〉이나 〈아가〉에는 "의
로운 사람아, 종려나무처럼 우거지
고……." 라고 노래하거나, 혹은 "너
무나 아리땁고 귀여운 그대, 내 사
랑, 내 즐거움이여, 종려나무처럼
늘씬한 키에 앞가슴은 종려 송이 같
구나." 라고 노래하여 종려나무의
풍성하고 늘씬한 모습과 열매가 주
렁주렁 열리는 것을 '아름다움과 번
성'의 상징으로 언급하였다.

또 종려나무는 '승리'를 상징했으며, 예루살렘에 입성하시는 예수
님을 맞으러 나간 많은 군중은 종려나무 가지를 들고 "호산나! 주의
이름으로 오시는 이여, 이스라엘
의 왕 찬미받으소서!" 하고 외쳤
다고 한다.

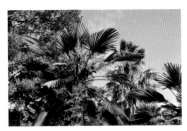
종려나무

그렇다면 성경에 나오는 종려
나무는 정말 종려나무일까? 아니
면 그 정체는 과연 무엇일까? 종려
나무는 히브리어 '타마르'로, 성경
에서의 종려는 오역이며 실제로는
대추야자라고 한다.

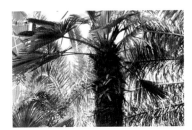
종려나무 털

종려나무나 대추야자는 야자과

에 딸린 늘푸른큰키나무이다. 둘 다 가지도 치지 않은 채 둥근 기둥처럼 곧게 자라며, 뿌리는 땅속으로 깊이 뻗어 내려가기 때문에 사막성 기후에도 잘 자란다. 그러나 종려나무에 비해 대추야자의 줄기는 엄청 굵고 높게 자라며, 바퀴 모양의 엽흔이 있는데, 주로 재목으로 쓴다.

기막힌 약효의 정체

종려나무의 껍질이나 잎꼭지에 붙어 있는 갈색의 털은 타닌을 많이 함유하고 있어서 맛이 쓰고 떫다. 각종 출혈성 질환에 이 털을 까맣게 태워 재로 만들어 복용하거나 출혈 부위에 뿌리면 곧 지혈이 된다.

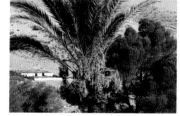
대추야자나무

대추야자의 잎은 깃꼴의 겹잎으로 그 길이가 어른 키의 3~5배가 될 정도로 뻗기도 하지만, 종려나무의 잎은 그리 길지 않고 둥근 부채 모양 또는 손바닥 모양으로 갈라진 가죽질이다. 이 잎을 지혈제로 쓰는데 특히 고혈압의 치료나 중풍 예방에 차로 끓여 마시면 효과가 있다.

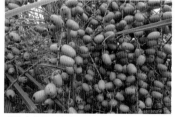
대추야자나무 열매

종려나무는 암수딴그루로 꽃은 작고 담황색이다. 이 꽃을 '종어(椶魚)'라 하여 꿀로 끓이거나 식초에 담가 중국요리에 쓴다. 지사작용, 지혈작용 및 혈압강하작용이 있다. 한편 대추야자는 암수한그루이지만 암꽃과 수꽃이 따로 핀다. 화서는 잎맥에 착생하며, 꽃자루의 액체는 음료수로 쓰인다.

종려나무의 열매는 작고 까맣게 익는데 맛이 약간 쓰고 떫다. 수렴작용이 강하여 설사나 자궁출혈·대하증·몽정 등에 달여서 복용한다.

한편 대추야자나무의 열매는 타원형으로 큰데, 완전히 익으면 어두운 다갈색을 띤다. 이 열매를 '야자'라 하여 식용한다. 껍질은 세 겹으로 되어 있는데, 제일 안쪽 껍질(내과피)은 각질이고 매우 단단하다. 씨껍질은 얇으며 흰 배젖이 받치고 있다. 이 배젖을 '야자양(椰子瓤)'이라고 하는데 영양이 풍부하고 맛이 달다. 특히 어린이가 얼굴이 창백하고 야월 때 꿀에 섞어 먹이면 좋다. 이 배젖 내에 있는 빈 곳에는 장액이 저장되어 있는데, 포도당·자당·과당 등이 들어 있으며, 맛은 달고 더위를 풀며 갈증을 멎게 하는 작용이 있다.

Plus Tip 종려와 야자의 활용

소변이 잘 나오지 않을 때 종려나무 잎집의 섬유를 약성이 남을 정도로 태워 가루 내어 물과 술에 개어서 8g씩 복용한다. 지혈작용도 대단해서 혈뇨 때나 혈변 때, 또는 부정기적 자궁출혈 때도 효과가 있다.

근육과 뼈가 다 아플 때 야자 껍질을 태워 가루 내어 12g을 술로 복용하고 누워 땀을 내면 통증이 즉시 멎는다고 《본초강목》에 기록되어 있다.

쥐엄나무와 향백나무

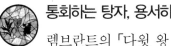 통회하는 탕자, 용서하는 아버지

렘브란트의 「다윗 왕과 압살롬의 화해」와 「돌아온 탕자」라는 두 그림은 모두 어두운 색조로 이루어져 있다. 그러나 전체를 압도하는 어두운 색조 속에 몇 안 되는 밝은 색채가 대조되어 있다. 그래서 용서와 화해, 참회와 관용, 속죄와 구원의 빛이 눈부시게 빛나 보이고 있다.

그림에서 압살롬이나 탕자의 얼굴은 보이지 않는다. 하지만 압살롬이나 탕자가 아버지

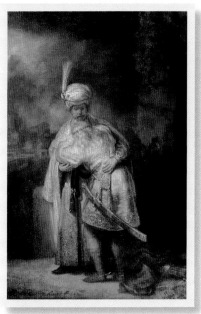

「다윗왕과 압살롬의 화해」
(하르먼스 판 레인 렘브란트, 목판에 유채,
상트페테르부르크 에르미타주 박물관)

품에 얼굴을 파묻고 참회하며 용서를 비는 모습에서 우리는 그들의

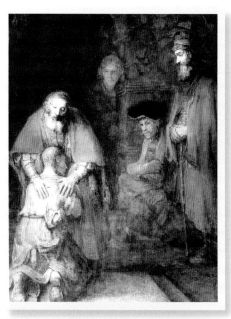

「돌아온 탕자」 (하르먼스 판 레인 렘브란트, 캔버스에 유채,
상트페테르부르크 에르미타주 박물관)

마음과 얼굴을 읽을 수 있고, 그릴 수 있다. 그리고 아들을 포옹하고 있는 압살롬의 아버지 다윗이나 탕자의 아버지의 모습에서 한없이 너그럽고 한없이 거룩한 우리 아버지들의 마음에 감동하게 된다.

렘브란트의 「돌아온 탕자」는, 아버지로부터 제 몫으로 돌아올 재산을 받아내어 먼 고을로 가서 방탕하게 탕진하여 알거지가 된 아들이, 어느 집에서 돼지를 치며 더부살이를 하면서 하도 배가 고파 돼지가 먹는 쥐엄나무 열매로 배를 채우다가 통회하고 아버지 집으로 돌아온다는, 예수님께서 들려주신 비유의 말씀을 그린 그림이다. 이 그림 속의 탕자는 왜소하다. 초라하다. 머리는 아무렇게나 쥐어뜯긴 듯하다. 그런데 이 탕자는 헤진 신발의 한 짝이 벗겨져 나뒹굴 정도로 내달려 와서 아버지 앞에 무릎을 꿇고 통회하고 있다. 그리고 그의 아버지는 용서의 아버지, 관용의 아버지, 구원의 아버지로 그려져 있다. 그래서 이 그림은 우리의 가슴을 더 울리고 있다.

흔히 '돌아온 탕자'로 잘 알려져 있지만, 새로 간행된 《성경》에는

'되찾은 아들'로 표현되어 있다. 전자가 돌아와 통회하는 아들에 초점이 맞춰진 제목이라면, 후자는 99마리의 양을 광야에 놔둔 채 1마리의 잃은 양을 뒤쫓아 끝내 되찾은 것을 기뻐하시는 구원의 아버지에 초점이 맞춰진 제목이다.

종기의 명약, 쥐엄나무 가시

여하간 '되찾은 아들(돌아온 탕자)'의 비유에 의하면 알거지가 된 탕자가 배가 너무 고파 쥐엄나무 열매를 먹었다고 한다. 쥐엄나무 열매는 흔히 돼지 등 동물의 먹이로 이용되던 것이다. 하지만 가난한 이들도 이 열매로 허기를 채웠다고 한다.

그러나 이 열매를 지나치게 먹으면 명치 밑이 붓고 뜨거워지며 구역질이나 구토를 한다. 심하면 거품 섞인 설사를 하며 어지럽고 사지가 마비되며, 때로 호흡중추 마비로 죽을 수도 있다. 그러니까 탕자는 이토록 무서운 유독성 식물을 허기진 배를 채우기 위해 먹었던 것이다.

쥐엄나무는 콩과에 딸린 상록 교목으로 그 열매의 갈색 꼬투리에는 흰 가루가 덮여 있으며, 그 속에는 완두콩 모양의 광택이 나는 적갈색의 알갱이가 8~9개씩 들어 있다. 한의학에서는 이 열

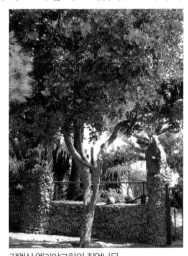

갈멜산 엘리야교회의 쥐엄나무

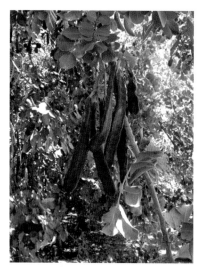
쥐엄나무 열매(갈멜산 엘리야 교회)

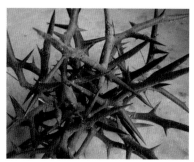
쥐엄나무 가시(조각자)

매('조협'이라고 한다)를 가래가 끓거나 기침이 그치지 않을 때, 또는 돌발적인 두통에 써왔으며, 이 알갱이('조협자'라 한다)는 변비나 변혈, 또는 풍에 의한 마비에 써왔다. 그러니까 죽음의 열매를 생명의 열매로 써온 것이다.

특히 쥐엄나무 가지에 달린 가시는 '조각자' 라고 하는데, 독이 없을 뿐더러 체내의 독을 제거하는 약효가 있기 때문에 널리 쓰여 왔다. 특히 농을 배출하는 효과가 있어 각종 악성 종기, 염증성 질환 등에 쓰인다. 종기가 아직 나지 않은 것은 없애고 흩어지게 하고, 이미 터질 듯한 경우에는 종기의 끝을 나오게 하며, 이미 터진 경우에는 고름이 나오게 한다. 그러니까 외과질환에 첫째로 꼽히는 긴요한 약이다.

솔로몬의 영화와 향백의 특징

다윗 왕은 향백나무로 지은 궁궐에서 살았다. 그리고 그의 아들 솔로몬은 즉위 4년째 되던 해에 시작하여 7년에 걸쳐 성전을 지었는데, 그 집을 향백나무 널빤지와 들보로 덮었다. 곁채는 향백나무로 그 집과 이어졌고, 집 안쪽에 입힌 향백나무에는 조롱박과 활짝 핀 꽃을 새겼다.(1열왕 6:8-18 참조) 또 솔로몬은 13년 동안 궁전과 별실 등을 지었는데, '레바논 수

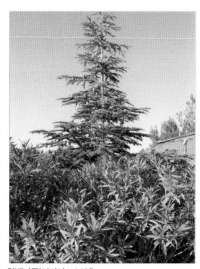

향백나무(시리아 느보산)

풀 궁'은 향백나무 기둥 위에다 향백나무 서까래를 얹었으며, 판결을 내리는 '왕좌 별실'은 바닥 전체를 향백나무로 깔았고, 자기의 집과 아내로 맞아들인 파라오의 딸에게 준 집도 향백나무로 지었다.(1열왕 7:1-8 참조)

솔로몬이 이 어마어마한 공사에 쓴 향백나무는 모두 레바논 산의 수입품이었다. 티로 왕국의 임금 히람이 레바논에서 바다로 날라 뗏목을 만들어 띄워 보낸 것이다. 솔로몬은 그 대가로 히람 왕에게 해마다 많은 양의 밀과 기름을 지불했다.

이토록 귀하게 여겼던 향백나무는 잣·포도주와 더불어 레바논의 3대 특산물인데, 이 나무는 늘푸른바늘잎큰키나무로 20~30m 이상 자란다. 그것도 곧게 뻗으며 자란다. 자라는 데 수백 년이 걸린다는 말이 있듯이 수명도 1,000년 이상이라고 한다. 잘 썩지 않고 쓴맛이 있

기 때문에 벌레가 먹지 않는다. 내구성도 강하다. 나무의 질도 좋다.
겉껍질은 비늘 모양이고 연한 갈색이며 내피는 홍색이다. 그래서
건축자재나 가구재로 많이 쓰였으며, 배를 만들고 돛대를 만들기도
했다.

피부병의 명약, 향백

주님께서 모세에게 일러주셨다는 악성피부병 환자를 정결
하게 하는 방법에 향백나무가 쓰였다. 준비물은 정결한 새 두 마리
와 향백나무·다홍실·우슬초다. 방법은 우선 옹기그릇에 담긴 생수
위에서 새 한 마리를 잡는다. 사제는 살아 있는 다른 새와 향백나
무·다홍실·우슬초를 가져다가, 잡은 새의 피에 찍어 악성피부병에
걸렸다가 정결하게 되려는 이에게 일곱 번 뿌린다. 그런 다음 정결
한 바를 선언하고, 살아 있는 새를 들로 날려 보냈다.

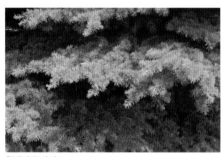
향백나무 가지

한의학에서도 향백나
무는 악성피부병에 쓴다.
예를 들어 풍기나 습기에
감염되어 생긴 독창(毒瘡
: 악성의 종기)을 비롯해
서 염창(臁瘡 : 정강이 피
부궤양)이나 칠창(漆瘡 : 옻 중독 피부염), 백전풍(白癜風 : 백납) 등
에 외용제로 쓴다.

또 기름도 완선(頑癬 : 만성의 완고한 피부병)에 외용한다. 사발

안에 종이를 바르고 향백나무의 부스러기를 사발에 소복하게 담아서 숯불을 그 위에 얹어서 태우다가, 종이에 불이 붙기 직전에 바로 화젓가락으로 숯을 꺼내어 몇 번 태운 다음 사발을 열면 기름이 나와 있다.

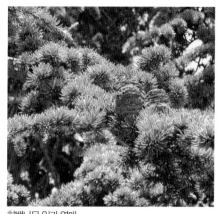
향백나무 잎과 열매

　풍치로 잇몸이 붓고 아플 때나 치아가 흔들릴 때는 잎을 끓인 물을 조금씩 머금었다 뱉기를 반복한다. 잎은 아주 작은 가지에 뭉쳐나는데 짧은 바늘 모양이다. 윗면은 광택이 있는 녹색이고 밑면에 넓은 백색의 띠가 2개 있다. 이 잎은 만성기관지염에 내복하기도 한다.

Plus Tip 조각자와 향백나무의 활용

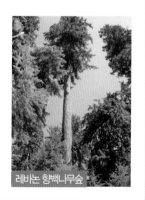
레바논 향백나무숲

　편도선이 부어 통증이 심하고 열이 나며 물도 삼킬 수 없을 때는 조각자 12g을 차로 끓여 하루 동안 여러 차례 나누어 마시면, 그 이튿날에 벌써 열이 내리고 백혈구가 감소하여 정상이 되고, 자각 증세가 소실되며, 편도선이 벌겋게 부은 상태가 경감될 정도이다.
　관절염·타박상에는 향백나무의 가지나 뿌리껍질을 짓찧어 환부에 붙인다.

포도나무와 호두나무

포도, 평화와 하늘나라의 상징

포도나무의 재배는 노아로부터 시작되었다고 한다. 〈창세기〉에 의하면 "농부인 노아는 포도밭을 가꾸는 첫 사람이 되었다. 그가 포도주를 마시고 취하여 벌거벗은 채 자기 천막 안에 누워 있었다.(창세 9:20-21)"고 한다.

〈민수기〉에, 열두 정탐꾼이 "에스콜 골짜기에 이르러 포도송이 하나가 달린 가지를 잘라, 두 사람이 막대기에 꿰어 둘러메었다(민수 13:23)"고 할 정도로 포도는 중앙아시아가 원산이며, 오래전부

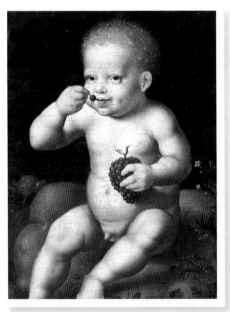

「포도송이를 든 아기 예수」
(후스 반 클레브, 패널에 유채, 루브르 박물관)

터 재배해 왔다. 야훼께서는 "일곱째 해에는 땅을 놀리고 묵혀서, 너희 백성 가운데 가난한 이들이 먹게 하고, 거기에서 남는 것은 들짐승이 먹게 해야 한다. 너희 포도밭과 올리브 밭도 그렇게 해야 한다.(탈출 23:11)" 라고 하셨다.

그래서 포도나무는 번영과 평화를 상징하는 것으로 쓰여 왔으며, 흔히 포도밭은 하늘나라를 상징하는 것으로 쓰였고, 포도는 이스라엘 자체를 상징하기도 하였다. 야훼께서는 "이스라엘은 가지가 무성한 포도나무 열매를 잘 맺는다(호세 10:1)"고 했으며, 또 예수님께서는 "나는 참포도나무요 나의 아버지는 농부이시다. ……나는 포도나무요 너희는 가지다. 내 안에 머무르고 나도 그 안에 머무르는 사람은 많은 열매를 맺는다. 너희는 나 없이 아무것도 하지 못한다.(요한 15:1-5)"고 하셨다.

포도, 기혈보양과 해갈의 묘약

포도는 5~600종에 달하는데, 그 중 둥근 것을 일명 '초룡주'라고 한다. 용의 여의주 같다는 뜻이다. 길쭉한 포도는 '마유포도' 라고 한다. 말의 젖꼭지 같다는 뜻이다. 흰 포도를 '수정포도', 검은 포도를 '자포도' 라고 한다.

글루코오스·자당·주석산·구연산 등을 비롯해 비타민과 미네랄이 풍부한 포도는 영양 보충에 아주 좋

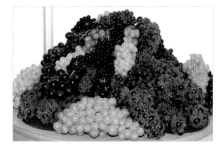

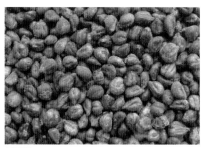
포도씨

다. 그러나 무엇보다 포도는 약용으로써의 가치가 매우 높다. 포도는 기혈을 보양한다. 즉 기운을 도와주고 피를 보태준다. 힘을 늘리며 신진대사를 촉진하고 혈액을 순환시킨다. 이것을 기혈보양이라고 한다. 따라서 관상동맥의 수축도 활발하게 해주고 동맥경화를 예방도 해준다. 또 칼슘이 뼈에 잘 흡착되도록 하여 뼈를 튼튼하게 하며, 근육도 강하게 한다. 신경이 예민한 것을 풀며, 뇌를 보강한다. 소변이 잘 나오게 하여 이뇨하며, 기침·심장 두근거림·도한(잠자면서 땀을 흘리는 병증)·손발 저림증 등에도 좋다. 포도의 씨는 강장작용이 뛰어나서 음위증(Impotence) 치료제로 쓰일 정도다.

포도의 용도는 다양하지만 주된 용도는 역시 술을 담그는 것이다. 포도의 약효가 뛰어나니까 포도로 술을 담그면 흡수가 더 잘 되어 효능이 더 좋을 수밖에 없다. 그래서 《동의보감》에 "포도는 옛날 소동파 때부터 아주 중요하게 여겨 그것으로 술을 담그고 그 술을 마셔 만병을 퇴치하였다."고 했다.

예전에는 포도송이를 따서 포도주 틀에 넣어 발로 밟아 즙을 내서 가죽부대나 토기에 넣어 발효시켜 술을 만들었는데, 포도껍질에는 천연 이스트가 생식하고 있기 때문에 포도를 터뜨려서 즙을 내어 방치하면 자연히 발효하여 술이 되기 때문이었다.

포도주에는 '뱅 로제'로 불리는 분홍색 포도주도 있지만, 적포도주와 백포도주로 대별된다. 육류와 치즈에는 적포도주가 어울려서 실온으로 마시고, 어패류 요리에는 백포도주가 어울려서 차게 냉각시켜 마시는 것이 일반적이다.

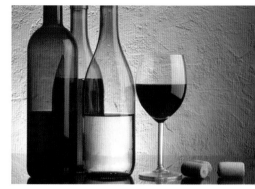

포도주

포도주의 약용

갈릴래아 카나의 혼인잔치라면 예수님께서 물로 포도주를 만든 첫 기적(요한 2:1-12)의 잔치로 알려져 있다. 당시의 혼례는 보통 저녁에 치러졌으며, 손님들은 마음껏 포도주를 떠서 마시며 즐겼다고 한다. 그래서 잔치에서 먹고 마실 것이 모자라면 주인의 큰 수치였다고 한다. 카나의 혼인집에서 바로 이런 수치스러운 곤경에 처하게 됐는데, 예수님께서 기적을 베풀어 주셨던 것이다. 물로 만든 포도주였지만 어찌나 맛이 좋았던지 잔치를 맡은 이가 술맛을 보고 나서 "누구든지 먼저 좋은 포도주를 내놓고, 손님들이 취하면 그보다 못한 것을 내놓는데, 지금까지 좋은 포도주를 남겨 두셨군요." 하고 감탄했다고 한다.

당시의 사람들은 전례적으로 안식일과 축일에 포도주로 흥을 돋우었는데, 평소에도 물을 탄 포도주를 마시는 습관이 있었다고 한

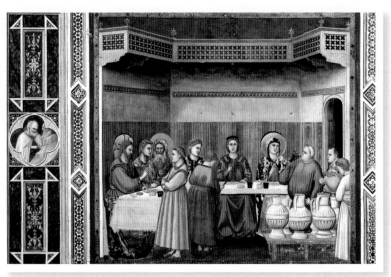

「파도바의 아레나 예배당 (스크로베니 예배당)의 프레스코화 연작 : 가나의 결혼식」
(암브로지오 본도네, 프레스코화, 스크로베니 예배당)

다. 이것은 질병에 감염되지 않도록 물을 소독하기 위한 것이었다고 한다. 또 당시의 전형적인 축제 식단을 보면 후식으로 포도주와 꿀물에 말린 배를 넣어 삶은 '배시럽'이 있었다. 우리가 갈비를 먹고 후식으로 배를 먹는 것과 같은 이치인데, '배시럽'이 소화촉진에 훨씬 탁월하다. 평소에 소화가 잘 안 되어 항상 속이 더부룩한 경우에 이 시럽을 상비약처럼 곁에 두고 먹으면 큰 도움이 된다. 포도와 배를 배합하여 술을 담가 놓고 먹어도 좋다. 해수나 가래로 고생할 때도 좋다.

또 카레 요리를 할 때 포도주를 배합하면 포도당이나 과당이 체내에 소화 흡수되기 쉽고 피로회복에도 좋으며, 특히 포도주의 새콤한 맛과 향기가 매콤한 카레와 잘 어우러져 그 맛이 매우 독특해진다. 그리고 입맛을 돋우고 위액의 분비를 촉진하며 소화기능을 돋운다. 《거용필학사류전집》에 의하면, 포도즙을 달인 후 불에 잘 녹인 꿀을 가미하여 달여 복용하면 가슴이 답답하거나 갈증이 날 때 좋다고 했다.

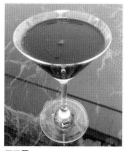
포도즙

호두, 삼위일체와 사랑의 점쟁이

교황께서 선종하시자 1차로 삼나무 관에 모셨다고 한다. 나중에 이 관은 교황과 교황청 봉인이 찍힌 붉은 띠로 묶인 뒤 아연으로 만들어진 2번째 관과 호두나무로 만들어진 3번째 관에 차례로 모셔졌다고 한다.

호두나무는 재질과 색조가 좋고 가공성도 우수하여, 이것으로 만든 관이나 가구는 예로부터 최상으로 여겨져 널리 쓰였다. 특히 종교적 색채가 강한 나무이기도 하다.

속설에 의하면 성모 마리아께서 베들레헴으로 가시던 중 비가 쏟아졌는데, 호두나무가 비를 막아주었다고 한다. 성 아우구스티누스는 호두의 쓰디쓴 외피를 그리스도의 십자가 고통에 비유했으며, 옛 교부들은 호두의 외피·껍질·과

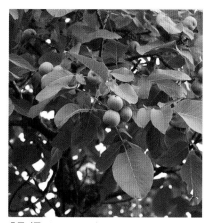
호두나무

육을 빌려 삼위일체를 설
명하였다. 특히 호두의 껍
질과 그 속의 과육을 성모
품속의 그리스도 살로 여
겨왔다고 한다.

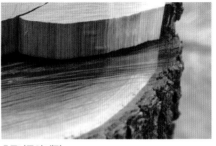
호두나무의 재질

한편 《성경》의 〈아가〉 6
장에 실린 술람밋 여인의 노래 중에 호두나무가 나오는데, 여기 나
오는 호두는 유럽의 호두나 우리나라의 호두와는 품종이 다르다.
《성경》의 호두는 페르시아 호두이며, 유럽 호두는 페르시아 호두의
개량종이고, 우리나라 호두는 페르시아 호두의 변종인 박피호두와
가래나무의 자연교잡종이다.

여하간 호두는 페르시아 지방이 원산지이다. 고대 로마인들은 이
나무를 '주피터 신의 열
매'라고 불렀는데, 이것
이 호두나무의 속명인
'쥬글란스(Juglans)'의 어
원이 되었다.

11월 1일은 '모든 성인
대축일', 즉 만성절(萬聖
節 ; All Saint's Day)인데,
이날 젊은 남녀들이 호
두로 사랑의 점을 치는 풍

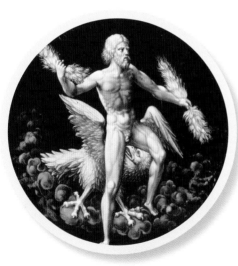
「판 : 주피터」(장 페니코 2세, 공예품, 루브르 박물관)

습이 북유럽 여러 나라에서 성행
했다고 한다. 그러니까 호두가 사
랑의 점쟁이 역할을 한 것인데,
사랑하는 두 사람의 이름을 쓴 호
두를 각기 불 속에 넣어 두 개 모

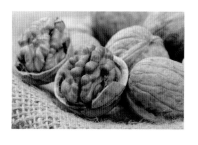

두 함께 타면 두 사람의 사랑은 영원할 것이며, 만약 어느 쪽인가가
먼저 타 버리면 안타깝지만 덧없는 사랑에 불과할 것이라고 믿었다
는 것이다.

호두, 부럼 그리고 기막힌 약효

우리나라는 무병장수를 위해 대보름날 아침에 호두를 부럼
으로 먹었던 풍습이 있었다. 반드시 치아로 까서 먹어야 했는데, 치
아를 견고하게 한다는 '고치(固齒)'를 위한 풍습이었으며, 또 한 해
의 액땜을 하여 무병하기 위해 행해진 풍습이었다. 또 치아로 까서
먹고 난 호두의 깍지를 밖에 내다 버리면 한 해 동안 부스럼을 앓지
않는다고 믿었다.

《동의보감》에 의하면 호두는
경락의 소통을 원활하게 해주
고 혈액순환을 촉진하며 혈관
을 유연하게 해준다고 했다. 호
두는 지방이 60.7%로 비타민 F라는 필수지방산이 많아 실제로 혈관
을 유연하게 해주고 혈압을 떨어뜨린다. 《동의보감》에는 호두가 살

찌게 한다고 했는데, 실제로 호두는 단백질이 20.2%로 육류보다 많으며, 무기질과 비타민 B_1·B_2 등이 풍부해서 체중의 증가를 촉진시키며 혈청 알부민의 함유량을 높인다. 하지만 혈액의 콜레스테롤 양은 비교적 떨어뜨린다.

또 호두는 생김새가 주름 많은 뇌를 닮았다 해서 건뇌식품으로 각광 받고 있지만, 《동의보감》에는 "호두 속의 살이 쭈그러져 겹친 것이 폐의 형체와 비슷하다."고 하면서 폐기능이 약하고 가래가 끓고 기침이 날 때 호두가 좋은 약이 된다고 했다. 호두·인삼·생강을 함께 끓여 마시거나, 혹은 호두·생강·대추·밤·은행 등 다섯 가지를 함께 달여 마신다.

참고로 타박상으로 온몸이 멍들고 쑤시고 아플 때에는 호두를 짓찧어 데운 술에 타서 마시면 아프던 몸이 금방 개운해진다.

Plus Tip 포도와 호두의 활용

《본초봉원》에 의하면 포도와 인삼 각 4g을 술에 담갔다가 새벽녘에 손바닥에 발라 허리를 마찰하면 등뼈가 튼튼해진다고 했다.

허리가 약하고 정력이 떨어졌을 때는 호두와 두충을 함께 끓여 마신다.

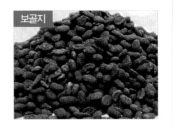

보골지

《동의보감》에 [청아원]이라는 처방이 있는데 호두 30개, 두충(생강즙으로 볶은 것)과 보골지(볶은 것) 각 120g을 함께 곱게 가루 내어 100g의 생강에서 취한 즙과 정제한 꿀로 반죽해서 0.3g 크기의 알을 만들어 100알씩 따끈한 술 혹은 연한 소금물로 공복에 복용하면 좋다고 했다.

풍자향과 아위(阿魏)

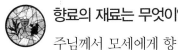

향료의 재료는 무엇이었을까?

주님께서 모세에게 향료를 만들게 하셨다. "너는 향료들, 소합향과 나감향과 풍자향을 장만하여, 이 향료들과 순수한 유향을 섞는데, 각각 같은 분량으로 하여라.(탈출 30:34-38)"라고 하셨다.

여기에 나오는 향료의 재료를 하나씩 살펴보기로 하자.

소합향(蘇合香)은 조롱나무과 식물인 소합향나무에서 분비된 나무진이다. 초여름에 껍질에서 목질까지 상처를 내어 진이 수피에 스며들게 한 후,

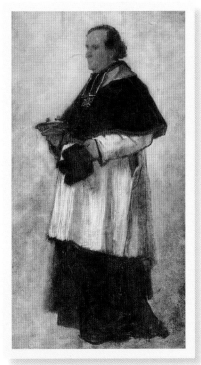

「성유를 옮기는 신부」
(토마스 쿠튀르, 캔버스에 유채, 콩피에뉴 성)

가을에 이를 벗기고 진을 짜내어 여러 공정을 거쳐야 정제된 것을 얻을 수 있는 귀한 향료다.

맛이 조금 쓰지만 대단히 향기로워 위장을 깨끗이 하고 정신을 맑게 하는 데 쓴다. 널리 알려진 처방이 [소합향원]인데 [우황청심원]만큼 유명한 처방이다. 기절했거나 기가 막힌 병에 쓰이며, 가위눌림이나 소아경기·중풍졸도는 물론 식체에도 좋은 약이다.

나감향(螺蓇香)은 그 정체가 명확치 않다. 여러 설 중 히브리어 (shecheleth)나 탈무드의 용어(tsiporen)가 '손톱'이란 뜻이기에, 이에 연계된 두 가지 설이 가장 유력하다.

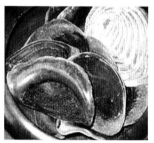

나감향

첫째는 홍해에 서식하는 패각이라는 설이다. 이 패류의 부드러운 몸이 껍데기 안으로 오므라들 때 그 입구를 막는 뚜껑이 있는데, 이 뚜껑이 손톱처럼 생겼다고 하며, 이 뚜껑을 가루 내어 태우면 향이 난단다. 그래서 이것이 나감향이라는 것이다.

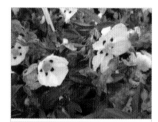

둘째는 탈무드의 주장대로 식물의 향이라는 설이다. 지중해 연안에 자생하는 물푸레나무과의 관목인 시스투스(Cistus)에 속하는 록로즈(rock rose)의 꽃잎에는 손톱 모양의 무늬가 있는

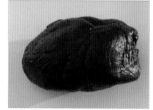

록로즈(rock rose)의 꽃과 수지

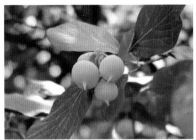

소합향

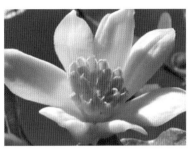

소합향 꽃

데, 이 식물이 만든 향이 나감향이라는 것이다. 예전에는 양들이 이 식물을 뜯어 먹고 털에 이 식물의 끈적끈적한 갈색 수지가 묻으면 양치기들이 이를 모아 팔았다고 한다. 그러다가 점

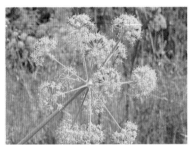

풍자향

차 가죽이나 천 조각을 달아맨 긴 장대로 이 식물을 훑어 수지를 모았다고 한다.

　주님께서 모세에게 일러 만들게 하셨던 향료와 성유는 소합향·풍자향·유향·몰약·육계향·계피 등 모두가 식물성이었던 것으로 미루어 보면, 나감향 역시 패각설보다 식물의 향이라는 설이 더 타당한 것으로 생각된다.

풍자향은 어떤 향료일까?

　그렇다면 향료 재료 중 하나인 풍자향(楓子香)은 무엇일까? 이것은 '아위(阿魏)'라 불리는 미나리아재비과의 다년생 초본의 진

이다. 페르시아 산을 '아우(阿虞)'라 하여 특히 귀하게 여긴다.

잎이 깃 모양으로 갈라져 있는데, 째진 잎이 당근 잎과 비슷하며 노란색 잔 꽃이 핀다. 줄기를 뿌리 머리에서 자르면 진이 흘러나오는데, 그 겉을 나뭇잎으로 덮어 10여 일 두면 액이 응고된다. 약 3개월 가량 같은 방법으로 여러 차례 진을 채집하여 쓰는데, 모양은 과립을 이루고 있으며, 오랫동안 보존하면 적갈색으로 변한다.

이 진은 마늘 냄새가 나며 맛은 마늘처럼 쓰고 맵다. 고기 요리에 넣으면 비린내를 없애며 연육까지 시킨다. 그래서 고기 먹고 체한 데에 약으로 쓴다. 버섯이나 채소의 독을 해독하며, 가래를 삭이고, 체내에 생긴 악성의 어떤 응어리도 없앤다.

Plus Tip 아위의 활용

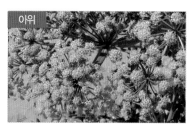

아위

음식이 적체되거나 혈액이 적체되거나 기가 적체된 데에는, 백개자 160g, 백출 120g, 삼릉과 봉출 각 80g을 곱게 가루 낸 후 아위 20g을 뜨거운 술에 녹인 것으로 이 가루와 함께 반죽해서 쌀알 크기의 알약을 만들어 아침, 저녁 식전에 뜨거운 물로 복용한다.

소아가 식체로 마치 거미처럼 배만 볼록하고 팔다리가 여윈 모습을 하고 복통이 있고 소변이 쌀뜨물처럼 탁할 때는, 식초에 하룻밤 담가 흙처럼 되도록 간 아위와 볶은 황련을 각각 20g씩 배합하여 가루 내어, 볶은 누룩으로 반죽해서 무씨 크기의 알약을 만들어 매회 20알씩 빈 속에 미음으로 복용한다.